中国医改发展报告

（2016）

中国医学科学院《中国医改发展报告》编写委员会 编

中国协和医科大学出版社

图书在版编目（CIP）数据

中国医改发展报告.2016／中国医学科学院《中国医改发展报告》编写委员会编. —北京：中国协和医科大学出版社，2017.3

ISBN 978-7-5679-0809-3

Ⅰ．①中…　Ⅱ．①中…　Ⅲ．①医疗保健制度-体制改革-研究报告-中国-2016　Ⅳ．①R199.2

中国版本图书馆 CIP 数据核字（2017）第 040270 号

中国医改发展报告（2016）

编　　者：中国医学科学院《中国医改发展报告》编写委员会
责任编辑：许进力

出版发行：**中国协和医科大学出版社**
　　　　　（北京东单三条九号　邮编 100730　电话 65260431）
网　　址：www. pumcp. com
经　　销：新华书店总店北京发行所
印　　刷：中煤（北京）印务有限公司

开　　本：787×1092　　1/16 开
印　　张：18
字　　数：230 千字
版　　次：2017 年 4 月第 1 版
印　　次：2017 年 4 月第 1 次印刷
定　　价：60.00 元

ISBN 978-7-5679-0809-3

中国医改发展报告 （2016）

编委会名单

主　　任　曹雪涛

成　　员：（按姓氏笔画排序）

王云峰　巴德年　李立明　李国勤　刘德培

池　慧　张抒扬　张　勤　郑忠伟　赵玉沛

胡盛寿　姚龙山　高润霖　赫　捷

参编人员名单

编写组长：池　慧

副组长：朱　坤

编写成员：（按姓氏笔画排序）

马晓静　王　芳　田淼淼　　白　杨　刘晓冬

刘晓曦　孙晓北　杜然然　　李亚子　李　建

张小娟　张光鹏　欧阳昭连　单连慧　赵　君

胡红濮　钟　华　袁莎莎　　高东平　曹艳林

魏晓瑶

摘　要

医改是世界性难题，医改的复杂性决定了对其进行评价是一项难度较高的工作。中国医学科学院作为我国唯一的国家级医学科学学术中心和综合性医学科学研究机构，致力于医改智库建设，组织专业队伍，长期跟踪医改、研究医改、评价医改；2014年以来，已连续两年发布中国医改发展年度报告。2016年，中国医学科学院专家团队围绕医改重点领域，坚持科学性、客观性、专业性和独立性，采取现场调研、专家访谈、案例分析和文献综述等方法，基于事实证据，对医改进展情况进行客观评价，力求对我国2016年的医改工作作出科学、客观和简明的分析判断，为深化医改提出意见和建议，供关心医改的社会各界人士参考。

2016年是"十三五"开局之年，是深化医改关键之年。这一年，党中央、国务院召开新世纪以来第一次全国卫生与健康大会，提出了新的卫生与健康工作方针，将人民健康放在优先发展战略地位；全面深化改革领导小组先后5次研究部署医改工作，国务院印发了《"健康中国2030"规划纲要》《"十三五"深化医药卫生体制改革规划》和《"十三五"卫生与健康规划》，强化医改顶层设计，深化医改和健康中国建设的路径更加明晰；紧紧围绕分级诊疗、现代医院管理制度、药品供应保障体系等医疗服务端发力，推进供给侧结构性改革，不断增强群众的获得感；不断总结提炼推广地方改革经验，在成功举办的第九届全球健康促进大会上，向世界传播中国医改经验。

2016年，中国医改取得突破性进展和明显成效。**一是居民健康水平持**

续改善。婴儿死亡率下降至 7.5‰，孕产妇死亡率下降至 19.9/10 万。居民主要健康指标总体上优于中高收入国家平均水平。**二是公立医院综合改革试点扎实推进。**综合医改试点省由 4 个扩大至 11 个，公立医院综合改革试点城市由 100 个增加至 200 个，在 2015 年县级公立医院综合改革全面推开的基础上，开展县级公立医院综合改革示范工作，示范效应日益显现，星星之火已成燎原之势。**三是分级诊疗试点成效初显。**在北京、上海、天津、重庆和 266 个地级市启动试点，探索医联体、医共体等多种分级诊疗模式，推进家庭医生签约服务，家庭医生签约服务覆盖率达 22% 以上，重点人群达 38% 以上。**四是基本医保保障水平稳步提升。**城乡居民基本医保人均财政补助标准提高到 420 元，大病保险新增财政补助 10 元，政策范围内门诊和住院费用报销比例稳定在 50% 和 75% 左右，人民群众的就医负担有所缓解。整合城乡居民基本医疗保险制度稳步推进，加快推进跨省异地就医结算试点。积极推进支付方式改革，实施临床路径管理的病例数达 1010 个，基本覆盖了常见病和多发病。**五是药品供应保障制度改革深入推进。**大力推进仿制药质量疗效一致性评价，加快药品审评审批，推进公立医院药品集中带量采购，在公立医疗机构药品采购中推行"两票制"。推进国家药品价格谈判，谈判药品价格平均降幅在 50% 以上，并已在 29 个省份挂网采购。强化短缺药品预警和供应保障，新增 9 个紧缺低价药品定点生产品种，保障儿童药品供应。**六是社会办医环境进一步优化。**将营利性医疗机构设置审批改为后置审批，民营医院占比达 55.3%，非公立医疗机构诊疗量占比超过 22%。探索区域注册，推动医生有序流动。

纵观 2016 年医改工作，主要有以下特点：**一是**党中央、国务院空前重视医改，强有力的医改推进机制正在逐步形成；**二是**更加注重供给侧结构性改革，群众获得感进一步增强；**三是**更加注重医疗、医保、医药联动改革，医改正在向提质增效迈进；**四是**更加注重改革经验的推广，地方试点开花结果。

随着医改的不断深化，影响医改进程的新老问题叠加：群众医疗服务需求日益增长，对供给侧改革提出了新的要求；我国卫生资源总量不足、结构不合理等问题仍比较突出；三医联动改革的推进机制仍需进一步完善，改革的整体性、系统性和协同性需要进一步加强；医药卫生法律体系亟须健全，监管法制化和规范化亟须加强，综合监管的手段和能力需要进一步提升。

对下一步深化医改，我们提出如下建议：**一是进一步强化对医改的组织领导。**建立地方党政一把手亲自抓的组织管理体制，强化医改问责和追责机制，推进医改向纵深发展。**二是把推进医疗卫生供给侧改革放在更加突出的位置。**围绕分级诊疗制度、现代医院管理制度、家庭医生签约服务、药品供应保障制度等供给侧的核心制度，增加服务供给，打造质量更好、成本可控的医疗服务体系，满足人民群众不断增长和日益多元化的医疗卫生服务需求。将卫生人才队伍建设放在卫生事业的优先发展位置，健全完善人才培养使用和激励评价机制，改善从业环境和薪酬待遇，调动广大医务人员积极性、主动性和创造性，发挥医务人员改革主力军作用。**三是完善医疗、医保、医药联动机制。**建立与大健康的理念相适应的医保管理体制；系统推进医保支付方式改革，合理控制医药费用增长；协同推进医保制度建设与医疗服务供给侧改革，进一步发挥医保在医改中的基础性作用。**四是健全医药卫生法律体系，提升卫生治理能力。**建立健全医药卫生法律体系，将医改纳入法制化改革进程，改进医药卫生领域行政审批制度。加快卫生综合监管法制化进程。加强现代卫生治理体系建设，提升卫生治理能力。**五是协同推进医学教育和科技创新，发挥对医改的支撑作用。**优化医学专业设置，加强全科医学、儿科医学和康复医学等专业人才培养，满足老龄化、疾病谱变化引发的卫生人力资源需求。加快医学科技成果转化，使医学科技进步成果更好地惠及人民群众，助推医改向纵深迈进。

目　　录

第一部分　总体进展

第一章　中国特色的基本医疗卫生制度建设取得重要进展

第一节　"十二五"医改任务圆满完成

"十二五"以来，中共中央、国务院高度重视医改工作，坚持把基本医疗卫生制度作为公共产品向全民提供的基本理念，坚持保基本、强基层、建机制的基本原则，坚持统筹安排、突出重点、循序渐进的基本路径，不断完善顶层设计，分层次推进改革不断深化。"十二五"期间，围绕全民医保体系、巩固完善基本药物制度和基层医疗卫生机构运行新机制、推进公立医院综合改革等重点工作任务，统筹推进相关领域改革，深化医改由试点探索、单项突破逐步转向系统配套、全面推进。医改在重点领域和关键环节取得重大进展和明显成效，医改"十二五"任务圆满完成。

全民医保体系更加健全。城镇职工基本医疗保险、城镇居民基本医疗保险、新型农村合作医疗制度覆盖人口超过 13 亿，基本医疗保险制度覆盖率持续稳固在 95% 以上。城乡居民基本医疗保险筹资和保障水平大幅提升，财政补助标准提高至 420 元，政策范围内住院费用报销比例达 75% 左右。大病医疗保险制度实现全覆盖，医保支付制度改革不断深化，按病种、按人头、按服务单元等支付方式改革稳步推进，复合型支付方式初步建立。

公立医院改革取得阶段性进展。县级公立医院改革全面推开，2015 年底，全国县级公立医院次均门诊费用和住院费用分别为 172.5 元和 5080.8 元，增速明显放缓，按可比价格分别上涨 3.3% 和 3.6%。城市公立医院改革力度逐步加大，试点城市扩大到 100 个。公立医院管理体制、运行机制改革、人事薪酬中制度改革取得重要进展，公立医院改革路径日益清晰。

药品供应保障机制不断健全。"十二五"期间，公立医院药品采购机制进一步完善，国家药品价格谈判试点工作正式启动，基本药物定点生产试点工作稳步推进，以市场竞争为基础的药品交易价格形成机制逐步形成。

基层医疗卫生机构运行新机制不断完善。"十二五"期间，基层医疗卫生机构综合改革持续推进，各地持续巩固完善基本药物制度和基层运行新机制，加强基层医疗卫生队伍建设，进一步提高基本公共卫生服务均等化水平，人均基本公共卫生服务经费提升至 40 元。推进基层首诊和签约服务，促进基层卫生服务模式转变。

医疗卫生领域供给侧改革取得积极进展。国务院办公厅出台了《关于推进分级诊疗制度建设的指导意见》，推动医疗卫生领域供给侧改革。公立医院改革试点城市全面启动分级诊疗工作，开展基层首诊责任制的试点县（市、区）超过 50%，部分省市积累了一些经验，为深化医疗卫生领域供给侧改革奠定坚实基础。服务供给能力明显增强，医疗卫生机构数从 2010 年的 93.69 万所增加至 2015 年的 98.35 万所；医疗卫生机构床位数从 478.68 万张增加至 701.52 万张，年均增幅达 7.94%；卫生技术人员数从 587.62 万人增加至 800.75 万人，年均增速达 6.39%；全科医生从 2013 年的 145511 人增加至 188649 人；医疗卫生机构诊疗服务量从 2010 年的 583761.6 万人次增加至 769342.5 万人次，年均增幅为 5.68%；医疗卫生机构入院人次数从 14174 万人次增加至 21053 人次，年均增幅达 8.23%；人民群众的获得感明显增强，居民平均就诊次数从 4.4 人次增加至 5.6 人次；居民年住院率从 10.59% 增长至 15.32%。

社会办医取得新成效。"十二五"期间，积极促进健康服务业和社会办医发展，优先支持举办非营利性医疗机构，鼓励社会力量投向资源稀缺领域及满足多元化需求服务。截至 2015 年底，全国社会办医疗机构数为 43.95 万所，占到全国卫生医疗机构数的 46.1%；社会办医疗机构诊疗量占全国诊疗总量超过 22%。

健康水平持续改善。居民主要健康指标总体上优于中高收入国家平均水平，用较少的投入取得了较高的健康绩效，为全面建成小康社会奠定了重要基础。居民期望寿命从 2010 年的 74.8 岁上升至 76.3 岁，婴儿死亡率从 2010 年 13.1‰下降至 8.1‰，孕产妇死亡率从 30.0/10 万下降至 20.1/10 万[1]。卫生总费用持续上升，居民个人卫生支出比例持续下降。2015 年卫生总费用占 GDP 比重达 6.05%，较 2010 年（4.89%）增加了 1.16 个百分点；居民个人卫生支出占卫生总费用比例持续下降，从 2010 年的 35.29%下降至 2015 年的 29.27%，已经达到 WHO 倡导的全民健康覆盖目标（中低收入国家居民个人支出比例不超过 30%）[2]。

第二节　"十三五"顺利开局，深化医改取得突破性进展和明显成效

中央领导强力推进医改工作。2016 年，习近平总书记主持的 12 次中央全面深化改革领导小组会议中，有 5 次涉及医改话题，重点研究部署儿童医疗卫生服务改革发展、推进家庭医生签约服务，推广深化医药卫生体制改革经验、改革完善药品生产流通使用等医改工作，听取福建省三明市医改工作汇报。

国务院总理李克强多次主持国务院常务会议部署医改工作，强调以公平可及和群众受益为目标，将医改向纵深推进。俞正声主席主持召开全国政协"深化医药卫生体制改革"专题协商会，聚智汇力推进医改。刘延东副总理多次主持会议协调部署各项重大改革任务，并多次赴一线调研指导

---

[1] 2016 年中国卫生和计划生育统计年鉴.

[2] WHO. 亚太地区卫生筹资战略（2010~2015）.

医改工作。

2016 年 8 月，党中央、国务院隆重召开新世纪以来第一次全国卫生与健康大会，将人民健康放在优先发展战略地位，强力推进大卫生、大健康理念落实生根，强化改革创新在卫生与健康事业发展中的动力作用，提出了新的卫生与健康工作方针：**"以基层为重点，以改革创新为动力，预防为主，中西医并重，将健康融入所有政策，人民共建共享。"** 成为深化医药卫生体制改革、推动中国卫生与健康事业发展的重要里程碑。健康中国的顶层设计基本形成，深化医改的蓝图日益明晰。2016 年 10 月 25 日，国务院印发了《"健康中国 2030"规划纲要》，为健康中国建设和中长期医改工作指明了方向；2016 年 12 月 27 日，国务院印发了《"十三五"深化医药卫生体制改革规划》和《"十三五"卫生与健康规划》，为未来五年的深化医改工作描绘了蓝图。成功举办第九届全球健康促进大会，向世界传播中国改革经验。

2016 年，各级政府和医改相关部门攻坚克难，圆满完成医改各项工作，实现医改"十三五"良好开局，深化医改取得突破性进展和明显成效。**一是公立医院改革试点扎实推进。**综合医改试点省由 4 个扩大至 11 个，公立医院综合改革试点城市由 100 个增加至 200 个，星星之火已形成燎原之势。县级公立医院综合改革全面推开，确立了 4 个县级公立医院综合改革示范县，加强改革的分类指导，改革示范县的样本效应日益显现。改革地区紧紧围绕破除以药补医、创新体制机制、调动医务人员积极性三个关键环节，落实政府的领导责任、保障责任、管理责任、监督责任，探索建立现代医院管理制度，推动医院管理模式和运行方式转变，部分地区在公立医院改革方面取得重要突破，公立医院改革路径日益清晰。推进医疗服务价格改革，逐步理顺医疗服务比价关系。破除以药补医机制，公立医院收入结构持续优化，医药费用增长得到有效控制，居民就医负担有所缓解。**二是分级诊疗试点成效初显。**在 4 个直辖市和 266 个地级市启动试点，推广上海"1+1+1"家庭医生（团队）签约服务机制、福建厦门"三师共管"健康管理模式。壮大家庭医生资源，健全分工协作机制，探索医联体、医共体等多种分级诊疗模式，完善签约服务的激励保障机制。家庭医生签约服务覆盖率达22%以上，重点人群达38%以上，超额完成年度目标。**三是基本医保保障力度稳步增强。**城乡居民基本医保人均财政补助标准提高到420元，大病保险新增10元，政策范围内门诊和住院费用报销比例稳定在50%和75%左右，人民群众的就医负担有所缓解。整合城乡居民基本医疗保险制度，各地均按照"统一覆盖范围、统一筹资政策、统一保障待遇、统一医保目录、统一定点管理、统一基金管理"的"六统一"要求出台了整合城乡居民基本医疗保险制度的政策。逐步实现省内基本医保异地就医直接结算，开展跨省异地就医结算试点。积极推进支付方式改革，新制订临床路径500多个，临床路径总数达到1010个，基本覆盖了常见病和多发病，7700多家医疗机构实施临床路径管理。**四是药品供应保障制度改革深入推进。**推进公立医院药品集中带量采购，在综合医改试点省推行药品购销"两票制"。推进国家药品价格谈判，谈判药品价格平均降幅50%以上，并已在29个省份挂网采购。强化短缺药品预警和供应保障，新增9个紧缺低价药品定点生产品种，保障儿童药品供应。**五是社会办医环境进一步优化。**将营利性医疗机构设置审批改为后置审批，民营医院占医院总数的比例超过55.3%，新增民营医院2038家，非公立医院机构诊疗量占比超过22%。修订医疗机构管理条例和医师执业注册管理办法，探索区域注册，推动医生有序流动。截至2016年底，全国共有6.1万名医生注册多点执业，其中到社会办医疗机构执业的占43.4%，到基层医疗卫生机构执业的占66.3%。**六是深化医改助推国家治理体系建设。**推进医改的过程也是促进政府公共管理创新的过程，深化医改过程中，中央和地方各级政府始终以促进社会公平正义、增进人民福祉为出发点和落脚点，以让人民群众有更多获得感为导向，优化治理结构、治理机制、治理理念、治理效率，逐步打破体制机制藩篱，部分地区成功实现弯道超车，完善了国家卫生治理体系。对医改这一重大民生工程，政府投入持续增长，卫生总费用结构不断优化。2016

年全国财政医疗卫生支出 1.32 万亿元，比 2015 年增长 10%，是医改启动前 2008 年的 4.1 倍，为深化医改提供了良好的财力保障。政府医疗卫生支出占财政支出的比重，提高到 7.0%，以投入换机制取得积极成效。卫生总费用构成中，个人自付比例降低到 30% 以下，医改给人民群众带来更多实惠。

2016 年，地方领导对医改工作的重视程度进一步提升，医改政策框架日益完善，地方经验不断涌现。深化医改逐步由打好基础转向提升质量、由形成框架转向制度建设、由单项突破转向系统集成和综合推进，顶层设计不断完善，基本医疗卫生制度建设从夯基垒台、立柱架梁到搭建主体框架，地方主动性和创造性不断增强，重点难点问题逐步突破，涌现出一批敢啃硬骨头、勇于探索创新的典型地区，形成了一批符合实际、可复制可推广的经验做法，中国特色的基本医疗卫生制度建设路径更加清晰。2016 年 11 月 8 日，中共中央办公厅、国务院办公厅转发了《国务院深化医药卫生体制改革领导小组关于进一步推广深化医药卫生体制改革经验的若干意见》，并发出通知，要求各地区各部门结合实际认真贯彻落实。这标志着深化医改已经从寻径探路转向有径可循。

第二部分 2016 年医改新进展

第二章　公立医院改革全面深化

公立医院综合改革是医药卫生体制改革的重中之重，是缓解"看病难、看病贵"的关键环节。2016 年，综合医改试点省扩大到 11 个，公立医院改革稳步推进。改革地区紧紧围绕破除以药补医、创新体制机制、调动医务人员积极性三个关键环节，着力建立维护公益性、调动积极性、保障可持续的公立医院运行新机制。探索了更加有效的改革路径，制定了诸多突破性改革政策，涌现了大量公立医院改革典型，公立医院改革进入注重落实、敢于创新、强调实效的新阶段，改革成效明显，特别是在控制医疗费用方面取得较大进展，切实增强了人民群众获得感，让更多人分享了改革发展成果。

第一节　县级公立医院综合改革示范引领

县级公立医院综合改革在 2015 年全面推开后，已覆盖全国 31 个省（区、市）和新疆兵团的 1977 个县（市）。2016 年改革围绕扩展内涵、提质增效方面展开，改革重心由搭建政策框架向制度建设转变，由医院改革向县域综合改革转变，由单项改革向医疗、医保、医药联动改革转变，形成了一批可复制、可推广的典型经验。

（一）县级公立医院改革示范工作积累了特色经验

2016 年，在第一批综合医改试点省确定了江苏启东、福建尤溪、安徽天长、青海互助 4 个县（市）开展县级公立医院综合改革示范工作，发挥样板效应，力争形成可复制、可推广的典型经验。经过 1 年多的努力，4 个示范县（市）初步形成了各具特点、适合不同经济社会发展水平的特色经验。

天长以县域医疗服务共同体为载体，依托县级公立医院，建设区域 HIS、影像、检验、心电、病理等五大中心，实现医共体内信息互通、检查结果互认、远程会诊协作。以医保总额预付为抓手，构建整合型医疗服务体系，形成利益共同体、责任共同体和发展共同体，新农合基金对医共体实行按人头总额预付，交由牵头医院统筹管理，年底结算，超支由县级医院承担，结余由县级医院、镇卫生院、村卫生室按 6∶3∶1 比例进行分配。逐步实现分级诊疗，并且形成医疗机构控制医疗费用的新机制，医疗机构主动参与向上级医疗机构转诊的服务谈判、监督和费用控制，彻底改变了利益导向机制。

尤溪实行医疗、医保、医药联动改革，实现公立医院补偿机制成功转型。在全面取消药品、耗材、器械加成的基础上，2016 年 6 月，又将县级公立医院在用的医用耗材（试剂）按类别、分批次进行联合限价采购，从源头上堵住价格虚高问题，同时加强次均门诊费用和次均住院费用监管，控制"大处方"，重点监控 129 个品规药品，对医师抗菌药物使用实施排名制等。在此基础上，先后 5 次调整 4700 多项医疗服务价格，并按照"定额包干、超支自付、结余归己"的原则，2016 年实行 609 种疾病诊断相关分组付费改革，优化医院收入结构，2016 年前 10 个月医务性收入占比达 63.89%。

启东组建医疗集团，推进公立医院管理体制改革，建立基于理事会和监事会的管理体制，构建紧密型的医疗联合体，内部统一管理，组建资源集约中心和共享中心。实行编制岗位改革，合理确定集团人员总量，事业编制人员、备案人员和政府购买服务人员中的卫技人员计划由集团统筹使用，自主招聘。试行院长年薪制，不列入薪酬工资总量。以控制费用为切入点，推进落实公立医院改善医疗服务行动计划，改善人民群众看病就医感受。2016 年前 10 月，全市总门急诊人次为 282.2 万人次，其中基层医院为 202.6 万人次，占比为 71.9%，比 2015 年提升了 10%。

互助县落实政府保障责任，提高人员经费财政拨款比例，离退休人员工资全部由财政负担，与福建三明市实行跨区域联合采购。改革人事薪酬制度，对高级、中级、初级专业技术岗位分别按 10%、50%、40% 进行设置。将医院收支结余的 35% 核定为绩效工资总量，医务人员薪酬工资高于其他事业单位职工平均工资 30%。在基层和县级医院分别选取 50 种和 150 种住院疾病实行"基层首诊、双向转诊"制度。定期对医疗总费用、大型设备检查阳性率、满意度等情况进行评价考核。2016 年 10 月份的满意度评估结果显示，公立医院门诊患者总体满意率为 89.33%、住院患者总体满意率为 91.82%。

（二）分类指导与经验推广助推改革向纵深发展

深化医改已进入深水区和攻坚期，利益调整更加复杂，体制机制矛盾凸显，各地在推进改革过程中遇到一些深层次的共性问题，迫切需要解决。2016 年 11 月，国务院深化医药卫生体制改革领导小组《关于进一步推广深化医药卫生体制改革经验的若干意见推广医改经验》成为激发地方医改创新活力的重要途径、提振改革信心和决心的重要方式，进一步推动了公立医院改革向纵深发展。为了贯彻落实文件中的 8 个方面 24 条经验，2016 年 11 月和 12 月，分别在北京和安徽省天长市举办了"进一步推广深化医改经验培训班"和"全国县级公立医院综合改革示范工作现场会"，加强分类指导和示范引领，进一步统一了思想、凝聚了共识，坚定了持续深化医改的信心和决心。

第二节　城市公立医院综合改革扩面增效

在"十三五"开局之年，城市公立医院改革试点扩大到 200 个。公立医院改革的逻辑顺序和路径更为清晰，通过药品分类采购，实行"两票制"，规范诊疗用药行为等，为医疗服务价格调整腾出空间，进一步理顺医疗服务价格，落实政府投入责任，建立新的运行机制。公立医院改革目标更加具体和明朗，建立现代医院管理制度，落实医院经营管理自主权。改革人事薪酬制度，切实调动医务人员积极性；加强宏观管理和监督评价，形成内增活力，外加动力的公立医院改革环境和"驱动引擎"，切实改善就医感受，提高获得感，使人民群众共享改革成果。

（一）城市公立医院改革试点覆盖全国2/3的地区

2009 年新一轮医改以来，城市公立医院改革从试点起步，由点及面，稳步推进，不断拓展。从 2010 年最初的 17 个公立医院综合改革试点城市，扩展到 2015 年的 100 个；2016 年增加到 200 个。从试点地区覆盖情况看，2016 年开展城市公立医院改革试点的地区已占地级市的 2/3。截至 2016 年 12 月份，200 个试点城市共有 2556 个公立医院实施了综合改革，较 2015 年上半年增加了 1391 个，试点地区开展综合改革的公立医院的数量增加了 119.40%。

（二）积极推动公立医院参与属地化改革

积极推动公立医院参与当地综合改革是公立医院改革的重点工作之一。2016 年，天津、上海、江苏、山东、湖南、四川等 6 省（市）的 17 家委属（管）医院按照属地公立医院综合改革的统一部署，取消了药品加成，调整了医疗服务价格，占国家卫生计生委和国家中医药局属（管）医院的 34%，新增了 161 个国有企业办医院参加公立医院改革。另外北京、西安等地积极研究中央所属、军队所属等不同属性公立医院参与当地改革的方案，逐步形成了全方位、全角度的公立医院综合改革新局面，为进一步扩展试点范围积累了经验，奠定了基础。

（三）加强监测督导、推动公立医院综合改革

2016 年 5 月份，国家卫生计生委、国家中医药管理局集中开展了深化医药卫生体制改革调研督查工作。重点调研各地落实《深化医药卫生体制改革 2016 年重点工作任务》工作安排、各地落实全国医疗卫生服务体系规划纲要（2015~2020）和城市公立医院综合改革试点工作情况。督查工作有效督促了各地把各项改革举措落地、生根、见效，为顺利推进"十三五"医改工作奠定了坚实基础。

为了进一步丰富城市公立医院综合改革内涵，全面落实政策要求的改革事项，国家卫生计生委专门委托研究机构对"十二五"期间的医改重点任务进行专题评估，开展了医务人员和患者满意度调查，逐项分析落实情况，并将改革进展与 2016 年中央财政补助挂钩，大大提高了公立医院综合改革的推进力度，丰富了改革内涵。各地空前重视公立医院改革以及其他医药卫生体制改革工作，特别是全国卫生与健康工作大会召开后，各地主动改革、深入改革的意识显著增强，改革推进力度明显提升。

第三节 公立医院管理体制改革逐步深入

建立现代医院管理制度，推动政府职能转变，落实医疗机构运营自主权是保证公立医院改革顺利推进的重要内容。2016 年，在中央层面，积极推动制定建立现代公立医院管理制度的指导意见，明确政府作为出资人的举办监督职责。在地方层面，各地依托医药卫生体制综合改革试点工作，

积极探索政事分开、管办分开的具体管理形式，为全面推开公立医院改革奠定了良好的政策基础。

（一）政府办医职责逐步清晰

我国公立医院办医制度改革的核心是建立适宜的权责管理机制，明确政府与医院的权力和责任，形成权责一致的管理体制。通过 6 年多的理论探讨和改革实践，目前各方对于如何更好地划分政府和医院的权责，已经形成了基本的共识，政府应当履行领导、保障、管理、监督"四个方面的办医责任"，主要管方向、管政策、管引导、管规划、管评价，公立医院具有人事管理、内部分配、运营管理等自主权。从管方向的角度看，2016 年，95% 的地市制定了区域卫生规划，79% 的县（市）制订了县域医疗卫生服务体系规划，分别比 2015 年高出 10.7 和 13 个百分点。从管评价的角度看，各地积极完善公立医院绩效考核办法，引导公立医院改变服务行为，走公益性发展道路。

（二）政府办医职能逐步统一和集中

在前期的政府办医体制改革探索中，各地形成了公立医院管理委员会、管理中心、管理局等不同的办医模式，有的属于卫生行政部门的下属机构或内部职能，有的位于卫生行政部门之上，成立层次较高的管理机构。根据近期公立医院改革的相关政策，由政府负责同志牵头，相关部门、部分人大代表和政协委员，以及其他利益相关方组成的公立医院管理委员会成为政府行使办医职责的主要形式。将规划、投入、人事等基本的职权统一到委员会，行使办医职责。根据江苏、福建医改办统计，截止到 2016 年 10 月份，江苏地区全部地市成立公立医院管理委员会，福建除 3 个城市外均成立公立医院管理委员会，多个职能部门管理医疗机构的权力统一到公立医院管理委员会成为目前主要的办医模式。

（三）医院现代化管理体制改革逐步深入

在完善公立医院内部决策和制约机制，实施精细化管理方面，各地的改革探索取得重要进展。截至 2016 年 12 月，实施总会计师制度的城市三级公立医院达到 52.1%，二级医院达到 38.3%。实施院长聘任制的三级公立医院占 35.1%，二级医院占 32.5%。随着国家进一步加强公立医院改革的监督检查力度，治理机制改革实施情况进一步改善。从整体上看，公立医院管理体制改革的推进程度相对较低，仍需进一步深化。

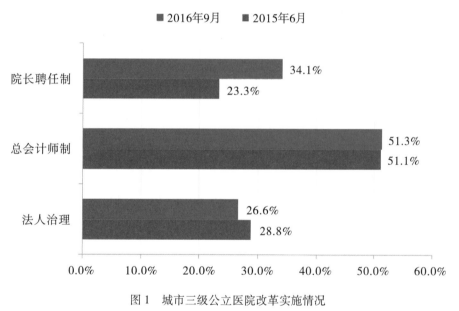

图 1　城市三级公立医院改革实施情况

（数据来源：2016 年三季度、上半年医改工作进展监测报告。）

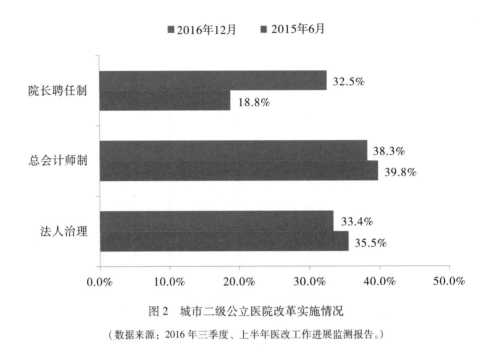

图 2　城市二级公立医院改革实施情况

（数据来源：2016 年三季度、上半年医改工作进展监测报告。）

第四节　以公益性为导向的补偿机制不断完善

转换公立医院运行机制，消除"以药补医"，调整医疗服务价格，特别是落实对各级公立医院的投入政策，成为保证公立医院建立可持续发展的良性运行机制的关键，也是保证公立医院公益性的基本条件。2016 年，围绕补偿机制改革，各地大力探索适合当地实际情况的改革措施，改革推进力度加大。

（一）绝大多数地区开展了医疗服务价格调整工作

国家卫生计生委与发展改革委等 4 部门于 2016 年 7 月份联合印发《关于推进医疗服务价格改革的意见》，各地按照"总量控制、结构调整、有升有降、逐步到位的原则"，有序推进医疗服务价格调整工作。一方面"腾空间"，取消药品加成；一方面"调结构"，大幅度提高劳务性收费标准，降低检验检查价格，理顺医疗服务比价关系；另一方面"保衔接"，小步快走，多次调整医疗服务价格（与医保支付相衔接）。截至 2016 年 12 月，92%的地市调整了医疗技术服务项目价格，"以药补医"机制正在转变。

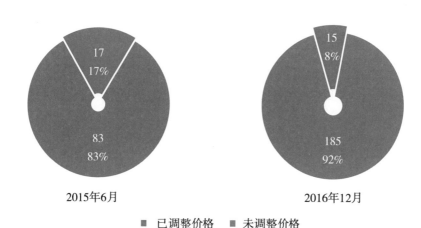

2015年6月　　　　　　　　　2016年12月

■ 已调整价格　　■ 未调整价格

图 3　城市综合改革试点地区调整医疗服务价格实施情况

（数据来源：2016 年四季度、上半年医改工作进展监测报告。）

从取消药品加成工作的进展情况看，截至 2016 年底，共 2247 多家城市公立医院取消全部药品加成，比上半年增加了 843 家。从整体情况看，取消药品加成工作仍是下一步的工作重点，取消药品加成工作将覆盖更多公立医院，惠及更多群众。

（二）"零差率"政策进一步拓展到医用耗材

为了彻底改变医疗机构的补偿方式，避免"大检查、大检验"，在实施药品"零差率"后，部分省市开始推行医用耗材"零差率"政策。福建全省已超过半数医疗机构实施了药品、耗材零差率。2016 年 10 月，安徽省取消省属公立医疗机构可单独收取医用耗材费用加成政策，市县公立医疗机构在年底前完成了零差率工作。湖南省、广东东莞等地实施医用耗材差别化加成政策，规定了最高加成价格或加成率，加成幅度降低。

（三）政府投入责任得到较好体现

从 2009 年医改启动以来，各级财政努力调整支出结构，不断加大投入力度，政府卫生投入实现了跨越式增长。为全面落实政府对公立医院投入责任，中央财政对县级公立医院改革每县每年补助 300 万元，对试点城市每市一次性补助 2000 万元，对试点城市的市辖区每区每年补助 100 万元。此外，中央财政安排补助资金支持住院医师规范化培训，按照每人每年 3 万元的标准支持 19 万名学员参加住院医师规范培训。支持助理全科医生培训，按照每人每年 2 万元的标准，支持首批 5000 名专科毕业生参加助理全科医生培训。各级政府强化了对公立医院发展建设、长期债务化解、学科和人才队伍建设等方面的财政保障。2016 年财政补助收入占医院总支出的比重为 8.7%，比 2009 年改革之初有所增加，但增幅较小。因此，在全国层面看，政府对公立医院的投入保持在较高水平，但仍有进一步提高的必要和空间。

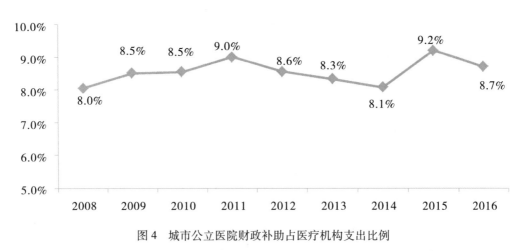

图 4 城市公立医院财政补助占医疗机构支出比例

（数据来源：2015、2016 年为医改工作进展监测报告，其他年份为中国卫生和计划生育统计年鉴。）

（四）公立医院收入结构趋于合理

通过取消药品加成、调整医疗服务价格、加大政府投入，逐渐改变城市公立医院的补偿机制，促进医院回归公益性质、医生回归看病角色、药品回归治病功能，提高技术劳务性医疗服务收入占比。全国公立医院收入结构持续优化，公立医院药品收入占医疗收入比例已从改革前 2008 年的47.0% 降至 2016 年的 40% 左右，住院患者次均费用的药占比从 2008 年43.8% 下降到 2015 年的 36.5% 左右，进一步理顺了医疗服务补偿途径和比价关系。但门诊费用中药品费用占比仍超过 50%，主要原因是诊疗费调整幅度不大，患者门诊开药的比例相对较高，未来仍需加大医疗服务价格调整的范围和力度，进一步改善门诊医疗费用的补偿结构，更好地体现劳务价值。

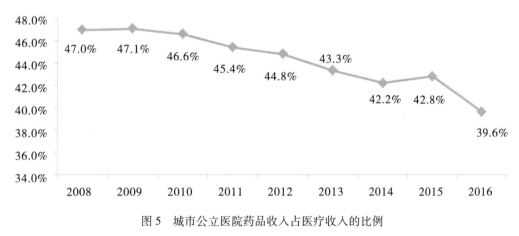

图 5　城市公立医院药品收入占医疗收入的比例

（数据来源：2015、2016 年为医改监测报告，其他年份为中国卫生和计划生育统计年鉴。）

补偿机制改革另外一项重要内容是提高技术劳务费用的比例。从全国公立医院的情况看，2012 年技术劳务占住院费用的比例为 26.2%，下降到2014 年的 25.1%，检查耗材占比从 2012 年的 19.7% 上升到 2014 年 23.1%，在一定程度上说明医疗机构在取消药品加成后，医疗服务价格调整未能充分补足药品零差率后的损失，技术劳务费用所占比例有所下降，而检查材料费用有所上升。

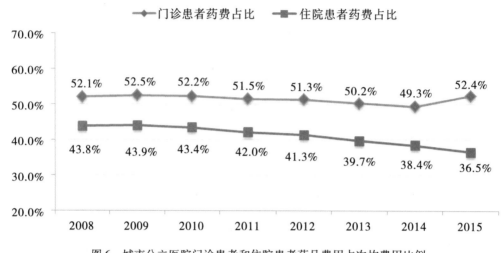

图 6　城市公立医院门诊患者和住院患者药品费用占次均费用比例

（数据来源：2015 年为医改监测报告，其他年份为卫生计生统计年鉴。）

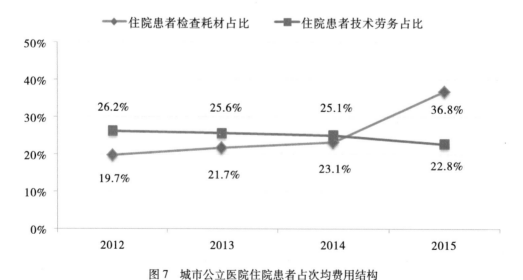

图 7　城市公立医院住院患者占次均费用结构

（数据来源：2015 年为医改监测报告，其他年份为卫生计生统计年鉴。）

（注：检查耗材费用包括检查和卫生材料费用，技术劳务费用包括床位费、治疗费、手术费、护理费。）

第五节　人事制度改革不断深化

2016 年，深化编制人事制度改革取得新进展，公立医院人员总量管理试点地区不断扩大，创新编制管理方式，推行编制备案管理制，建立了能进能出、能上能下的灵活用人机制。地方对编内和备案管理人员同岗同酬等改革试点均取得良好效果。

（一）编制管理改革试点不断扩大

人事编制管理改革是促进医疗资源合理流动和有效使用的关键措施之一。2016 年各地积极探索编制管理改革试点，试点范围不断扩大。在 2015 年启动综合改革的试点省份，相继启动了编制管理改革试点，江苏省根据医疗机构的床位数核定人员总量，采取原有编制管理和备案制管理相结合的方式进行改革试点，目前福建、安徽、青海、江西、辽宁、宁夏、湖北等省份同样采取原有编制加备案制管理的方式。山东省公立医院人事编制制度改革特别强调了编制内外同工同酬。安徽省探索建立"编制周转池"制度，有利于盘活用好现有编制，优化编制结构，提高编制使用效益。吉林省在 2016 年下放编制审批权限，由县级部门根据编制配置标准审批。福建省在省属医疗机构、山东省在二级以上医疗机构（全省已经备案人员总量为 38.2 万名）、黑龙江在 63 个县（市）149 个公立医院开展备案制试点。编制管理改革的另一种模式是取消编制管理，深圳市率先在新建市属医院取消编制，按照岗位管理模式采取全员聘用。2016 年 3 月，北京城市公立医院综合改革同样提出探索实行医务人员不纳入编制管理，建立能进能出、能上能下的用人机制。

（二）建立了相对灵活的人员管理机制

在扩大公立医院用人自主权方面，结合编制管理改革试点，各地积极开展了自主公开招聘、自主管理、实行聘任制的管理改革试点。进一步完善了聘用制度、岗位管理制度和公开招聘制度。对医院紧缺、高层次人才，可按规定由医院采取考察的方式予以招聘。针对高职称人才、骨干特殊人才采取特殊的招聘政策。山东省允许医院在人员控制总量内自主用人，实行竞聘上岗、合同管理，并同步推进养老保险制度改革。医院根据岗位设置，在人员控制总量内自主制定、执行新进人员计划，按照有关规定面向社会公开自主招聘。

第六节　符合医疗卫生行业特点的薪酬制度加快建立

公立医院薪酬制度改革取得重要突破和实质性进展。根据全国卫生与健康工作大会精神，部分城市积极开展公立医院薪酬制度改革试点，落实两个允许（允许医疗卫生机构突破现行事业单位工资调控水平，允许医疗服务收入扣除成本并按规定提取各项基金后主要用于人员奖励）政策，使医务人员的收入与岗位职责、工作业绩、实际贡献结合起来，进一步调动积极性、创造性。

（一）绩效工资总量控制得到突破

各地探索绩效工资总量核定办法，积累了丰富的经验。福建省合理提高公立医院绩效工资总量水平，明确工资总额仅与医务性收入挂钩，以体现公益性、遏制逐利性、提高积极性。江苏省采取适当提高绩效工资总量、搞活内部分配、试行年薪制等措施，明确公立医院绩效工资总量由原基准线 150%上调至 180%～190%，保证医务人员总体收入水平不降低，并加大向医疗骨干的倾斜力度。对于医务人员加班费用、特殊骨干人才的绩效薪酬不纳入绩效工资总量计算，有利于进一步调动医务人员积极性。江西省允许县级公立医院将收支差额的50%作为奖励性绩效工资发放，逐步形成医保托得住、患者付得起、医院有动力的改革局面。湖南省明确人员经费支出占业务支出比例不低于40%，在核定的绩效工资总量内，探索医务人员目标年薪制、协议工资制、项目工资制，医务人员收入可达到公务员平均收入的3倍。上海市建立了绩效工资增量机制，利用增量部分充分调动医务人员的工作积极性。

（二）具有行业特点的绩效薪酬制度正在建立

探索建立符合医疗卫生行业特点、体现以知识价值为导向的公立医院薪酬制度是2016年以及今后较长一段时间内的工作重点。目前，各地普遍实行了绩效工资制度，建立了以服务质量、服务效率、服务数量和群众满意度为核心的绩效考核机制。福建三明、江苏等地方探索实行院长年薪制，由同级财政发放，建立院长绩效工资总量水平动态调整机制，并根据年度绩效考核结果，设定工资发放水平。为保持合理的分配关系，院长绩效工资年薪水平原则上控制在单位绩效工资年人均水平的1.5~3倍之间。同时，严禁将院长收入与医院的经济收入直接挂钩。关于如何实施绩效工资，积累了大量实践探索经验。如在内部不同人员的绩效工资比价关系方面，福建尤溪县按一定比例划分不同职业团队的工资额度，原则上医生（技师）团队占50%左右，充分体现对一线工作人员的重视。在医务人员绩效工资核算考核方法方面，尤溪县实施年薪计算工分制，以不同职业团队的工作量和工作质量来计算分值，分团队考核。

（三）公立医院的薪酬水平有所提高

2016年，国务院对城市公立医院综合改革实施情况进行评估，报告显示，2015年，试点城市在职职工年人均工资性收入为11.2万元，近5年年均增长9.4%。90%的县（市）制订了县级公立医院绩效考核办法，2015年在职职工人均工资性收入为7.4万元，比2014年增长13.8%。2015年，县级公立医院人员支出占业务支出的比重从 2013 年的 29.6% 提高到 32.8%。

第七节 公立医院医疗服务能力和质量不断提高

2016 年，各地通过加强软硬件和基础设施建设，加强重点学科建设，开展对口支援、推动信息化建设等方式不断夯实公立医院服务能力。

（一）公立医院医疗服务能力不断提高

经过几年的改革努力，我国公立医院的服务能力有了大幅度提高，在整个卫生服务体系中发挥越来越重要的作用。公立医院的诊疗人次占卫生系统总诊疗人次的比例从 2010 年的 32.1% 上升到 2015 年的 35.2%，住院人次数所占比例由 2010 年的 61.6% 上升到 2015 年的 65.2%。

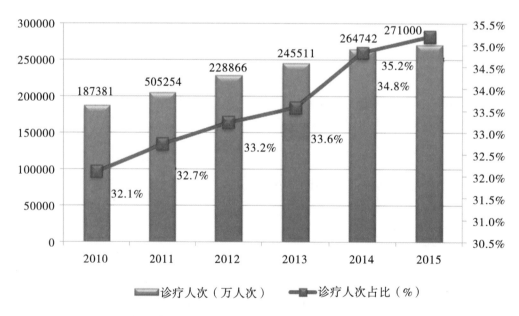

图 8 公立医院诊疗人次及占医疗机构总诊疗人次比例

（数据来源：中国卫生和计划生育统计年鉴。）

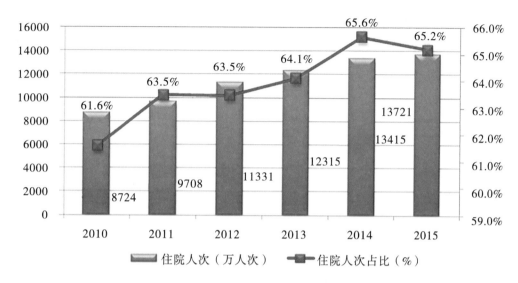

图 9　公立医院住院人次及占医疗机构总住院人次比例

（数据来源：中国卫生和计划生育统计年鉴。）

县级公立医院通过远程诊疗、对口支援等措施，不断提高服务能力，在卫生服务体系中也发挥着越来越重要的作用。2016 年，全国有 6800 余家医疗机构开展远程医疗服务，覆盖 1330 个县，更多居民在县域内解决就医看病问题。2015 年底，全国新农合县域内就诊率达到 80%。

（二）医疗服务质量控制力度不断增强

为加强医疗质量控制，2016 年，国家卫生计生委启动医疗技术临床应用事中事后监管试点。建立部际应对细菌耐药联防联控机制，实施遏制细菌耐药国家行动计划，全国住院患者抗菌药物使用率降到 37.5%；门诊处方使用抗菌药物比例降至 8.7%。加强临床合理用血管理和评价，手术台均用血量同比降低 5.7%。上述措施对进一步提高医疗服务质量、完善医疗服务监督管理机制具有重要作用。

（三）探索了基于信息系统的医疗服务监督手段

加强医疗服务监督管理，保证医疗服务质量是 2016 年的重点工作之一。各地探索了基于信息系统的监管手段，有效提高了管理效率。上海申康医院发展中心重视信息化建设，通过建立集业务运行、绩效考核、财务运行、成本核算等 8 个模块于一体的管理平台，实时采集分析医院运行管理的信息数据，实现对医院的全面、精细、有效监管。福建省三明市严格控制医师处方权和抗菌药物使用，对辅助性、营养性、高回扣药品的 129 个品规实施重点监控；严格控制检查费用，明确对大型设备检查阳性率和大型医疗设备检查费用占医疗总费用比例的要求；建立企业黑名单制度，对出现回扣等商业贿赂行为的药品生产企业，取消供货资格。

第八节　控制医疗费用过快增长成效显著

医疗费用增长事关人民群众的切身利益。严格控制医疗费用不合理增长，设定全国医疗费用增长控制目标，推广检查结果互认等一系列措施，有效控制了医疗费用过快增长的势头。2016 年，国务院医改办加强督促检查，定期对各省（区、市）医疗费用控制情况进行排名公示，公立医院医疗费用增长趋势得到有效遏制，控费工作取得积极进展。

（一）检查结果互认覆盖绝大多数公立医院

通过实施检查结果互认，可以有效提高卫生资源的使用效率，避免居民重复检查检验，有利于控制医疗费用。从 2016 年检查结果互认实施情况看，有 93.7% 的三级医院和 83.6% 的二级医院实施了检查结果互认，有利于从整体上控制医疗费用。

（二）公立医院总费用增长得到有效控制

在控制公立医院医疗费用增长方面，取得了非常显著的成效，从公立医院平均收入总额增长率情况看，医疗机构收入增幅由 2009 年的 23.6% 降至 2015 年的 13.4%，2016 年预计控制在 10% 左右，全国医药费用过快增长的势头得到初步遏制。

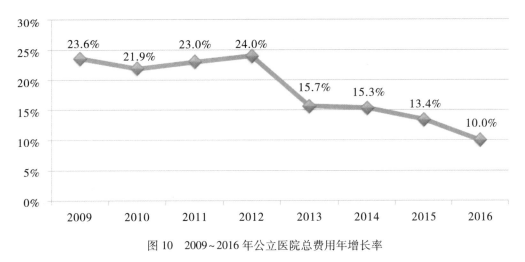

图 10 　2009~2016 年公立医院总费用年增长率

（数据来源：2015 年医改监测报告，2016 年为全国卫生计生工作会议文件，其他年份为中国卫生和计划生育统计年鉴。）

（三）公立医院次均费用增长幅度下降

2016 年，公立医院次均门诊费用为 240.8 元，按当年价格同比上涨 2.4%，低于 2015 年 6.1% 的增长率；2009 年和 2010 年的增长率维持在 9% 左右，2011~2013 年维持在 7% 左右，2014 和 2015 年维持在 6% 左右，次均门诊费用整体呈现明显的下降趋势。2016 年次均住院费用 9081.7 元，按当年价格同比上涨 2.8%，低于 2015 年 6.5% 的增长率。次均住院费用增长率在近几年整体上也呈现下降趋势，从改革初期的 9% 左右，下降到目前的 3% 以下，改革成效显著。

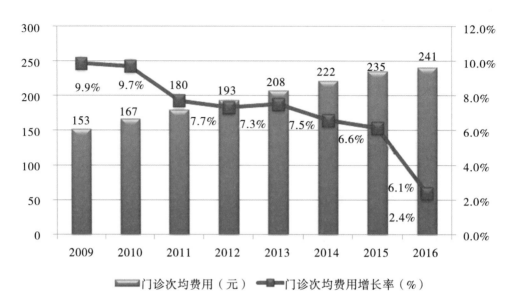

图 11　2009~2016 年公立医院门诊次均费用及增长率

（数据来源：2016 年为全国卫生计生工作会议文件，其他年份为中国卫生和计划生育统计年鉴。）

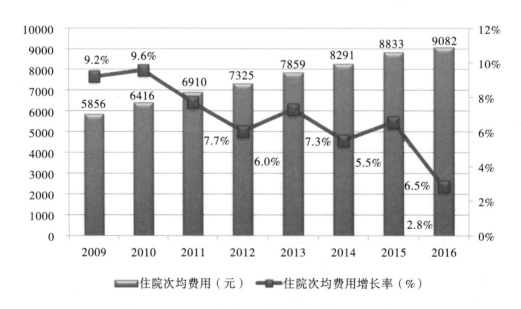

图 12　2009~2016 年公立医院次均住院费用及增长率

（数据来源：2016 年为全国卫生计生工作会议文件，其他年份为中国卫生和计划生育年鉴。）

第九节 人民群众和医务人员获得感逐步增强

实践证明，深化医改方向正确、路径清晰、措施得力、成效显著，给人民群众带来了实实在在的健康福祉。

（一）医疗机构就医秩序改善

2016年深入开展改善医疗服务行动，在国务院第三次大督查工作中，作为典型经验做法，获得通报表扬。三级医院采取自助挂号、专家团队接诊、组合会诊、预约转诊等多种形式，明显改善了就医秩序。平均预约诊疗率达到38.6%，3300多家医疗机构实现分时段预约诊疗，所有三级医院和6000余家二级医院开展优质护理服务，超过2000家医疗机构开展日间手术，日间手术占择期手术比例达到11%，群众明显受益。广州市妇幼保健院等机构与社会第三方支付机构合作，开展快捷结算服务，有效降低患者排队等候时间，提高了医疗服务效率和就医便利程度。

（二）利益相关者的满意度得到一定改善

人民群众是医改成效的最终检验者，医务人员是医改的直接实施者，两者的实际感受和实际行动决定着医改的成败。2016年，国务院医改办开展了公立医院综合改革效果评价，通过对在县级公立医院就诊和工作的3843名患者和3856名医务人员进行问卷调查，发现两者的总体满意度分别为92.8%和81.7%；通过对在城市公立医院就诊和工作的1627名患者和1595名医务人员进行问卷调查，总体满意度分别为94%和78.4%。部分省份也开展了相关调查，同样得到了较高的满意度。江西省利用第三方调查评价发现，目前全省二级以上医院门诊患者、住院患者、职工满意度分别达到95.81%、95.53%、95.99%。上述成绩是广大医改参与者与实施者共同努力的结果。

第三章　分级诊疗制度建设加快推进

第一节　分级诊疗制度建设全面推开，慢性病分级诊疗模式初步形成

　　分级诊疗制度建设是完善我国基本医疗卫生制度的必然要求，也是缓解群众看病就医问题的治本之策，是实现大卫生、大健康观念，提供"以人为本"的综合卫生服务的制度保障。2016 年，分级诊疗制度建设全面推开，进一步促进了医疗卫生服务供给侧的优化，推进了医疗卫生服务模式的转型升级。

　　2016 年 8 月，在全国卫生与健康大会上，分级诊疗制度被定位为五项基本医疗卫生制度之首，作为推进医改的全局性工作。在国务院办公厅《关于推进分级诊疗制度建设的指导意见》（国办发〔2015〕70 号）的基础上，国家卫生计生委和国家中医药管理局联合下发《关于推进分级诊疗试点工作的通知》（国卫医发〔2016〕45 号），分级诊疗试点城市从 2015 年的 100 个公立医院国家联系试点城市和 4 个综合医改试点省份扩增至全国 31 个省（自治区、直辖市）的 4 个直辖市和 266 个地级市，改革试点全面推开，制度建设力度逐步加大。各地积极探索"基层首诊，双向转诊、急慢分治，上下联动"的分级诊疗适宜路径，有序推进各项制度建设、稳抓改革进度，基本按照"十三五"时期制度建设两步走的目标——"两年逐步完善，初见成效；五年全面提升，成熟定型"稳步推进。

（一）健全制度建设，强化政府责任

2016 年，国家层面在 2015 年国务院办公厅发布的《关于推进分级诊疗制度建设的指导意见》基础上，进一步细化了分级诊疗相关制度安排，《深化医药卫生体制改革 2016 年重点工作任务》（国办发〔2016〕26 号）中将加快推进分级诊疗制度建设作为十项重点任务之一，提出要在 70% 左右的地市开展分级诊疗试点的要求；国务院医改办《关于印发推进家庭医生签约服务指导意见的通知》（国医改办发〔2016〕1 号）提出了促进"基层首诊、分级诊疗"的基层医疗卫生服务路径；国务院深化医药卫生体制改革领导小组《关于进一步推广深化医药卫生体制改革经验的若干意见》中强调要以家庭医生签约服务和医疗联合体为重要抓手，加快分级诊疗制度建设，推广地方有益经验；同时，国家卫计委出台了《关于推进分级诊疗试点工作的通知》（国卫医发〔2016〕45 号）和《脑卒中综合防治工作方案》（国卫办疾控发〔2016〕49 号），对开展分级诊疗工作提出了具体内容和实施步骤，为推进分级诊疗制度建设构建制度保障。

在地方层面，除西藏外，全国 31 个省（自治区、直辖市）均以省（自治区、直辖市）人民政府或卫生计生委的名义出台了推进分级诊疗制度的实施意见或工作方案，明确了"十三五"期间的工作目标、重点任务、具体内容以及考核标准。同时，各地根据地方实际也出台了相应配套文件，如河北省配套下发了《河北省双向转诊暂行规定》；甘肃省出台了"1+12"配套政策涉及药品集中采购、多点执业、乡村医生签约服务、新农合基金管理以及基层医疗机构运行机制等内容；湖南省制定了关于基层首诊、医疗机构疾病诊疗目录、双向转诊标准以及医保报销政策等相关文件；江苏省下发了《关于推进医疗卫生机构实施双向转诊的指导意见》《关于实行妇幼健康项目分级服务的通知》等政策。截至 2016 年 9 月，公立医院改革试点城市所辖的 1472 个县（市、区）已开展了分级诊疗，占试点城市县

（市、区）总数的 86.7%[3]。

（二）以医联体为抓手，推进医疗卫生服务供给侧改革

分级诊疗旨在畅通患者就诊渠道，构建"诊疗—康复—长期护理"连续服务的有秩序卫生服务体系。近年来，试点地区实践表明医疗联合体是推进分级诊疗制度的有效载体，其根本是在上下级医疗机构之间建立起制度化的沟通机制。2016 年，国务院深化医药卫生体制改革领导小组《关于进一步推广深化医药卫生体制改革经验的若干意见》提出，要以资源共享和人才下沉为导向，建立医疗资源纵向联合体的要求。试点地区以医联体为抓手，推进医疗卫生服务供给侧改革，取得积极进展。

一是明确各级医疗机构职能定位，建立起有效的分工协作机制。2016 年已出台分级诊疗实施意见或工作方案的地区均明确了各级医疗机构的职责定位，其中，山西、湖南、吉林等省份确定了县域内诊疗病种范围，安徽省制定了《县级医院分级诊疗病种参考目录》和《中心卫生院分级诊疗病种参考目录》，甘肃省确立了省市级、县级和乡级医疗机构的病种范围，重庆市确定了 50 种首批基层首诊试点病种等。各区域诊疗病种根据实际需要实施动态调整机制，规范了各级医疗机构的诊疗职责，明确了机构职能。同时，部分省份通过制定双向转诊规范、标准和程序，确立上下级医疗机构的协作范围和实施路径，保障了医疗机构职责履行，规范了机构间的协作渠道。

二是加强全科医生培养、推进医师多点执业，推动优质医疗资源稳步下沉。卫生人才是提升基层卫生服务能力的关键，截至 2016 年底，全国共有 6.1 万名医生注册多点执业，其中到社会办医疗机构执业的占 43.4%，到基层医疗卫生机构执业的占 66.3%；全国全科医生转岗培训 5000 人，全科

---

[3] 国务院医改办. 2016 年四季度医改工作进展监测报告.

医学师资培训 1 万人，每万人全科医生数 1.51 名。部分三级医院增设全科科室，提供全科服务。试点地区探索建立医师多点执业保障机制，优质医疗资源稳步下沉。北京市政府给予到基层医疗机构坐诊的大医院医生每个工作日补贴不低于 200 元；甘肃省将劳务补偿与年度考核相挂钩，在新农合基金按其实际工作量以及职称等级支付 10~30 元门诊诊疗费、300~1000 元手术指导费的标准上，根据考核结果进行增补或扣减；江西新余市对下派专家由财政每人每天给予 400 元补助；吉林、江苏、福建等省份借助医联体建设，建立医联体内部上级医院医生定期至基层服务的工作机制。

三是加大区域卫生资源共享力度，医疗服务质量稳步提升。试点地区依托医联体建设，整合区域内医疗资源，推动医疗资源集约化配置，主要形式有：①整合二级以上医疗机构现有检查检验、消毒供应、病理诊断等中心，并向基层医疗卫生机构和慢性病医疗机构开放；②依托三级医疗机构建立区域影像、临床检验、心电诊断中心等，医联体内部共享医疗资源；③建立第三方检验机构，基层医疗卫生机构临床检验实施集中送检反馈机制。试点地区通过建立资源集约、标准统一的检查检验、医学影像等中心，整合了地区医疗资源，有效提高了基层医疗卫生机构临床检验水平，促进了医疗机构的检查检验结果互认，推进了医疗服务质量的稳步提升。

（三）以慢性病为突破口，促进医疗卫生服务模式的转型升级

分级诊疗的内涵是提供以患者为中心的整合式医疗服务，根据患者需求提供相应层级的医疗卫生服务。慢性病作为患病率高、病程长的疾病，患者多、费用高，世界卫生组织提议各国建立社区为主的慢性病管理体系，以节约资源、降低医疗经济负担。《关于推进分级诊疗制度建设的指导意见》（国办发〔2015〕70 号）要求各地政府因地制宜，以多种形式推进分级诊疗试点工作，并确定了以高血压、糖尿病、肿瘤、心脑血管疾病等慢性病为突破口开展试点。2016 年，试点地区探索推进慢性病防治与管理体系的分级诊疗服务模式，对医疗卫生服务模式的转型升级进行了有益探索。

一是建立契约化服务关系。各地推进建立家庭医生签约服务制度，将预防、治疗、康复服务纳入签约服务内容，与慢性病患者建立长期稳定的"一对一"服务关系，提高了慢性病患者依从度的同时，也强化了对慢性病患者的健康管理。杭州市推行医养护一体化签约服务，全科医生提供健康管理、社区医疗和双向转诊服务、家庭病床、远程健康监测管理和健康评估等服务。截至 2016 年 12 月，共 199 个试点城市开展了家庭医生签约服务，占试点城市总数的 92.5%；家庭医生签约服务覆盖率达 15% 以上的地市共计 187 个，占 93.97%[4]。

二是组建层级化服务团队。以全科医生服务团队为签约主体，组建包括诊疗专家、全科医生、公卫医师、社区护士等人员的服务团队，提供整合式的卫生服务。2016 年，江苏省在家庭医生团队建设上，实施"基层糖医生"培养计划，在每个乡镇培养一名专家型糖尿病医生，并纳入团队服务，整体服务能力得到提升，目前已覆盖 13 个地市。厦门市建立慢性病三师共管团队，由大医院专科医师、基层全科医师（家庭医师）和健康管理师组成，截至 2016 年 8 月，糖尿病患者在基层的就诊率为 78.1%，高血压患者基层就诊率高达 95.7%[5]。

三是提供规范化服务内容。安徽、河北、江西、湖南、甘肃等省份制订了高血压、糖尿病等慢性病的分级诊疗临床路径、分级诊疗技术服务方案、双向转诊标准和流程等内容，规范了各级医疗机构的服务内容、协作路径和资源配置要求。试点地区按照临床路径要求，同慢性病患者签订服务协议，向其提供基本医疗、基本公共卫生和健康管理等服务。

四是推行整合式服务模式。试点地区围绕慢性病患者"全生命周期"的卫生服务需求，建立慢性病防治与管理的分级诊疗服务模式，通过转诊

---

[4] 国务院医改办. 2016 年第四季度医改工作监测报告.

[5] 厦门："三师共管"玩转分级诊疗. 厦门医改进展媒体沟通会. http://mt.sohu.com/20160831/n466896339.shtml.

绿色通道、预留专家号源、延长处方、专家会诊等形式促进服务的连续提供，服务理念从"关注疾病"向"关注健康"转变。江西省出台《以路径管理推进糖尿病分级诊疗试点工作实施方案》，采取家庭医生签约服务下的路径管理，按照路径向 2 型糖尿病患者提供分级诊疗服务[6]。河南省中牟县围绕"健康管理动态化、疾病管理即时化、上下转诊便捷化"的目标，建立预防、治疗、康复一体化的健康管理服务模式[7]。安徽省建立起高血压、糖尿病、冠心病、脑卒中、股骨颈骨折、腰椎间盘突出症等 6 个病种的分级诊疗服务模式，确定"基层医疗卫生机构接诊患者—制订治疗方案—纳入分级诊疗服务—专病档案管理—共享患者信息—上转患者—制订治疗方案—下转患者"的服务提供流程[8]。江苏、上海等地区在医联体内部将城市大医院不低于 20% 的专家号源留给基层医疗卫生机构和签约家庭医生支配，采取预约转诊的形式畅通慢性病患者就诊流程。

（四）医保差异化支付制度稳步推进，杠杆作用逐步显现

医保差异化支付制度是分级诊疗制度有效落实的重要内容，对引导患者就医发挥着重要的导向作用。2016 年，试点地区全面推行分级诊疗制度建设，各地在医保支付方式的探索上取得了积极进展。大部分试点地区通过提高基层报销比例，降低和取消普通门诊起付线，引导居民自愿到基层就诊。部分地区将大病纳入门诊报销范畴，适度提高普通门诊、慢性病门

---

[6] 国家卫生和计划生育委员会. 江西以糖尿病为分级诊疗突破口——明年患者初诊进入临床路径管理率要达 60%. http://www.nhfpc.gov.cn/zhuzhan/dfdt/201604/e612854f9a0c4d05bde1355cf97a55d8.shtml.

[7] 国家卫生和计划生育委员会. 国务院深化医药卫生体制改革领导小组简报（第155 期）. http://www.moh.gov.cn/tigs/ygjb/201606/939bb7f855974e9c978ac010254d51a8.shtml.

[8] 安徽省卫生和计划生育委员会. 安徽推进分级诊疗工作，医联体资源共享惠民生. http://www.ahwjw.gov.cn/wjw/xwfb/mtjj/201609/a2c15e5b6af24543b1261fd4e6f02b15.html.

诊、大病门诊在不同级别医疗机构的报销比例，同时，开展基层慢性病联合门诊和慢性病连续处方制度，降低门诊诊查费、减免再次取药的一般诊疗费。山西、宁夏等地区以支付方式改革推进分级诊疗制度建设，县域内实施乡村两级医疗机构门诊总额预付制和县级医疗机构住院费用按病种、按床日混合付费制，县域外实行病种限额支付制，引导分级诊疗试行病种在县域内就诊[9,10]。吉林、四川、黑龙江等省份制定严格的医保差异化支付制度，对于患者未经转诊、自行前往上级医疗机构就诊的患者，医保报销比例降低至10%或20%，越级转诊的不予报销[11,12]。江苏实行服务价格和医保报销差别化，群众在基层就诊报销比大医院高20%左右，至2016年8月，江苏基层诊疗人次已占门诊总数的60%，86%的新农合住院患者在县域内治疗，最高的县达97%，制度效果初步显现[13]。

（五）以信息化为前提，促进"互联网+分级诊疗"的有效落实

信息化是深入落实分级诊疗制度的有效手段。2016年，分级诊疗试点地区积极探索推进"互联网+分级诊疗"措施，发挥区域信息平台在医疗机构间的连通、诊疗信息的共享、居民健康管理等方面的作用，为分级诊疗

［9］国家卫生和计划生育委员会. 国务院深化医药卫生体制改革领导小组简报（第163期）. http://www.moh.gov.cn/tigs/ygjb/201609/53b7bf17c71f4625b6fdcda6b45592a9.shtml.

［10］国家卫生和计划生育委员会. 国务院深化医药卫生体制改革领导小组简报（第137期）http://www.moh.gov.cn/tigs/ygjb/201604/4c55da7a7d994496bb76ae6e0da4975d.shtml.

［11］吉林省人民政府办公厅印发吉林省推进分级诊疗制度建设实施方案. http://wsjsw.jl.gov.cn/wx_43541/wxfb/201607/t20160727_2378574.html.

［12］黑龙江省卫生和计划生育委员会关于印发分级诊疗指导意见的通知. http://www.hlj.gov.cn/wjfg/system/2014/10/27/010690686.shtml.

［13］国家卫生和计划生育委员会. 江苏医改取得阶段性成效分级诊疗惠及百姓. http://www.nhfpc.gov.cn/zhuzhan/mtbd/201608/e4a98ceb322b49848b1bc71368ff3b5b.shtml.

制度建设提供了技术保障。主要探索有：**一是**完善区域卫生信息平台建设，强化医联体内各医疗机构间信息的连通和共享。上海市卫计委联手微医集团构建了一个"市、区、社区"三级医疗机构共享的信息共享平台，通过共享平台实现居民的签约、首诊、转诊、处方以及健康管理等工作。成都市建立集医疗服务、公共卫生、药品管理、电子病历、综合管理等多种功能为一体的区域卫生信息平台，实现医联体内的纵向互通[14]。湖北省宜昌市在区域信息平台基础上，将分级诊疗转诊协作平台与医保管理平台进行对接，实现了预约挂号、转诊导诊、电子签约、咨询、随访、慢病管理以及医保报销等多项互联网服务功能[15]。**二是**搭建分级诊疗会诊平台，实现诊疗流程的现代化管理。安徽省建立起公立医院分级诊疗云平台，实现医联体内医院之间的在线快速转诊，以实体医院为支撑开展远程医疗[16]。福建省厦门市建立分级诊疗"智慧医保信息管理平台"，将医保监控、分析审核、实时结算等功能融入到分级诊疗服务的全过程[17]。山西、浙江、广东、新疆等省区建立双向转诊信息平台和远程医疗服务网络，基层医疗卫生机构能实时查询到上转医院可用的医疗资源，帮助实现分时段预约转诊、远程医疗等服务。

［14］国家卫生和计划生育委员会. 国务院深化医药卫生体制改革领导小组简报（第150期）. http://www.nhfpc.gov.cn/tigs/ygjb/201605/3979948223e64a55b49ef80eb8bf76b5.shtml.

［15］国家卫生和计划生育委员会. 国务院深化医药卫生体制改革领导小组简报（第141期）. http://www.nhfpc.gov.cn/tigs/ygjb/201604/7c119ebb1603464b83df6883772e9e92.shtml.

［16］安徽省卫生和计划生育委员会. 安徽省首家公立医院"分级诊疗云平台"上线. http://www.ahwjw.gov.cn/wjw/xwfb/mtjj/201607/ea526fcdc362431699a4094bcc1ac36a.html.

［17］安徽省卫生和计划生育委员会. 国务院深化医药卫生体制改革领导小组简报（第149期）. http://www.nhfpc.gov.cn/tigs/ygjb/201605/ec04019f92e3429dbd4f45b8576dab67.shtml.

第二节 推进家庭医生签约服务

转变基层医疗卫生服务模式，实行家庭医生签约服务，强化基层医疗卫生服务网络功能，是深化医药卫生体制改革的重要任务，也是新形势下更好维护人民群众健康的重要途径。近年来，各地结合实际积极探索，在基层开展执业方式和服务模式改革试点工作，采取多种形式推进签约服务，取得了积极进展，积累了实践经验。2016 年 5 月，国务院医改办印发了《关于推进家庭医生签约服务的指导意见》（国医改办发〔2016〕1 号），从签约服务主体、签约服务内涵、签约服务收付费机制、激励机制、绩效考核、技术支撑等方面提出明确要求，加快推进家庭医生签约服务。

（一）明确签约服务主体，扩大家庭医生范围

明确家庭医生为签约服务第一责任人。现阶段家庭医生主要包括基层医疗卫生机构注册全科医生（含助理全科医生和中医类别全科医生），以及具备能力的乡镇卫生院医师和乡村医生等。将乡村医生、全科医生、医院的部分专科医生纳入家庭医生范畴，为顺利实施家庭医生签约服务奠定基础。

实行团队签约服务。鼓励各地实施团队签约服务，家庭医生团队主要由家庭医生、社区护士、公共卫生医师（含助理公共卫生医师）等组成，二级以上医院应选派医师（含中医类别医师）提供技术支持和业务指导。

鼓励组合式签约。各地在签约服务过程中注重医院与基层医疗卫生机构对接，部分地区采取了组合式签约服务模式，如上海的"1+1+1"（1 所社区卫生服务机构，1 所二级医院、1 所三级医院）的组合签约服务模式，厦门的三师共管签约服务模式。

签约对象以重点人群为主，逐渐向全人群扩展。目前各地的签约服务

人群多以老年人、慢性病患者、孕产妇、儿童和残疾人为主。

（二）界定签约服务内涵

明确签约服务内容。家庭医生团队为居民提供基本医疗、公共卫生和约定的健康管理服务。各地根据服务能力和需求，设定包含基本医疗、公共卫生服务在内的基础性签约服务包，部分地区还针对居民的个性化服务需求，设定了差异化的个性化服务包。

多措并举、增强签约服务吸引力。各地采取多种措施，在就医、转诊、用药、医保等方面对签约居民实行差异化政策，引导居民有效利用签约服务。部分地区按照协议为签约居民提供全程服务、上门服务、错时服务、预约服务等多种形式的服务。部分地区通过给予家庭医生团队一定比例的医院专家号、预约挂号、预留床位等方式，引导居民参与签约。部分地区对参与签约服务的居民实施差异化的医保支付政策，采取对符合规定的转诊住院患者连续计算起付线、提高部门报销比例和年度报销限额等措施，引导居民参与签约。

（三）健全签约服务收付费机制

合理确定签约服务费。家庭医生团队为居民提供约定的签约服务，根据签约服务人数按年收取签约服务费，由医保基金、基本公共卫生服务经费和签约居民付费等分担。允许各地在实施签约服务过程中，根据签约服务内容向居民收取一定的服务费用。四川省成都市社区卫生服务机构以儿童为突破口，探索个性化有偿签约服务，个性化服务包收费标准从120元/年到2000元/3年不等。江苏省盐城市大丰区以老年人和慢性病患者为突破口，设计个性化签约服务包，服务包收费标准从100元/年到800元/年不等。杭州市在签约的试点阶段，有效签约服务费用每月每人10元，市、区财政承担90%，签约对象承担10%（12元/年）。

规范其他诊疗服务收费。家庭医生团队向签约居民提供非约定的医疗卫生服务或向非签约居民提供医疗卫生服务，允许签约服务团队按规定收取费用。

（四）建立签约服务激励机制

部分地区将签约服务费作为增量进行分配，不纳入机构绩效工资总额，充分调动了家庭医生参与签约服务的积极性，参与签约服务的家庭医生收入有所提升，上海等地的家庭医生因实施签约服务，年人均收入增长达 3 万元以上。

（五）加强签约服务技术支撑

部分地区在实施家庭医生签约服务时，加强对签约服务的技术支持，上海等地鼓励签约服务团队与二级、三级医院加强联系，厦门、镇江等地实施签约服务团队与上级医院的专科医生建立联系，建立全科专科联合的机制，为家庭医生签约服务提供技术支撑。

发挥信息化支撑作用。部分地区在签约服务过程中结合区域医疗卫生信息平台建设，实现签约居民健康档案、电子病历、检验报告等信息共享和业务协同。通过远程医疗、即时通讯等方式，加强二级以上医院医师与家庭医生的技术交流。通过移动客户端等多种方式搭建家庭医生与签约居民的交流平台，为信息咨询、互动交流、患者反馈、健康管理等提供便利。

截至 2016 年底，全国家庭医生签约服务覆盖率达 22% 以上，重点人群达 38% 以上，超额完成年度目标。

第三节　进一步提升基层卫生服务能力

继续加强基层医疗卫生机构能力建设，进一步完善基层医疗卫生机构绩效工资制度是深化医药卫生体制改革 2016 年重点工作任务之一[18]。《关于推进分级诊疗试点工作的通知》（国卫医发〔2016〕45 号）中明确指出，进一步提升基层卫生服务能力是落实分级诊疗制度的重点工作之一，并强调通过组建医疗联合体、对口支援、医师多点执业等方式，鼓励城市二级以上医院医师到基层医疗卫生机构多点执业，或者定期出诊、巡诊，促进医疗资源向基层和农村流动，提高基层服务能力。该文件同时指出，提升基层医疗卫生机构中医药服务能力和医疗康复服务能力，加强中医药特色诊疗区建设，推广中医药综合服务模式，充分发挥中医药在常见病、多发病和慢性病防治中的作用。在上述政策文件的指导下，2016 年，基层卫生综合改革继续围绕"保基本、强基层、建机制"的要求，在基层医疗卫生机构财政补偿制度、人事制度、收入分配制度等运行框架基本形成的基础上，持续支持基层医疗卫生服务体系建设，促进基层服务能力提升，为建立基层分级诊疗制度奠定重要基础。

（一）进一步落实政府责任，健全补偿机制

首先，基层卫生机构的人员经费补助由 2014 年的 569.95 亿元增长至 2015 年的 871.98 亿元，增长近 53.0%；基建项目和设备购置项目补助资金也由 2014 年的 64.31 亿元增长至 2015 年的 70.27 亿元，基本保障了基层卫生机构正常运转的需要[19]。2016 年，国家继续大力支持基层医疗卫生服务体系建设，安排中央专项资金支持乡镇卫生院、社区卫生服务中心和村卫生室建设。同时，继续安排资金支持实施"农村订单定向免费医学生""乡

---

[18] 国务院办公厅关于印发深化医药卫生体制改革 2016 年重点工作任务的通知（国办发〔2016〕26 号）.

[19] 国家卫生计生委. 2014 年全国卫生计生财务年报资料［Z］. 2014. 国家卫生计生委. 2015 年全国卫生计生财务年报资料［Z］. 2015.

镇卫生院招聘执业医师""万名医师支援农村"等各类基层医疗卫生人员培训等项目,基层卫生机构人才队伍建设得到进一步强化。其次,继续保持多渠道补偿基层卫生机构,其收入结构得到进一步优化。财政补助收入和上级补助收入在基层卫生机构总收入的占比由 2014 年的 41.30% 提高至 2015 年的 44.7%[20];2015 年医保结算资金占基层医疗卫生机构的收入比例达 68.1%,较 2014 年提高近 1 个百分点;药品收入占医疗收入 54.5%[21],医保(含新农合)基金对基层医疗卫生机构的支撑作用日益明显。

(二)继续强化基层医疗卫生人才队伍建设

基层卫生计生人员数量继续增加,从 2014 年的 315.7 万人增加到 2015 年的 360.3 万人,增长了 14.1%[22]。其中,卫生技术人员数由 2014 年的 217.7 万人增长到 2015 年的 225.8 万人[23],增长了 3.7%。**一是乡村医生队伍建设进一步加强。**表 1 显示相较于 2015 年,2016 年在村卫生室执业(助理)医师数、乡村一体化覆盖率以及建立乡村医生退出机制的县(市、区)数都有不同程度的增加。**二是开展全国基层卫生岗位练兵和技能竞赛活动。**通过该活动的开展,促使基层卫生专业技术人员熟练掌握常见病、多发病和诊断明确的慢性病的基本理论、基本知识和基本技能,进一步提高基本医疗和基本公共卫生服务管理水平,全面提升基层卫生人员综合素质,胜任分级诊疗、基层首诊综合服务能力[24]。

[20] 国家卫生计生委. 2015 年全国卫生计生财务年报资料 [Z]. 2015.

[21] 国家卫生计生委. 2015 年全国卫生计生财务年报资料 [Z]. 2015.

[22] 国家卫生计生委. 2016 年中国卫生和计划生育统计年鉴 [M]. 2016.

[23] 国家卫生计生委. 2016 年中国卫生和计划生育统计年鉴 [M]. 2016.

[24] 国家卫生计生委. 关于公布全国基层卫生岗位练兵和技能竞赛获奖单位和个人的通知. http://www.moh.gov.cn/jws/s3581r/201702/77188e7a5c9e419c91cd65c0763796a0.shtml.

表 1　2015~2016 年我国村卫生室建设情况

指　　标	2015 年	2016 年
村卫生室执业（助理）医师数（万人）	14.6	14.8
乡镇卫生院乡村一体化管理覆盖率（%）	69.4	71.7
村卫生室乡村一体化管理覆盖率（%）	75.9	76.5
建立乡村医生退出机制的县（市、区）数（个）	1593	2097

数据来源：国务院医改办. 2015、2016 年度医改工作进展监测数据。

（三）基层医疗卫生机构服务数量保持稳定，服务能力有所提升

一是从基层卫生机构服务数量来看，2016 年我国基层医疗卫生机构诊疗人次数为 43.47 亿人次[25]，较 2015 年上升了 0.3 亿人次。图 13 显示了社区卫生服务中心（站）和卫生院 2009~2015 年的诊疗人次数，两类主要基层卫生机构的诊疗人次数新医改以来一直稳步上升。

二是多措并举提升基层卫生机构服务能力。首先，依据分级诊疗工作试点通知，强化基层卫生机构的中医药服务能力。其次，进一步推动乡镇卫生院服务质量的改革和发展。乡镇卫生院是承接县级和乡村之间卫生服务的重要纽带，2016 年，国家卫生计生委继续以"建设群众满意的乡镇卫生院"活动为抓手，规范开展常见病、多发病诊疗活动，强化基本医疗服务功能，着力提升急诊抢救、二级以下常规手术、正常分娩、高危孕产妇筛查、儿科、中医药等医疗服务能力。加强全科医学科室建设，引导通过全科医生规范化培训或参加全科医生转岗培训合格的医务人员加注全科医学专业，提高由全科医生、护士、公共卫生人员等参加的全科医生团队的服务能力。同时鼓励乡镇卫生院结合实际加强特色科室建设。经过逐级审核、现场抽查、公示等程序，国家卫生计生委共遴选出 3370 所乡镇卫生院为"2015~2016 年度群众满意的乡镇卫生院，在强化乡镇卫生院建设的同

---

[25] 国家卫生计生委统计数据 2016.

时，为全国乡镇卫生院建设发挥了典型示范作用[26]。

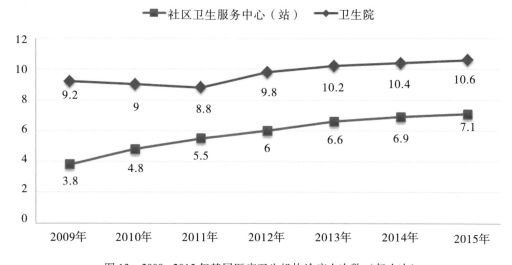

图13　2009~2015年基层医疗卫生机构诊疗人次数（亿人次）

（数据来源：2009~2012年中国卫生统计年鉴，2013~2016年中国卫生和计划生育统计年鉴。）

表2　2015~2016年我国基层医疗卫生机构中医药服务能力情况

指　　　标	2015 年	2016 年
中医类医疗机构门诊量占门诊总量的比重（%）	15.6	15.8
提供中医药服务的基层医疗卫生机构占比（%）		
其中：社区卫生服务中心	96.9	97.5
社区卫生服务站	80.9	83.3
乡镇卫生院	93.0	94.1
村卫生室	60.1	62.8

数据来源：国务院医改办. 2015、2016 年度医改工作进展监测数据。

[26] 国家卫生计生委. 国家卫生计生委办公厅关于公布"2015~2016 年度群众满意的乡镇卫生院"名单的通报. http://www.nhfpc.gov.cn/jws/hdgzdt/201701/ae93555d9-d1f4a82b7f550ba7db37742.shtml.

(四)探索组建医疗联合体,带动基层卫生机构发展

通过组建医联体,逐步形成责、权、利清晰的区域协同服务模式,利用远程医疗等信息化手段,带动基层医务人员能力提升。在城市,鼓励有条件的地区建立以所有权为基础的资产整合型医联体,也可建立以资源共享、技术协作为重点的医联体。在县域,重点推进以县级医院为龙头,县乡一体化管理的医疗联合体。江苏省镇江市组建以两个三甲医院为核心的江苏康复、江滨医疗集团,吸纳城区二级以上医院、专科医院和社区卫生服务机构,组建纵向一体化的医疗集团,促进医疗资源下沉,带动基层卫生机构发展。在区域医疗联合体的带动下,基层医疗卫生机构条件明显改善、面貌焕然一新,常住人口电子健康档案建档率达87%,12大类基本公共卫生服务项目高质量完成,基层医疗卫生机构服务能力不断增强。安徽天长县探索建立县域医疗服务共同体,由市一级三家医院、县域内的乡镇卫生院、村卫生室组成医疗共同体,成为利益的共同体、发展的共同体、责任共同体。基本医疗卫生服务项目经费打包分配给每一个"医共体"统筹管理,包括对新农合的基金在县域"医共体"内实行按人头预算支付管理,调动了"医共体"的积极性,实现了资源整合、有序就诊、有序服务,天长县91%的患者在县域内接受了恰当、有效的医疗服务。深圳市罗湖区积极建设"利益""责任""健康"为一体化的罗湖医院集团,全面整合区属医疗卫生机构资源,以强化基层、推进分级诊疗、打造健康罗湖为目标,错位配置集团内各医疗卫生机构的功能,实现各自分工协作,形成以分级诊疗为核心的整合型医疗卫生服务体系,构建院前预防(主要由社康中心负责)、院中诊疗(医院负责)、院后康复(康复护理机构和社康中心服务)的完整医疗卫生服务体系。

(五)完善激励机制,提高基层人员的工作积极性

一是进一步创新人事编制管理方式,构建基层竞争性用人机制和落实用人自主权。多地根据基层卫生事业发展需要对基层医疗卫生机构编制总量进行重新核对，基层医疗卫生机构人员编制不足问题逐步缓解。建立"能进能出、能上能下""定编、定岗、不定人"的竞争性用人机制来改善基层卫生人员结构。青海省增加县乡两级医疗机构人员编制 3901 人，公开考录补充基层医疗机构医学专门人才 3927 名，优化调整人员招聘条件和办法，向艰苦地区充分倾斜，并明确基层新招录人员服务年限和约束机制。江苏省镇江市润州区全面推行人员聘用制度、岗位管理制度和公开招聘制度，变固定用人为合同用人，变身份管理为岗位管理，建立竞争性用人机制[27]。

二是完善收入分配机制，进一步提高基层医务人员待遇。整体上，我国基层医务人员工资水平呈现逐年增长趋势，社区卫生服务中心在职人员平均工资由 2014 年的 5.9 万元增至 2015 年的 6.9 万元；乡镇卫生院在职人员平均工资也由 2014 年的 4.38 万元增至 2015 年的 5.2 万元[28]。河北省沧州市运河区完善基层医务人员薪酬分配政策。明确医疗机构收支结余 50%用于职工福利，50%用于事业发展；调整奖励性绩效工资比例，奖励性绩效工资占绩效工资的 70%[29]。上海市浦东新区对城郊、农村社区卫生服务中心在岗全科医师、公卫医师和其他临床医师，分 A、B、C、D 四类地区分别给予 0、2000、4000、6000 元增量考核奖励，吸引人才服务农村[30]。

---

[27] 国家卫生计生委卫生发展研究中心. 34 个重点区县联系点典型做法（内部资料）. 2016.

[28] 国家卫生计生委. 2015 年全国卫生计生财务年报资料［Z］. 2015.

[29] 国家卫生计生委卫生发展研究中心. 34 个重点区县联系点典型做法（内部资料）. 2016.

[30] 国家卫生计生委卫生发展研究中心. 34 个重点区县联系点典型做法（内部资料）.

第四章　全民医保体系进一步巩固完善

第一节　推进建立稳定可持续的筹资和保障水平调整机制

我国在较短的时间内织起了全世界最大的全民基本医保网，为实现人人病有所医提供了制度保障。2016 年基本医疗保险参保率稳定在 95% 以上，覆盖城乡居民人数超过 13 亿。

城镇职工基本医疗保险（以下简称"职工医保"）基金的征缴比例稳定在 8% 以上，部分地区征缴比例达 10% 以上；城乡居民基本医疗保险（城镇居民基本医疗保险（以下简称"城镇居民医保"）、新型农村合作医疗（以下简称"新农合"）人均筹资水平达 570 元左右，其中政府人均补助标准达 420 元，城镇居民个人缴费人均不低于 150 元[31]，新农合个人缴费全国平均达到 150 元左右[32]。

2016 年城乡居民医保政策范围内门诊和住院费用报销比例分别稳定在50% 和 75% 左右[33]。

---

[31] 人力资源社会保障部财政部关于做好 2016 年城镇居民基本医疗保险工作的通知.

[32] 关于做好 2016 年新型农村合作医疗工作的通知.

[33] 李斌主任在 2017 年全国卫生工作会议上的讲话.

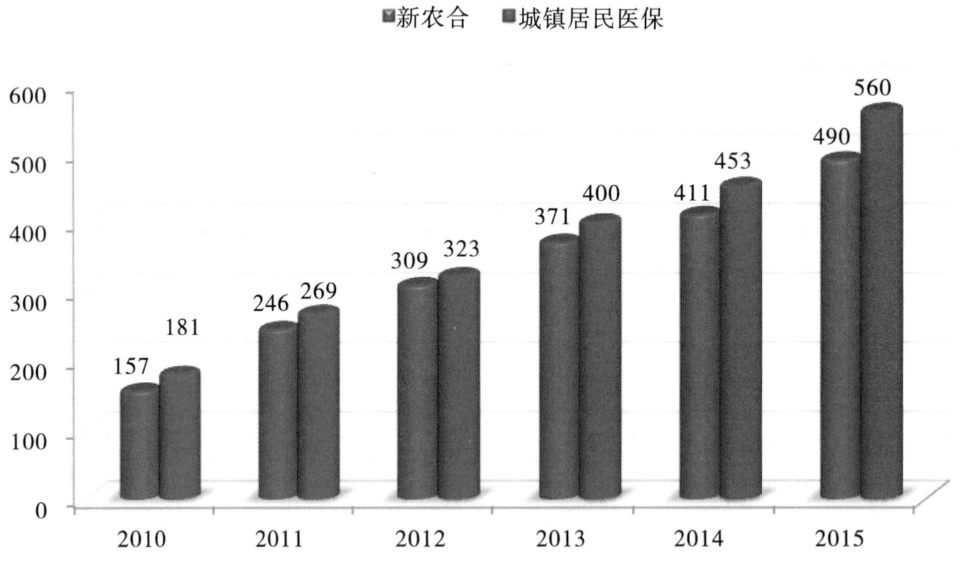

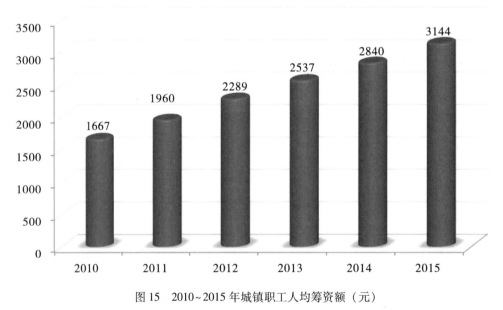

图 14　2010~2015 年新农合和城镇居民医保人均筹资额（元）

（数据来源：2011~2013 年中国卫生统计年鉴，2014~2016 年中国卫生和计划生育统计年鉴，2011~2016 年中国劳动统计年鉴。）

图 15　2010~2015 年城镇职工人均筹资额（元）

（数据来源：2011~2013 年中国卫生统计年鉴，2014~2016 年中国卫生和计划生育统计年鉴，2011~2016 年中国劳动统计年鉴。）

第二节 推进城乡居民基本医疗保险制度整合

随着医保制度的不断发展完善，其职能也从单纯的费用报销功能向多重治理目标转变。医保对于规范医疗服务行为、建立新的价格形成机制、控制医药费用增长、引导资源合理配置、提升服务整体绩效等具有不可替代的引领和调节作用。目前分散的医保管理体制难以有效发挥其功能，整合基本医疗保险制度势在必行。

2016年1月《国务院关于整合城乡居民基本医疗保险制度的意见》出台，将城镇居民医保和新农合整合，我国医保制度向实现人人公平享有的最终目标迈进了一大步。自《意见》出台后，各地积极整合两种基本医保制度，截至2016年12月，除西藏外的全国其他省份均已出台了具体实施方案[34]。《意见》明确要求实现"六统一"，但未对管理体制明确规定，不同地区出现了不同的管理模式。**一是**福建省成立医疗保障管理委员会，办公室设在财政厅，实行相对独立运作，并将相关制度和机构职能进行整合。在实现"三保合一"的基础上，把卫计部门的药品招标、物价部门的医疗服务价格、民政部门的医疗救助、人社部门的生育保险、商务部门的药品配送等涉及医保的职能进行归拢，解决医保制度碎片的问题，提高运行效率。**二是**甘肃省整合城乡居民医保后，相关政策由甘肃省医改领导小组牵头，医改办负责，会同人社、卫生计生、财政、发改等有关部门共同制定；基金管理和业务经办由省人社厅负责。**三是**城乡居民医保整合后实行市级统筹，由卫生计生部门统一管理，如陕西省。**四是**整合城乡居民医保后由人力资源和社会保障部门管理，如山东省等。

---

[34] 2017年1月12日王贺胜在全国医改研讨班上的讲话.

第三节　深化医保支付方式改革

支付方式改革从后付制向预付制转变。实施预付制支付方式改革，促使医院将药品、耗材等作为成本，通过提高技术水平、节约成本得到合理的收益。这是基本医保制度从扩面提标转向提质增效的关键之举，也是实现基本医保功能的有力保障，能够增强医院规范行为、控制成本的内生动力。目前，绝大多数统筹地区开展了按病种、按人头、按服务单元等支付方式改革，复合型支付方式初步建立。新制定临床路径 500 多个，临床路径总数达到 1010 个，基本覆盖常见病和多发病，7700 多家医疗机构实施临床路径管理。[35] 医保经办机构和定点医疗机构之间的谈判协商机制与风险分担机制不断完善。支付方式改革，保障了我国基本医疗保险基金平稳运行（表 3）。

表 3　2011~2015 年我国基本医疗保险基金收支及使用情况

年份	职工医保			居民医保			新农合		
	筹资（亿元）	支出（亿元）	当年基金使用率（%）	筹资（亿元）	支出（亿元）	当年基金使用率（%）	筹资（亿元）	支出（亿元）	当年基金使用率（%）
2011	4945	4019	81.26	594	413	69.52	2048	1710	83.52
2012	6062	4868	80.31	877	675	77.00	2485	2408	96.91
2013	7062	5830	82.56	1187	971	81.84	2972	2909	97.87
2014	8038	6697	83.31	1649	1437	87.13	3025	2890	95.54
2015	9084	7532	92.92	2109	1781	84.45	3287	2933	89.23

数据来源：2012~2013 年中国卫生统计年鉴，2014~2016 年中国卫生和计划生育统计年鉴，2012~2016 年中国劳动统计年鉴。

---

[35] 2017 年 1 月 12 日王贺胜在全国医改研讨班上的讲话.

截至 2016 年 12 月底，试点城市 1188 家公立医院开展了日间手术，占试点城市公立医院的比例为 37.9%；1516 家公立医院实行按病种付费，占比为 48.3%（表 4）。

表 4　2016 年支付方式改革开展情况

指　　标	个　　数	占比（%）
试点城市开展日间手术的公立医院	1188	37.9
试点城市按病种付费的城市公立医院	1516	48.3

数据来源：国务院医改办医改工作进展监测报告。

第四节　稳步推进基本医保全国联网和异地就医结算

2016 年，卫生计生部门与人力资源和社会保障部门积极推进新农合、居民医保和职工医保全国联网结算和异地就医即时结报工作。卫生计生部门主要从建立政策框架、规范异地就医联网结报业务运行流程和建立结报数据交换通道三个方面积极推动参合农民跨省异地就医即时结报工作。

（一）建立政策框架，指导新农合异地就医联网结报政策的制定

2016 年 5 月，国家卫生计生委与财政部联合颁发《关于印发全国新型农村合作医疗异地就医联网结报实施方案的通知》（国卫基层发〔2016〕23 号），建立了与分级诊疗相结合、坚持属地化管理的原则，明确国家和省两级信息系统功能以及数据交换内容和网络架构，建立起相对统一的异地就医补偿政策，规范异地就医结算机制，并明确时间点。国家卫生计生委委托中国医学科学院医学信息研究所承担国家级异地就医结算管理职能。鼓励发挥市场机制作用，引入金融保险等第三方机构参与国家和省级结算中

心建设，为异地就医结算提供服务。

（二）规范新农合异地就医联网结报业务运行流程

2016 年 7 月，颁发《国家卫生计生委办公厅关于遴选报送新农合跨省就医结报联网医疗机构和试点统筹地区信息的通知》（国卫办基层函〔2016〕846 号），建立跨省就医联网结报定点医疗机构数据库，筛选第一批试点医疗机构 413 家；2016 年 8 月，颁发《国家卫生计生委办公厅关于印发新型农村合作医疗跨省就医联网结报转诊流程与信息交换操作规范》（国卫办基层函〔2016〕900 号），明确转诊业务环节、跨省转诊信息交换内容。2016 年 11 月，国家卫生计生委组织陕西、四川、甘肃、吉林、辽宁、贵州、海南、黑龙江签署跨省就医联网结报服务协议，规范联网结报跨省政策调用、窗口结算、基金周转等流程。中国医学科学院医学信息研究所与中国人寿保险股份有限公司、中国银联股份有限公司达成战略合作协议。引入中国人寿保险股份有限公司建立跨省就医周转金，先行支付医疗机构垫付的新农合补偿基金，解决医疗机构后顾之忧；引入中国银联股份有限公司建立结算通道，及时追踪了解资金垫付、回款拨付进度。

（三）建立新农合跨省就医联网结报数据交换通道

依托属地化管理，通过省级新农合信息平台与国家新农合信息平台的对接，实现医疗机构跨省就医联网结算数据的交换，报销目录等采用医疗机构所在地区目录，在信息系统和政策衔接上给医疗机构带来最小化的工作量。依托互联网+VPN 的方式，利用中间件对传输数据进行加密，网络传输通道经济高效，同时确保患者就医数据安全。目前国家新农合信息平台已经与安徽、福建、四川、贵州等 22 个省级新农合信息平台实现联通。

人力资源和社会保障部门提出了推进全国医保联网"三步走"思路：**一是**实行市级统筹，**二是**解决省内异地就医的问题，**三是**解决跨省异地就医的问题。2016 年，已经启动跨省异地安置退休人员住院医疗费用直接结算工作。

截至 2016 年 9 月份，96.77% 的省份实现城乡居民（含新农合和城镇居民医保覆盖人群）省内异地就医费用直接结算，83.87% 的省份实现职工医保跨省异地就医费用直接结算，25.81% 的省份实现了城乡居民医保跨省异地就医费用直接结算。截至 2016 年底，由卫生计生部门主管基本医保的省份中，除西藏以外全部实现省内异地就医结报，省内参合患者在省内省市两级医疗机构均可实现就医直接结算；四川、贵州、甘肃、陕西、辽宁等省份已经为跨省转入转出患者提供多例即时结报服务。

第五节 巩固完善医保制度网底

积极推进城乡居民大病医疗保险制度、疾病应急救助制度建设，巩固完善医疗救助制度，夯实医保制度网底。大病保险从无到有，2012 年开始试点，2015 年实现全覆盖。2016 年从城乡居民医保财政补助资金中人均新增 10 元用于大病保险，人均筹资水平达到 30 元左右[36]。截至 2016 年 12 月底实施大病保险省级统筹的地市有 80 个，实施地市级统筹的地市有 237 个。截至 2016 年 12 月底，城乡居民大病保险共补助 937.9 万人次，其中补助贫困人口 153.5 万人次[37]。

疾病应急救助制度有序推进，2016 年，337 个地市实施疾病应急救助制度，基金筹资总额达 15.5 亿元，基金支付 4.8 亿元，救助 14.1 万人次。

重特大疾病医疗救助对象从低保对象、特困供养人员拓展到低收入救助对象和因病致贫家庭重病患者。截至 2016 年 9 月底，政府医疗救助支出

---

[36] 关于做好 2016 年城乡居民大病保险工作的通知（国医改办发〔2016〕2 号）.

[37] 国务院医改办. 2016 年四季度医改工作进展监测报告.

189.1 亿元，共救助 5145.5 万人次（表 5）。

表 5　大病保险和医疗救助开展情况

项　目	2016 年
大病保险统筹覆盖地市数（个）	
省级统筹	80
地市统筹	237
本年度城乡居民医保大病补助人次数（万人次）	937.9
其中：补助贫困人口人次数（万人次）	153.5
实施疾病应急救助制度的地市数（个）	337
本期疾病应急救助基金筹资总额（亿元）	15.5
基金支付（亿元）	4.8
救助人次数（万人次）*	14.1
本期政府医疗救助支出（亿元）	189.1
本期政府医疗救助人次数（万人次）	5145.5

数据来源：国务院医改办医改工作进展监测报告；* 数据截至 2016 年 9 月底。

<h2 align="center">第六节　强化制度衔接，实施精准扶贫</h2>

党的十八大以来，以习近平总书记为核心的党中央以高度的政治感、使命感和责任感，把扶贫开发工作提升到治国理政的新高度，作为巩固党的执政基础，巩固中国特色社会主义制度的重要工作来认识和把握，从"四个全面"战略布局出发，推进实施精准扶贫方略，为全面建成小康社会奠定坚实基础。2016 年 3 月，中央召开扶贫开发工作会议，将实施健康扶贫工程列为打赢脱贫攻坚战的七大行动之一，要求着力保障农村贫困人口享有基本医疗卫生服务，努力防止因病致贫返贫。

全国 7000 多万贫困人口中因病致贫占 42%[38]，加强基本医保、大病保险、医疗救助、疾病应急救助、商业健康保险及慈善救助等制度间的衔接，发挥保障合力，有利于减轻贫困大病患者的医疗支出负担。

一是对建档立卡贫困人口实行"两提高、两降低"倾斜政策，即提高新农合门诊报销水平，政策范围内住院费用报销比例提高 5 个百分点以上，降低病残儿童、重度残疾人以及大病保险报销起付线，降低农村贫困人口大病费用个人实际支出，切实减轻贫困家庭经济负担。**二是**选择经济负担重、社会影响大、治疗效果确切、诊疗路径清晰的 9 种大病实行单病种付费，控制费用总额，降低大病患者实际自付费用。**三是**实行县域内农村贫困人口先诊疗后付费结算机制。**四是**实现大病保险全覆盖，让更多大病患者减轻负担。完善大病保险政策，对包括建档立卡贫困人口、五保供养对象和低保对象等在内的城乡贫困人口实行倾斜性补偿政策。[39] **五是**中央财政安排城乡医疗救助补助资金 160 亿元[40]。全面开展重特大疾病医疗救助，积极引导社会力量参与医疗救助。

第七节　商业健康保险快速发展

2016 年，保险业大力发展健康保险，积极参与医疗保障体系建设，服务医药卫生体制改革，取得积极成效。

（一）丰富商业健康保险产品

商业保险公司开发了灵活多样的健康保险产品，包括重大疾病保险、

---

[38] 保监会 2017 年 2 月 22 日在国务院新闻发布会上的介绍.

[39] 国家卫生计生委部署实施健康扶贫工程.

[40] 国务院总理李克强 2016 年政府工作的报告.

长期护理保险、失能收入损失保险、计划生育家庭保险等，弥补了基本医保保障范围和保障水平的不足。同时，探索商业健康保险与健康管理相结合的有效形式，开发与健康管理服务相关的健康保险产品，加强健康风险评估和干预，提供预防性保健服务，有利于从源头上减少疾病发生，提高参保人健康水平，更好地满足人民群众多样化、多层次的健康保障需求。同时，保监会积极推进税优健康保险试点工作，制定了保险公司经营税收优惠健康保险的准入条件和产品监管要求。经营健康保险税收优惠有利于推进商业医疗保险机构提供更多健康保险服务。2016 年，保监会先后公布了 23 家经营健康险税收优惠业务的公司名单，审批通过了 15 家公司共 29 款产品，指导保险业在全国 31 个试点地区开展税优健康险政策试点，税优健康保险保单数 54370 个，累计实收保费 9222 万元。

（二）商业健康保险取得积极成效

一是商业健康发展较快，在一定程度上满足了人民群众多样化、多层次的健康保障需求。2016 年，健康险保费收入 4042.5 亿元，同比增长 67.71%，有 100 多家保险公司开展了商业健康保险业务，开发了涵盖疾病险、医疗险、护理险和失能收入损失险四大类、超过 4000 个健康保险产品，为人民群众提供多样化、个性化的健康保障选择。同时引入健康管理，从简单的费用报销和经济补偿，向病前、病中、病后的综合性健康保障管理方向发展，提高参保人健康水平，减少发病率。

二是城乡居民大病保险全面推开，"因病致贫""因病返贫"问题有所缓解。截至 2016 底，共有 17 家保险公司在全国 31 个省（区、市）开展了大病保险，覆盖城乡居民约 10 亿人，保费收入 333 亿元，赔付支出 300.9 亿元。各地大病患者医疗费用的实际报销水平普遍提高了 10~15 个百分点，全国最高赔付达 111.6 万元，切实减轻了老百姓的经济负担，城乡居民"因大病致贫""因大病返贫"问题得到有效缓解，尤其是对困难家庭堪称雪中送炭，这对于兜实社会保障底线、安定民心发挥了积极作用。

　　三是医保经办服务有序推进，提升医保运行效率和服务质量。保险公司借助自身在精算技术、专业服务和风险管理等方面的优势，主动承担社会责任，接受政府委托，积极稳妥参与各类医疗保障经办管理，取得了一定成效，涌现出了江阴、新乡、洛阳、郑州、平谷等典型。2016 年，保险业新增受托管理医保基金 169.89 亿元，商业保险保费收入 215.49 亿元。保险业参与医保经办，减轻了政府负担，降低了运行成本，方便了参保群众，放大了医保基金保障效应，为医保经办探索出了一条新路径。

第五章　药品供应保障机制进一步建立健全

第一节　公立医院药品集中采购深入推进

推进公立医院药品集中招标采购，在综合医改试点省推行药品购销"两票制"（生产企业到流通企业开一次发票，流通企业到医疗机构开一次发票），有利于优化药品购销秩序，压缩流通环节，降低虚高价格，对更大限度让利于患者、减轻人民群众用药负担具有重要意义。

习近平总书记主持召开的中央全面深化改革领导小组第三十一次会议审议通过《关于进一步改革完善药品生产流通使用政策的若干意见》[41]，强调要完善药品、耗材、医疗器械采购机制，推行药品购销"两票制"改革。国务院办公厅发布《关于印发深化医药卫生体制改革 2016 年重点工作任务的通知》（国办发〔2016〕26 号）[42]，要求全面推进公立医院药品集中采购，综合医改试点省份在全省范围内推行"两票制"，积极鼓励公立医院综合改革试点城市推行"两票制"。为改革完善公立医院药品和高值医用

---

[41] 新华社. 习近平主持召开中央全面深化改革领导小组第三十一次会议 [EB/OL]. http://www.gov.cn/xinwen/2016-12/30/content_5155048.htm.

[42] 国务院办公厅. 关于印发深化医药卫生体制改革 2016 年重点工作任务的通知（国办发〔2016〕26 号）[EB/OL]. http://www.gov.cn/zhengce/content/2016-04/26/content_5068131.htm.

耗材集中采购办法，2016 年 12 月，国家卫生计生委等 7 部委印发了《关于在公立医疗机构药品采购中推行"两票制"的实施意见（试行）的通知》（国医改办发〔2016〕4 号）[43]，在公立医院改革试点城市和综合医改试点省推行从生产到流通和从流通到医疗机构各开一次发票的"两票制"，使中间环节加价透明化，并对药品购销票据管理和政策落实监督检查提出具体要求。

各省不断完善药品、耗材等集中招标采购办法，有序推进药品购销"两票制"改革。截至 2016 年，31 个省份针对妇儿专科非专利药品、急（抢）救药品、常用低价药品等全部启动直接挂网采购，19 个省份完成了双信封公开招标，平均降价幅度 15% 左右，28 个省份对全部或部分高值医用耗材实行了阳光采购[44]。2016 年医改监测报告显示，通过省级药品集中采购平台集中采购药品的公立医院数达 11255 家，通过省级药品集中采购平台采购高值医用耗材的公立医院数达 7449 家[45]。截至 2016 年地，已有重庆、陕西、安徽、湖南、广东、宁夏、吉林、四川、河北、青海、福建等省份出台了"两票制"实施办法。

第二节　药品价格改革取得初步成效

积极推进国家药品价格改革，逐步增加国家药品价格谈判药品数量，

［43］新华社. 习近平主持召开中央全面深化改革领导小组第三十一次会议［EB/OL］. http://www.gov.cn/xinwen/2016-12/30/content_5155048.htm.

［44］国家卫生计生委体制改革司. 国务院深化医药卫生体制改革领导小组简报（第 193 期）深化医药卫生体制改革 2016 年工作总结［EB/OL］. http://www.nhfpc.gov.cn/tigs/ygjb/201703/ddb499a47be24ffda35a3b93c393a154.shtml.

［45］国务院医改办. 2016 年四季度医改工作进展监测报告.

合理降低专利药品和独家生产药品价格。对专利药品、独家生产药品，建立公开透明、多方参与的药品价格谈判机制，着力解决专利药价格贵问题，是深化医药卫生体制改革、推进公立医院药品集中采购、降低广大患者用药负担的重要举措。2016 年 5 月 17 日，国家卫生计生委办公厅发布《国家卫生计生委办公厅关于公布国家药品价格谈判结果的通知》（国卫办药政函〔2016〕515 号）[46]，公布首批国家药品价格谈判结果，其中慢性乙肝一线治疗药物替诺福韦酯、非小细胞肺癌靶向治疗药物埃克替尼和吉非替尼 3 个专利药品价格谈判平均降幅 50% 以上，与周边国家（地区）趋同[47]，并已在 29 个省份挂网采购，军队医疗机构执行国家谈判结果[48]。

为做好国家谈判药品集中采购工作，进一步健全药品价格谈判机制，惠及广大患者，国家卫生和计划生育委员会等 7 部门于 2016 年 4 月联合印发《关于做好国家谈判药品集中采购的通知》（国卫药政发〔2016〕19 号）[49]，要求各地及时将谈判结果在省级药品集中采购平台上公开挂网，医疗机构按谈判价格直接网上采购，要完善医保支付范围管理办法，做好国家药品谈判试点与医保支付政策衔接，切实增强人民群众的认同感、获得感。截止到 2016 年 11 月 29 日，云南、海南、广西、辽宁、江西、贵州、黑龙江、江苏、陕西、山西、安徽、北京、四川、新疆、甘肃、吉林、河

［46］国家卫生计生委. 国家卫生计生委办公厅关于公布国家药品价格谈判结果的通知［EB/OL］. http://www.nhfpc.gov.cn/yaozs/s7655/201605/58c5bc1ed0f14c75b8f15f1c149b35f4.shtml.

［47］国家卫生计生委. 国家药品价格谈判取得重要进展和成果［EB/OL］. http://www.nhfpc.gov.cn/yaozs/s3578/201605/168187d0028a44e0bbfb0be35d2d8c33.shtml.

［48］李斌主任在 2016 年全国卫生工作会议的讲话.

［49］国家卫生计生委. 关于做好国家谈判药品集中采购的通知［EB/OL］. http://www.nhfpc.gov.cn/yaozs/s3577/201605/15fb339b6b854b8981dee3306d76ce27.shtml.

南、浙江、福建、内蒙古、青海 21 个省份已将谈判药品纳入各类医保合规费用范围[50]。

第三节　药品供应保障能力日益增强

短缺药品、低价药品和儿童用药的供应保障得以加强，逐步建立常态化短缺药品储备制度。在甲巯咪唑等第一批 4 个定点生产品种的基础上，2016 年又新增 3 个短缺药品定点生产品种[51]。2016 年 4 月 29 日，国家卫生计生委药具管理中心受"定点生产协调机制"（工业和信息化部、国家卫生计生委、国家发展改革委、食品药品监管总局）委托，负责对临床必需、用量小、市场供应短缺药品进行定点生产企业招标工作[52]。其中，硫酸鱼精蛋白注射液已恢复市场供应。2016 年 5 月 31 日，在工业和信息化部、国家卫生计生委、食品药品监管总局等部门密切协调配合下，国内两家企业陆续恢复生产硫酸鱼精蛋白注射液（以下简称鱼精蛋白）[53]。2016 年 12 月，工业和信息化部、国家卫生计生委、国家发展改革委、食品药品监管

---

［50］国家药品供应保障综合管理信息平台. 各地将谈判药品纳入各类医保合规费用范围的进展情况　［EB/OL］. http：//cdsip. nhfpc. gov. cn/work/show4864. html.

［51］国家卫生计生委体制改革司. 国务院深化医药卫生体制改革领导小组简报（第 193 期）深化医药卫生体制改革 2016 年工作总结［EB/OL］. http://www. nhfpc. gov. cn/tigs/ygjb/201703/ddb499a47be24ffda35a3b93c393a154. shtml.

［52］国家卫生计生委. 2016 年临床必需、用量小、市场供应短缺药品定点生产企业招标公告［EB/OL］. http://www. nhfpc. gov. cn/yaozs/s7653/201604/2680a3228bc5478f895d080cbf7b49d9. shtml.

［53］国家卫生计生委. 硫酸鱼精蛋白注射液已恢复市场供应［EB/OL］. http://www. nhfpc. gov. cn/yaozs/s3582/201605/66da2a3414b04652989424e0ebb81c4f. shtml.

总局 4 部门联合印发了《关于 2016 年临床必需、用量小、市场供应短缺药品定点生产试点有关事项的通知》（国卫药政函〔2016〕365 号），提出目前已完成地高辛口服溶液、复方磺胺甲噁唑注射液和注射用对氨基水杨酸钠新增的 3 个临床需求量小、供应不稳定的药品品种定点生产企业招标工作[54]，市场反响良好。

为进一步做好保障儿童用药工作，促进儿童适宜品种、剂型、规格的研发创制和申报审评，满足儿科临床用药需求，2016 年 5 月 31 日，国家卫生计生委、工业和信息化部、食品药品监管总局发布了《关于印发首批鼓励研发申报儿童药品清单的通知》（国卫办药政函〔2016〕573 号）[55]，主要包括 32 种首批鼓励研发申报儿童药品，在一定程度上推动了儿童用药供应。同时，进一步畅通儿童、老年人特殊人群用药及罕见病用药、临床急需药品的审评审批绿色通道，加快了注册审评进度[56]。

建立健全短缺药品监测预警和分级应对体系，为及时准确掌握药品供应信息，解决临床用药短缺问题提供技术保障。按照《国务院办公厅关于完善公立医院药品集中采购工作的指导意见》（国办发〔2015〕7 号）要求，国家卫生计生委办公厅于 2016 年 4 月 15 日下发了《国家卫生计生委办公厅关于建立短缺药品监测报告制度试点的通知》（国卫办药政函〔2016〕384 号），要求以省（区、市）为单位确定短缺药品监测点，依托省级药品集中采购平台开展短缺药品监测预警，并要求自 2016 年 6 月起，各省（区、

---

[54] 国家卫生计生委. 关于 2016 年临床必需、用量小、市场供应短缺药品定点生产试点有关事项的通知（国卫药政函〔2016〕365 号）[EB/OL]. http://www. nhfpc. gov. cn/yaozs/s3581/201612/c97305d5ab2345028451bb540f6b76d2. shtml.

[55] 国家卫生计生委. 关于印发首批鼓励研发申报儿童药品清单的通知（国卫办药政函〔2016〕573 号）[EB/OL]. http://www. nhfpc. gov. cn/yaozs/s3581/201605/b0ea217312314c5098d905094f7e67ee. shtml.

[56] 王贺胜在医改培训班上的讲话.

市）在每月 5 日前汇总审核上月监测点报送信息及平台监测的药品短缺信息，上传国家药管平台，没有药品短缺实行零报告[57]。

第四节 仿制药质量和疗效一致性评价全面开展

开展仿制药一致性评价是《国家药品安全"十二五"规划》提出的重要任务，是国家食品药品监督管理总局自成立以来为保证群众用药安全有效所采取的一项重大举措，对医药产业健康发展产生深远影响。

自 2015 年 8 月，国务院启动药品医疗器械审评审批制度改革以来，推进仿制药质量和疗效一致性评价一直是改革的重点任务之一。2016 年 3 月 5 日，国务院办公厅印发《关于开展仿制药质量和疗效一致性评价的意见》[58]（国办发〔2016〕8 号），标志着我国已上市仿制药质量和疗效一致性评价工作全面展开。随后，国家食品药品监督管理总局出台《关于发布仿制药质量和疗效一致性评价参比制剂备案与推荐程序的公告》（2016 年第 99 号）、《关于发布仿制药质量和疗效一致性评价工作程序的公告》（2016 年第 105 号）等一系列文件。5 月 26 日，国家食品药品监管总局又发布了《关于落实〈国务院办公厅关于开展仿制药质量和疗效一致性评价的意见〉的公告》（2016 年第 106 号），对仿制药一致性评价工作进行了部署。上述意见、公告明确了评价对象和时限以及参比制剂遴选原则，要求落实企业

---

[57] 国家卫生计生委. 国家卫生计生委统计信息中心在京召开短缺药品监测数据讨论会［EB/OL］. http://www. moh. gov. cn/mohwsbwstjxxzx/ywxx/201607/340075c836a54f61903a725e06b9ec8c. shtml.

[58] 国务院办公厅. 国务院办公厅关于开展仿制药质量和疗效一致性评价的意见. 国办发〔2016〕8 号［EB/OL］. http://www. gov. cn/gongbao/2016-03/20/content_5054719. htm.

主体责任，加强对一致性评价工作的管理，同时也鼓励企业参与一致性评价。意见对规范仿制药研发以及提高仿制药质量做出了明确的指导，要求在 2018 年底前完成对 2007 年 10 月 1 日前批准上市的化学药品仿制药口服固体制剂的一致性评价。开展仿制药一致性评价有利于提高药品的有效性；有利于降低百姓用药支出，节约医疗费用；有利于提升医药行业发展质量，进一步推动医药产业国际化；有利于推进供给侧结构性改革。截至 2016 年底，国家食品药品监督管理总局仿制药一致性评价办公室已经接到参比制剂备案申请 4000 多件，备案品种 700 多个。

第五节　上市许可持有人制度试点改革取得重要进展

实行药品上市许可持有人制度试点，药品审评审批制度改革取得重要进展。2016 年 6 月，为了有效推进药品研发机构和科研人员积极创制新药，推进产业结构调整和资源优化配置，提高产业集中度，避免重复投资和建设，鼓励药品创新、提升药品质量，国务院办公厅印发《药品上市许可持有人制度试点方案》（国办发〔2016〕41 号），对开展药品上市许可持有人制度试点工作作出部署，并根据《全国人民代表大会常务委员会关于授权国务院在部分地方开展药品上市许可持有人制度试点和有关问题的决定》，在北京、天津、河北、上海、江苏、浙江、福建、山东、广东、四川等 10 省（市）开展试点工作。2016 年 7 月，为确保试点工作稳妥有序推进，食品药品监管总局印发《关于做好药品上市许可持有人制度试点有关工作的通知》（食药监药化管〔2016〕86 号）。

各试点地区有序推进药品上市许可持有人制度试点。**北京市**自 2016 年 1 月，为促进中关村食品药品产业发展，率先开展药品上市持有人制度试点工作，并于 2016 年 7 月底，印发《北京市开展药品上市许可持有人制度试点工作实施方案》，全面推行药品上市许可持有人制度试点工作，将遴选具有代表性和影响力的创新药物品种纳入本市药品注册快速审查范围，开通绿色通道，给予重点培育、先期指导和全程跟踪服务，促进更多医药创新成果在京转化落地，推动医药产业向高精尖经济结构迈进。2016 年 8 月初，**上海市**食药监局宣布试点工作实施方案落地，药品上市许可和生产许可正式"双分开"，目前已有十余家企业开始了前期准备并积极申请试点。2016年 8 月底，**山东省**食品药品监督管理局印发《关于开展药品上市许可持有人制度试点工作的通知》，强化政策措施和程序要求，稳妥推进试点工作。2016 年 8 月，**四川省**食药监局向成都高新区、成都温江区、泸州医药产业园、眉山经济开发区、岳池医药产业园共 5 个四川省药品上市许可持有人制度试点工作示范区授牌，允许药品上市许可持有人自行生产药品，或者委托其他生产企业生产药品。2016 年 8 月，**广东省**食品药品监督管理局印发《药品上市许可持有人制度试点工作实施方案》（粤食药监局注〔2016〕139号），并成立"药品上市许可持有人制度实施领导小组"，负责试点工作的领导、组织和协调，扎实推进药品上市许可持有人制度试点，鼓励创新药物研制，优化医药产业资源配置，加强上市许可药品的监督管理，为进一步改革完善药品注册管理制度提供实践经验。2016 年 9 月，**天津市**市场监管委印发《关于天津市开展药品上市许可持有人制度试点工作实施方案的通知》（津市场监管药注〔2016〕24 号），鼓励创新研发，加快药物研发成果转化，加快临床急需新药上市，对接国际通行规则，强化药品上市许可人主体责任，采取配套监管措施，加强事中事后监管，积极稳妥有序推进试点工作，满足临床用药需求。2016 年 9 月，**江苏省**食药监局出台《江苏省药品上市许可持有人制度试点实施方案》，按照坚持依法行政、强化风险防控、鼓励产品和技术创新、引导产能集聚发展的原则，有序开展药品上市许可持有人制度试点工作，争取在试点期内有一批药品申请注册。2016年 9 月，**浙江省**食品药品监督管理局印发《关于开展药品上市许可持有人制度试点工作的通知》，推进药品上市许可持有人制度试点工作，将新批准上市的新药、按新标准审评审批的仿制药，以及已批准上市的部分药品纳入本省药品上市许可持有人制度试点范围，开辟绿色通道，给予重点培育、全程跟踪服务，加快药品注册申请审核、研制现场核查、生产现场检查及注册检验进程，促进更多好品种、好技术、好人才落户浙江，推动该省医药产业创新发展和转型升级。2016 年 11 月，**福建省**局出台了《福建省开展药品上市许可持有人制度试点工作实施方案》，从总体思路和目标、试点内容、义务与责任、监督管理、保障措施五大方面对福建省试点工作作了全面部署，并率先在厦门生物医药港、福州、三明医药产业集中区和柘荣海西药城开展持有人试点探索，建立委托生产加工的技术平台，逐步实现专业分工精细、优势产能集聚的格局。2016 年 12 月，抗肿瘤原料药吉非替尼经总局批准取得持有人文号，成为我国首个药品上市许可持有人制度试点品种。

第六节　基本药物制度不断完善

巩固完善基本药物制度是实现 2020 年人人享有基本医疗卫生服务目标的重要基础，对促进药品可及、药品质量提高与合理用药具有重要意义。国务院办公厅于 2016 年 4 月发布《关于印发深化医药卫生体制改革 2016 年重点工作任务的通知》[59]，对巩固基本药物制度提出了明确要求。研究基本药物目录、生产、标识、价格、配送、配备使用等方面实行政策统一的工作，鼓励地方先行开展探索。研究儿童基本用药适宜剂型、规格，加强基本药物临床应用和处方集培训，加大对贫困地区药事服务帮扶力度。推进仿制药质量和疗效一致性评价，做好基本药物全品种抽验工作。继续加强

---

[59] 国务院办公厅. 关于印发深化医药卫生体制改革 2016 年重点工作任务的通知（国办发〔2016〕26 号）［EB/OL］. http://www.gov.cn/zhengce/content/2016-04/26/content_5068131.htm.

对国家基本药物品种的不良反应监测，及时向社会发布药品安全性信息。开展专项检查、飞行检查等多种形式的监督检查，对基本药物生产、经营过程中存在的违法违规行为，予以立案查处。增加艾滋病等特殊药物免费供给。推进保障老年人基本用药工作。随着医改纵深发展，目前我国在所有政府办基层医疗卫生机构实施基本药物制度，完善基本药物目录，现有品种520种，有力保证了基本药物的公平可及[60]，基于山东、湖北、四川等省的监测数据显示，基本药物政策使得药品价格得到较好控制，合理用药水平提高，中成药和民族药能更多地被收录到基药目录，使用范围进一步扩大，药品不良反应监测覆盖范围越来越广，药品不良监测网络不断完善[61]，仿制药质量和疗效一致性评价得到提升，特殊人群基本用药保障不断加强，药物临床综合评价体系建设逐步推进[62]。

［60］王贺胜在医改培训班上的讲话.

［61］张新平，蔡菲，赵圣文等. 我国药品供应保障制度的现状、问题及对策［J］. 中国医院管理，2016，36（11）：11-13.

［62］国家卫生和计划生育委员会. 药政司召开药品耗材供应保障工作座谈会［EB/OL］. http://www.nhfpc.gov.cn/yaozs/s7652/201612/b03fb92d32dd4780867a9dabc-0bb3551.shtml.

第六章　其他改革统筹推进

第一节　建立健全综合监管体系

2015 年 12 月，国家卫生计生委、中央编办、财政部、人力资源社会保障部、国家公务员局、国家中医药管理局等 6 部门联合发布《关于进一步加强卫生计生综合监督行政执法工作的意见》（国卫监督发〔2015〕91号），要求整合卫生计生行政执法资源，强化卫生计生综合监管职能，完善和健全综合监督行政执法体系，推进卫生计生综合执法，确保卫生计生法律法规的有效落实。目前，国家卫生计生委正在加快制定加强卫生计生综合监管的指导性文件。

建立健全医疗卫生综合监管体系是深化医改的重要内容，是卫生计生监督工作的重中之重。新一轮医改启动以来，特别是党的十八大以来，各地认真贯彻落实党中央国务院决策部署，强化综合监管职能，依法行政力度不断加大，监督执法工作成效显著，行业监管能力不断增强，依法执业行为更加规范，综合监管体系的建立取得阶段性进展。

（一）整合卫生计生监督行政执法资源，明确监督职责

将卫生、计生现有行政执法机构和职责进行整合，明确行政执法工作任务。整合后的卫生计生综合监督行政执法机构负责监督检查卫生计生法律法规的落实情况，依法开展公共场所卫生、饮用水卫生、学校卫生、医

疗卫生、职业卫生、放射卫生、传染病防治、计划生育和中医服务等综合监督行政执法工作，查处违法行为。2015 年，全国共有 2986 个卫生监督所（中心）[63]。2016 年加快建立卫生计生综合监督机构，促进卫生监督机构与计生法制机构整合。

（二）强化卫生计生监督行政执法队伍建设，提升执法能力

整合现有卫生计生综合监督行政执法力量，综合考虑辖区人口、工作量、服务范围和经济水平等因素，合理配置编制，充实执法队伍。截至2016 年底，全国共有卫生监督员 65077 人。实行卫生计生监督员资格管理、持证上岗等制度。明确监督员管理与职级晋升机制，积极探索推行卫生计生监督员职位分级管理制度。2016 年，江西按照国家公务员分类管理的统一部署和要求，在全省范围内逐步推行卫生计生监督员职位分级管理制度；重庆在全市范围内全面实施卫生计生监督员职位分级管理制度，明确要做好卫生计生监督员职级评聘工作，构建奖惩并重的竞争激励机制，畅通卫生计生监督员晋升途径，充分调动监督执法机构及人员的工作积极性、创造性。

2016 年，国家卫生计生委综合监督局和卫生监督中心按照整体规划、分步实施、逐步完善的原则，加强卫生计生监督网络培训平台建设和人员培训工作。同时，开展各专业的省级首席监督员候选人培训、全国卫生计生监督骨干培训、全国市县计生监督工作师资培训等现场培训，切实提高卫生计生监督人员的综合素质和执法办案能力。

（三）健全卫生计生相关法律法规，推动行业依法治理

积极推动立法和规范性文件制定工作，完善标准体系，为解决医疗卫

---

［63］国家卫生和计划生育委员会. 2016 年中国卫生和计划生育统计年鉴［M］. 2016.

生重点领域、薄弱环节、热点问题提供了监管依据。2016 年，国家卫生计生委先后印发了《餐具、饮具集中消毒服务单位卫生监督工作规范》《无证行医查处工作规范》《计划生育监督工作指南（试行）》等规范性文件，并对《血液安全监督工作规范（征求意见稿）》公开征求意见。为更好地贯彻落实卫生计生法律法规，2014 年，国家卫生计生委制定《卫生计生重要法律法规监督检查工作规划（2014~2017 年）》（国卫监督发〔2014〕20 号），要求对以国家卫生计生委职责为主要内容的、重要的卫生计生法律，行政法规和涉及的部门规章的落实情况进行监督检查，研究存在的问题，提出改进工作的建议，督促有关单位落实法律、行政法规要求。到 2017 年完成对 7 部卫生计生法律、17 部行政法规实施情况的监督检查。根据计划，目前已完成《职业医师法》《母婴保健法》《献血法》《精神卫生法》《人口与计划生育法》《职业病防治法》等相关法律及行政法规的监督检查工作，并对 2017 年《传染病防治法》等法律法规的监督检查工作进行了部署。

（四）建立健全卫生计生监督管理制度，规范执法行为

实行卫生技术行政执法公示制度，保证卫生计生行政执法的公开和公正。推行卫生计生领域行政裁量权基准制度，科学制定行政裁量标准，细化、量化自由裁量权的行使范围、种类、幅度，规范自由裁量权的行使。山东、安徽、河北、四川等结合本省实际，分别制定完善了卫生计生行政处罚裁量基准系列制度，严格执行行政裁量权基准，避免了行政执法的随意性，规范了行政执法行为。2016 年 2 月，国家卫生计生委办公厅印发《关于建立卫生计生监督执法全过程记录制度的通知》（国卫办监督发〔2016〕3 号），要求建立健全综合监督行政执法全过程记录制度，包括具体工作制度、执法文书、信息系统、手持执法终端、视频监控设施、执法记录仪等方面内容，充分体现利用技术化手段对立案、调查取证、决定、执行等行政执法活动全过程的跟踪记录，有效固定保存证据，实现执法环

节全程可追溯。确定深圳市、青岛市、江苏省苏州市、北京市朝阳区和上海市嘉定区的监督执法机构作为执法全过程记录试点单位，积累了有益经验。

（五）创新卫生计生监督管理模式，提高执法效率

2015年10月，按照《国务院办公厅关于推广随机抽查规范事中事后监管的通知》（国办发〔2015〕58号）精神，国家卫生计生委办公厅印发《随机抽查规范事中事后监管的实施方案》（国卫办监督发〔2015〕52号），在卫生计生综合监督领域推广随机抽查机制、规范事中事后监管，并选取辽宁、上海、河南、云南4个省份作为2016年实施"双随机"工作试点省份，在国家重点监督抽样检查工作中推广"双随机"抽查机制。北京、陕西等地也积极开展"双随机、一公开"工作，在抽查事项清单、检查标准、抽查比例和频次、运行机制等方面为2017年在全国开展"双随机"抽查工作奠定了基础。

另外，地方在利用"互联网+"推动监管模式创新方面也进行了积极探索。上海促进医疗机构传染病防治监督与"互联网+"不断融合，使医疗机构传染病防治部分关键环节实现全生命周期的无缝链接，提升医疗机构监管效能。辽宁省建立了全省卫生计生监督信息平台，利用信息化的"网聚能力"，融合手持执法终端现场执法、卫生计生监督地理信息系统和执法记录仪"三位一体"的互联互通模式，在推动监督体系建设、优化执法流程、规范执法行为、提高执法效率、便捷服务百姓、提升管理水平和服务质量等方面取得初步成效。

（六）落实卫生计生专项监督检查工作，提高执法力度

以问题为导向，围绕社会热点问题、投诉举报较多的问题和日常监管中发现的突出问题，组织开展专项整治工作，提高执法力度，促进日常监管，维护人民群众的健康权益。

1. **预防接种专项监督检查工作。** 2016 年 4 月 23 日，国务院公布《关于修改〈疫苗流通和预防接种管理条例〉的决定》（国务院第 668 号令），要求完善第二类疫苗的销售渠道、冷链储存、运输等流通环节法律制度，建立疫苗全程追溯法律制度，加大处罚及问责力度，坚决保障接种安全。为贯彻落实国务院决定，进一步加大预防接种监督执法工作力度，2016 年 7 月 15 日，国家卫生计生委印发《进一步加强预防接种监督工作的通知》（国卫办监督发〔2016〕32 号），对《传染病防治卫生监督工作规范》（国卫监督发〔2014〕44 号）中部分内容进行调整，要求在监督检查疾病预防控制机构、接种单位预防接种时，增加对接种单位接收疫苗时索要的疫苗储存、运输全过程的温度监测记录的核查；增加对实施预防接种的医疗卫生人员填写的接种记录的完整性和保存期限的核查；增加对疾病预防控制机构接收疫苗时的储存记录和保存期限，以及索要的疫苗储存、运输全过程的温度监测记录的核查。针对《疫苗流通和预防接种管理条例》的修改实施，国家卫生计生委自 2016 年 7～10 月在全国范围内开展了预防接种专项检查和督查工作。

2. **整治"号贩子"和"网络医托"。** 为着力解决"号贩子"和"网络医托"等社会高度关注、人民群众反映强烈的问题，维护公平就医秩序，2016 年 4 月 21 日，国家卫生计生委等 8 部门成立全国集中整治"号贩子"和"网络医托"工作协调办公室，并联合制定了《集中整治"号贩子"和"网络医托"专项行动方案》。各级卫生计生部门与综治办、网信办、通信管理局、公安厅（局）、工商行政管理局（市场监督管理部门）、中医药局形成监管合力，通过严防严打、完善制度、标本兼治、引导宣传等分阶段对"号贩子"和"网络医托"进行整治，并将专项行动中一些好的工作机制固化成为长效监管机制，建立"号贩子"黑名单，纳入社会信用体系，有效维护诊疗秩序。

3. **医疗机构依法执业专项监督检查工作。** 针对媒体曝光的多起医疗机构和医务人员的违法违规执业行为，为进一步加强医疗行业监管，整顿和规范医疗机构执业行为，2016 年 8 月至 2017 年 7 月间，国家卫生计生委在全国开展医疗机构依法执业专项监督检查工作。针对近年日常监督检查中发现存在的安全隐患，四川省卫生计生委于 2016 年对 12 家单采血浆站依法执业情况和质量管理工作情况开展了专项检查，拓展了单采血浆站监督检查内涵和深度，进一步促进单采血浆站依法执业和管理能力的提升，打击了违法采供血浆行为，保障了供血浆者健康和血液制品安全，达到以检查促规范、促进行业健康发展的目的。

第二节　加强卫生人才队伍建设

2016 年，我国卫生人才队伍建设进一步加强。卫生人才总量增加，卫生人才结构和分布进一步优化，人才管理的制度机制不断创新，人才协调发展的政策持续优化。

（一）卫生人才总量增加，卫生人才结构和分布进一步优化

截至 2015 年底，全国卫生计生人才总量达到 1069.4 万人，比上一年度增加 46 万人。其中，卫生技术人员达到 800.8 万人，每千人口执业（助理）医师 2.21 人、注册护士 2.36 人。

1. **基层医疗卫生人才队伍进一步发展。**全国基层医疗卫生机构共有卫生人员 360.3 万人，比上年增加了 2.7 万人。其中，执业（助理）医师 110.2 万人，比上年增加 3.8 万人；注册护士 64.7 万人，比上年增加 4.3 万人。按机构统计，社区卫生机构 50.5 万人，比上年增加 1.6 万人；乡镇和街道卫生院 128.7 万人，比上年增加 3.0 万人。

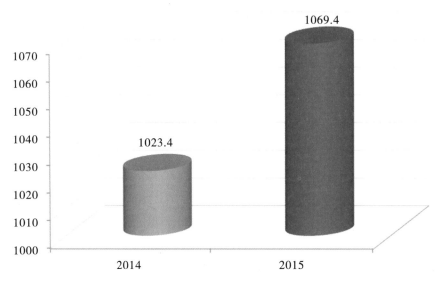

图 16 2014～2015 年卫生计生人才总量（万人）

（数据来源：2015、2016 年中国卫生和计划生育统计年鉴。）

表 6 基层医疗卫生机构人员构成（万人）

项 目	2014 年	2015 年	增 量
基层医疗机构人员	357.6	360.3	2.7
其中：执业（助理）医师	106.4	110.2	3.8
注册护士	60.4	64.7	4.3

数据来源：2015、2016 年中国卫生和计划生育统计年鉴。

2. 全科医生队伍建设得到加强，基层全科医生配备比例提高。继续开展全科医生转岗培训、全科方向的住院医师规范化培训，投入中央专项资金新招录 5580 名免费医学生。全国共有全科医生 18.9 万人，比上年增加 1.6 万人，每万人口全科医生数达到 1.37 人。其中，社区卫生服务机构全科医生占执业（助理）医师的比例达到 40.3%，每个社区卫生服务机构的全科医生数达到 2.14 人，每个乡镇卫生院拥有全科医生 2.19 人。

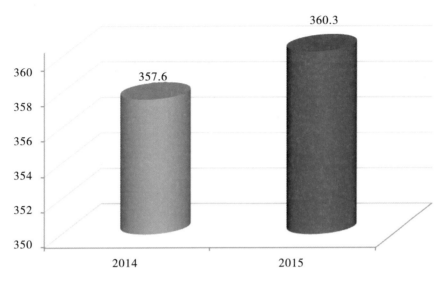

图 17　2014～2015 年基层医疗卫生机构人员数（万人）

（数据来源：2015、2016 年中国卫生和计划生育统计年鉴。）

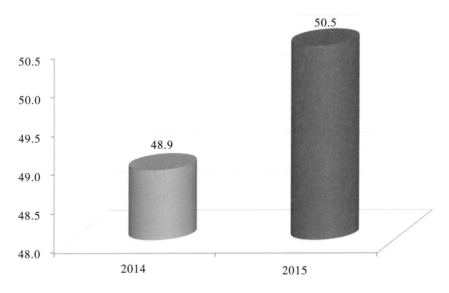

图 18　2014～2015 年社区卫生机构人员数（万人）

（数据来源：2015、2016 年中国卫生和计划生育统计年鉴。）

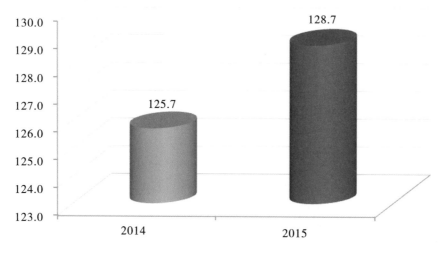

图 19 2014~2015 年卫生院人员数（万人）

（数据来源：2015、2016 年中国卫生和计划生育统计年鉴。）

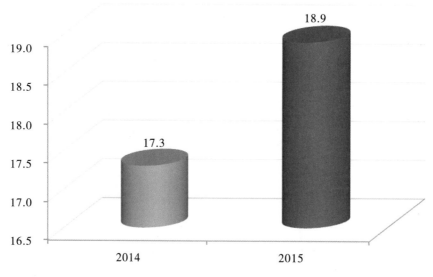

图 20 2014~2015 年全科医生数（万人）

（数据来源：2015、2016 年中国卫生和计划生育统计年鉴。）

3. **进一步加强村级卫生人才队伍建设**。国务院办公厅发布《关于进一步加强乡村医生队伍建设的实施意见》（国办发〔2015〕13号），设立乡村全科执业助理医师资格考试，加大对乡村医生的补助力度。

4. **加强专业公共卫生队伍建设**。印发《疾病预防控制中心岗位设置管理指导意见的通知》，推进完善疾病预防控制中心岗位管理制度。加强疾病预防控制专业技术人员、卫生计生监督骨干人员、国家免费孕前优生健康检查技术骨干人员等各类人员培训。专业公共卫生机构人员数量比上年增加4.7万人，每万人口公共卫生机构人员数达6.39人。

5. **儿科、精神科等紧缺专业人才得到加强**。通过加强院校培养、规范化培训、转岗培训以及完善使用、激励政策等举措，大力加强紧缺专业人才队伍建设。加强儿科医师转岗培训力度，完成覆盖24个省市1820名儿科医师的培训。住院医师规范化培训分别招收全科、儿科、精神科等专业8071人、3677人、800人。全国注册护士比上年增加23.7万、药师比上一年度增加1.3万。同时，在国家政策措施的引导下，各地加强区域性紧缺人才的培养和建设，部分专业人才的紧缺状况得到缓解。

6. **进一步加强高层次人才队伍建设**。实施"青年千人计划"和"万人计划"专项，支持引进海外高层次人才发展。同时，注重加强对后备力量的培养培训，加强卫生计生行业经济管理后备领军人才培养，培养一批诚实守信、业务扎实、知识全面、善于创新、精于管理的优秀人才。

7. **中医药卫生人才队伍建设进一步加强**。全国中医药人才总量比上年增加3.5万人，千人口中医执业（助理）医师数得以增加。

(二)卫生计生人才管理制度机制不断创新

1. **全面推进住院医师规范化培训，人才教育培养机制进一步完善**。全国普通高等学校和中等职业学校共招收118.00万名医学生，与上年相比增加1.18万人。制定了《住院医师规范化培训招收实施办法（试行）》和《住院医师规范化培训考核实施办法（试行）》，2016年，住院医师规范化培训招收 7.2 万余人。

2. 改革基层人员职称评审制度，人才评价使用机制进一步完善。针对基层卫生人才职称晋升中普遍反映的"重论文、轻实践"等问题，国家人社部、卫生计生委制定了《关于进一步改革完善基层卫生专业技术人员职称评审工作的指导意见》，进一步完善了评价标准。同时，部分地区基层卫生计生机构岗位设置标准也得到完善，提高了高级岗位比例，提升基层卫生计生人员职业发展空间。据初步调查，20 个省（区、市）不将英语、科研和计算机作为职称评审条件，14 个省（区、市）不将论文作为职称评审条件，社区卫生服务机构、乡镇卫生院人员高级职称评审通过率均得到提高。

3. 积极引导卫生人才向基层流动，人才流动配置机制进一步完善。2015 年，全国 10000 余名城市三级医院医务人员派驻到县医院工作，近7000 名骨干医师到对口援助医院接受培训。其中，万名医师支援农村卫生工程覆盖 955 个县医院和 592 个贫困地区的乡镇卫生院，东部 9 省 239 所医院对口支援了西部 9 省 214 所县医院。

4. 医务人员薪酬水平有所提高，人才激励保障机制进一步完善。据对全国 8000 余家医疗卫生机构的抽样调查，在岗人员年均收入 82544.3 元，较上年增加 14536.3 元。

第三节　巩固完善基本公共卫生服务均等化制度

国家基本公共卫生服务项目是发挥基层防治结合功能的重要举措，是保障城乡居民健康的第一道防线[64]。2016 年 11 月，世界卫生组织和中国国家卫生计划生育委员会联合主办第九届全球健康促进大会，重新确立了"健

---

[64] 国家卫生计生委. 李斌在全国基层卫生工作会议上的讲话.

康促进是改善健康及健康公平方面的重要内容"，并将"健康促进"作为国家所有可持续发展目标实现的关键策略[65]。2016 年 10 月，中共中央国务院印发《"健康中国 2030"规划纲要》明确指出基本公共卫生服务项目的发展目标，即：强化覆盖全民的公共卫生服务，适时调整项目经费标准，不断丰富和拓展服务内容，提高服务质量，使城乡居民享有均等化的基本公共卫生服务。2016 年国家继续深化开展基本公共卫生服务项目，在"提质扩面"的基础上，强化基本公共卫生服务项目的有效落实，以重点人群和贫困人口为重点服务对象，推进"健康管理"理念下的"防治结合"服务模式，深化项目精细化管理，有效促进了基本公共卫生服务的均等化程度、提高了服务质量。

（一）持续强化财政投入力度，公共卫生服务项目经费逐年增长

2016 年，政府财政继续加大对国家基本公共卫生服务项目的支持力度，人均基本公共卫生服务经费补助标准由 2015 年的每年 40 元提高至 45 元，基本公共卫生服务年投入超过 600 亿元[66]。2016 年新增的 5 元经费主要用于提高服务质量效率和均等化水平及开展国家基本公共卫生服务项目签约服务。同时，进一步强化资金管理，中央建立月报制度，地方按要求报告资金到位情况，并将人均经费达到 45 元作为《2016 年政府工作报告》的量化指标[63]。地方积极配套项目经费，其中，2016 年北京市、上海市和山东省人均基本公共卫生服务项目经费分别已达 86.1 元、68 元和 52 元[67]。

---

[65] 国家卫生计生委. 2030 可持续发展中的健康促进上海宣言. http://www.nhfpc. gov. cn/xcs/hyzl/201611/af0f2620a4a74e9d9e5dc90aebdcbbd6. shtml.

[66] 国家卫生计生委. 关于做好 2016 年国家基本公共卫生服务项目工作的通知（国卫基层发〔2016〕27 号）. http://www. nhfpc. gov. cn/jws/s3577/201606/f29a4659c7f-4455ca6f62f8d14eb4b02. shtml.

[67] 国家卫生计生委基层卫生司. 国家基本公共卫生服务项目经验交流会工作总结.

(二) 强化组织建设, 推进基本公共卫生服务项目的深入开展

2016 年 6 月, 国家卫生计生委成立基本公共卫生服务项目协调工作组和专家组。在国家层面上建立起工作协调机制, 承担制定政策、协调解决重大问题和制定调整方案的职责, 为项目的有效开展提供了制度保障。同时, 集合国内科研资源, 发挥公共卫生领域研究专家的智囊作用, 组建国家级基本公共卫生服务项目专家小组, 参与政策制定和实施的全过程指导, 为项目制度建设提供了技术支持。各地积极推进组织建设, 天津市在建立专家指导组的基础上, 又成立了市级基本公共卫生质控组; 江苏省组建组织管理、资金管理等共 14 个专业核心专家团队; 河北省、广东省组建起技术指导组和专家库; 河南、甘肃、宁夏、辽宁、吉林等省份也成立了项目技术指导组, 充分发挥专家对项目开展的指导和监督作用。

(三) 积极探索 "防治结合" 的健康管理服务模式, 推进项目的有效落实

随着基层签约服务的有效推进, 各地积极探索以 "健康管理" 理念为指导的 "防治结合" 服务模式。**一是**以签约服务为抓手, 以家庭医生团队为服务主体, 整合基本公共卫生服务与日常医疗服务, 根据居民多元化的卫生服务需求, 设计个性化的服务方案。地方积极将 "健康管理" 理念落实到公共卫生各项工作中, 进一步提高了项目的实施效率。**二是**将贫困人口纳入重点服务对象, 落实精准扶贫重大决策部署。吉林省下发了《吉林省脱贫攻坚卫生计生支持计划中落实患病贫困人口分类救治工作方案》(吉卫医发〔2016〕55 号), 通过医疗签约服务团队入户摸底精准扶贫对象中 "因病致贫、因病返贫" 人员的详细情况, 发放健康卡, 并纳入重点人群管理。上海市针对无业贫困精神障碍患者提供免费服药管理。广西壮族自治区也将贫困严重精神障碍患者纳入公共卫生服务重点人群, 除了实施中央补助地方严重精神障碍管理治疗项目外, 还由地方财政提供医疗、交通和生活补助等。

(四)推进项目精细化管理,绩效考核机制不断完善

2016 年,各地积极推进基本公共卫生服务项目精细化管理,逐步形成项目标准化规范制度体系,每年度制定基本公共卫生服务项目执行标准、经费核定标准、绩效考核办法和指标体系,建立基本公共卫生服务绩效考核常态机制。**一是**探索项目精细化管理路径,细化组织管理、资金管理、项目执行、服务模式、资料归档等内容,采用服务网格化管理,明确各机构职责及阶段性目标,做实做细项目工作,通过项目全程管理,增强了服务的提供质量和获得感。**二是**进一步加强绩效考核和督导。大部分地区实施第三方考核模式,客观反映基本公共卫生服务项目组织管理和执行情况;部分地区也将专业公共卫生考核数据纳入考核依据范围,促进专业公共卫生机构对基层卫生机构的指导职能的履行。同时,进一步强化考核结果的应用,各地将考核结果与机构工作经费投入与分配、单位法人考核相挂钩,并根据考核出现的问题制定项目整改措施,推进了项目的有效实施。

(五)加强项目宣传,进一步提高居民的知晓情况和感受度

2016 年,全国广泛推进基本公共卫生服务项目政策宣传,在做实服务内容的同时,提高项目的宣传力度,进一步提高了居民对项目的知晓情况和感受度。在国家层面,设计《国家基本公共卫生服务项目公益宣传片》在中央电视台公益广告循环播放,并利用多种媒体平台和形式宣传基本公共卫生服务项目内容和政策。在地方层面,各地加大政策宣传力度,**一是**部分地区安排了宣传专项资金,其中,天津市连续三年安排 100 万专项资金、重庆市自 2016 年起每年安排 136 万专项宣传经费等,为宣传工作提供了财政保障[68]。**二是**宣传方式多样化。地方将基本公共卫生服务项目政策

---

[68] 国家卫计委基层司. 国家基本公共卫生服务项目经验交流会材料.

宣传纳入健康教育指导范畴；协调地方电视台将《国家基本公共卫生服务项目公益宣传片》列入公益宣传计划；在市区县卫生计生官网开设宣传专栏，进行基本公共卫生服务项目内容公示；统一印制基本公共卫生服务项目宣传海报；利用公交车体、城市主干线路名牌灯箱、医院广告牌等投放公益广告，全面开展基本公共卫生服务项目宣传工作，立体化地展示基本公共卫生免费服务内容。**三是宣传效果逐步体现，居民知晓率逐步提高。**2016 年，天津市基本公共卫生服务项目总体知晓率达 97.42%，江西省、河北省该值分别提高至 90% 和 80%，重庆市知晓率从 2015 年的 37.61% 提高到 2016 年的 45.77%[69]。

（六）服务量稳步增加，居民受益水平不断提高

2016 年，国家基本公共卫生服务项目扩增为 12 大类 46 项，进一步细化了服务内容，同时，将贫困人口纳入重点服务对象，并加强了对高血压、糖尿病和严重精神障碍患者的管理，受益人群覆盖面和服务深度进一步扩大和加深，服务质量持续改善。根据国家卫生计生委 2016 年全国法定传染病疫情概况报告，预防接种工作成效显著，作为预防接种工作晴雨表的麻疹发病率从 2008 年的 9.95/10 万降低到 2016 年的 1.81/10 万。截至 2016 年 9 月，高血压规范管理人数达 7856.8 万人，糖尿病规范管理人数为 2343.8 万人，严重精神障碍管理人数为 443.8 万人[70]。基本公共卫生服务均等化程度不断提高，东、中、西部地区居民基本公共卫生服务差距逐步缩小。

---

[69] 国家卫计委基层司. 国家基本公共卫生服务项目经验交流会材料.

[70] 国家卫生计生委. 2016 年第四季度医改监测快报结果.

第四节　人口健康信息化建设扎实推进

人口健康信息化是国家信息化建设的重点领域和重要组成部分，是深化医改、提高行业治理能力、坚持以人为本、有效改善人民健康状况的内在要求。2016 年，国家卫生计生委针对健康医疗大数据、信息系统、信息安全、标准规范等出台了系列的政策文件，进一步完善了人口健康信息化政策框架。人口健康信息化工作，紧密围绕医改重点任务，坚持以服务居民健康需求为导向，以建立人口健康信息服务体系为目标，突出重点环节，推动示范应用，破解发展难题，各项工作取得积极进展。

（一）重点领域人口健康信息化建设持续深化

2016 年 5 月，国家卫生计生委印发《医院信息平台应用功能指引》，明确了医院信息化建设的惠民服务、医疗业务、医疗管理等 9 大类 122 项具体功能，医院信息化建设功能定位更加清晰。

上海市、济南市、深圳市、厦门市、台州市等地整合信息资源，打造数字化疾控中心[71]；电子健康档案、电子病历系统与网络直报系统的互联互通试点建设顺利推进。

国家新农合信息平台已与安徽、福建、四川、贵州等 22 个省级新农合信息平台实现联通；跨省就医结报信息系统，具备跨省就医转诊、出院预结算、窗口直接结算、垫付资金回款申请等功能；实现了与陕西、甘肃、四川等省级结算系统进行跨省就医结算数据的交换共享；同时，具备与保

---

[71] 马家奇，赵自雄. 中国疾病控制公共卫生信息化建设与展望［J］. 中国卫生信息管理，2016，13（2）：18-21.

险公司等金融机构进行数据交换的功能[72]，新农合跨省就医结算与监管信息系统投入全面建设。

村卫生室健康一体机项目进一步推进，甘肃、安徽、湖南、内蒙古等17个省份已完成健康一体机配置工作，基层卫生信息化建设效能不断提升。

国家和省级药品招标信息平台已全部联通运行，编制了17万条药品编码和30万余条耗材编码，初步开展业务监管和统计分析。

卫生监督信息报告系统基本实现县乡两级全覆盖。已开展基于传染病个案信息挖掘分析的10多种疾病监测。

2016年12月，国家中医药管理局发布了《中医药信息化发展"十三五"规划》，提出到2020年，基本建成统一高效、互联互通、惠民便民的中医药信息业务平台等目标，并明确了六项具体任务。

卫生计生主管部门积极探索建立与公安、安全、教育等部门信息共享机制。上海市通过国家流动人口PADIS平台上海子系统，实现了跨省共享交换数据1320万余笔[73]。

（二）健康医疗大数据应用日益加强

2016年6月，国务院办公厅印发《关于促进和规范健康医疗大数据应用发展的指导意见》，明确提出夯实健康医疗大数据应用基础，全面深化健康医疗大数据应用，规范和推动"互联网+健康医疗"服务，加强健康医疗大数据保障体系建设。国家卫生计生委为贯彻落实国务院精神，联合其他六部委制订印发《促进和规范健康医疗大数据应用发展的指导意见重点任

---

[72] 关于新农合跨省就医结算与监管信息系统建设工作的报告［R］. 中国医学科学院医学信息研究所，2017.

[73] 上海市卫生计生委. 上海市2016年人口健康信息化工作情况［R］. 全国人口健康信息化工作会议交流材料，2016.

务分工方案》，明确了各部门的 19 类 48 项具体任务，并成立了健康医疗大数据办公室，建立了综合协调组、产业发展组、金融保险组、科技创新组、教育文化组等多个专业工作组，加强制度建设和工作研究，推进大数据中心项目建设试点。

全国各地着力深化医疗健康大数据分析应用。在福建、江苏两省启动了国家健康医疗大数据中心和产业园建设试点，快速推动健康医疗大数据试点工作落地、落实。贵州省充分运用全国首个大数据综合试验区的政策优势，致力于发展健康医疗大数据应用示范工作，创建辐射西南地区的区域性健康医疗大数据中心[74]。四川省利用"数据魔方"建立人口健康大数据仓库，开展分级诊疗、重点学科、大型医院监测、慢病、妇幼等专项大数据挖掘分析[75]。12 个省级平台已和国家平台实现联通，委属管 44 家医院已全部联通国家平台，目前正在对已上报数据进行深入分析，为下一步提供决策支持做好技术准备。

（三）信息技术助力分级诊疗制度落地

各地纷纷探索依托区域人口健康信息平台实现分级诊疗制度的实践，截至 2016 年 10 月底，全国 31 个省份和新疆生产建设兵团均已印发分级诊疗相关政策文件[76]，探索分级诊疗信息系统建设。同时，从政策层面加强区域人口健康信息平台中分级诊疗相关应用的规范程序，2016 年 9 月，国家卫生计生委印发了《省统筹区域人口健康信息平台应用功能指引》，明确

---

[74] 贵州卫生计生委. 贵州省 2016 年人口健康信息化工作情况 ［R］. 全国人口健康信息化工作会议交流材料，2016.

[75] 四川省卫生计生委. 四川省 2016 年人口健康信息化工作情况 ［R］. 全国人口健康信息化工作会议交流材料，2016.

[76] 国务院：明年 85% 地市将开展分级诊疗试点 ［EB/OL］. http://news. xin-huanet. com/2016-12/22/c_1120163964. htm. 2016-12-22/2017-01-12.

了省、市、县三级人口健康信息平台的具体功能，其中惠民服务包括了预约挂号、双向转诊、家庭医生签约、健康档案查询、健康教育等内容；借助人口健康信息平台，可以实现远程医患交流、诊间预约、转诊绿色通道、家庭医生签约服务申请与服务签订、个人及家庭就诊记录查询、健康常识及惠民活动信息的发布、社区医生信息的发布等功能，促进了分级诊疗制度的落地。如：浙江省预约转诊服务平台提供统一的流程管理、数据接口、软件功能和信息资源服务，实现了各级医疗机构跨区域、跨等级诊疗信息的双向传递[77]。

(四)"互联网+健康医疗"便民惠民服务不断深入

远程医疗服务向基层、偏远和欠发达地区延伸。2000 多家二级以上医院具备开展远程医疗服务的条件，5 省份（宁夏、云南、内蒙古、贵州、西藏）启动远程医疗政策试点。如：贵州省 2016 年有 199 家县级以上公立医院完成了远程医疗网络系统互联互通工作，初步具备了提供远程医疗服务的能力，积极推进"县乡一体化"远程医疗服务体系建设[78]；陕西省远程会诊系统建设项目投资 2.5 亿元，以省内 5 所三级甲等综合医院为中心，以104 所市、县级医院为纽带，辐射 405 所甲级乡镇卫生院。10 月 16 日，刘延东副总理在延安市人民医院通过远程会诊系统慰问了基层医务工作者，并对远程会诊系统给予了高度评价[79]。

智慧健康医疗便民惠民服务得到了一定的进展。手机 APP、智能可穿

---

[77] 浙江省卫生计生委. 浙江省 2016 年人口健康信息化工作情况［R］. 全国人口健康信息化工作会议交流材料，2016.

[78] 贵州远程医疗服务体系建设取得进展［EB/OL］. http://news. xinhuanet. com/local/2016-07/31/c_129191309. htm. 2016-07-31/2017-01-12.

[79] 陕西省卫生计生委. 顶层设计科学谋划统筹推进区域卫生计生信息化建设［R］. 全国人口健康信息化工作会议交流材料，2016.

戴设备、微信等新媒体应用逐渐普及，基于物联网、移动互联网、位置服务等技术的广泛应用，为公众提供了诸如生育登记、接种免疫服务、预约就诊、就诊流程优化、检验检查结果和居民医疗保健信息查询等"互联网+健康医疗"服务。据统计，中国内地现有移动医疗类 App 已达 2000 余款，主要集中在信息服务类、健康类、医患交流类、医联平台类[80]。同时，国家大力支持研制推广数字化健康医疗智能设备，着力开展人工智能技术、生物三维（3D）打印技术、医用机器人、大型医疗设备、健康和康复辅助器械、可穿戴设备以及相关微型传感器件的研究工作。

（五）人口健康网络与信息安全技术管理进一步强化

启动了医疗卫生机构和人员电子证照建设试点，开展电子证照密钥和密码技术验证工作，制定电子证照应用管理方案和技术方案，便捷医务人员数字身份识别和多点执业服务电子监管。推进网络可信体系建设，注重内容安全、数据安全和技术安全。北京市开展了"互联网+健康医疗"应用安全防御体系建设，建立了在京医疗机构（部队武警除外）网络信息安全属地化管理模式。上海市基本建成了医疗机构和医务人员执业 CA 认证服务平台，为卫生计生行业的市区两级电子认证服务体系和相关业务提供支撑，并建立了上海市卫生监督、各区卫生计生委、医联中心、各级医疗机构电子认证系统互联互通的市级电子认证平台[81]。

建立健全"互联网+健康医疗"服务安全工作监管机制，各级卫生计生机构定期组织开展网络与信息安全大检查，对人口健康信息平台（含电子

---

[80] 2016 最新移动医疗 App 分析报告［EB/OL］. http://zk. cn-healthcare. com/doc-show-10629. html. 2016-10-27/2017-01-12.

[81] 北京市卫生计生委. 北京市 2016 年人口健康信息化工作情况［R］. 全国人口健康信息化工作会议交流材料，2016.

健康档案）、疾控、妇幼健康相关信息系统以及医院内部重要信息系统的信息安全风险评估和隐患排查，发现问题及时整改，确保信息系统和重要数据安全。

（六）社会资本全面参与人口健康信息化建设

在国家政策和地方政府的支持下，国内社会资本参与卫生信息化建设具有参与资源全面、参与领域广泛、合作方式多样、技术应用创新、发展态势良好等特征。在政策、技术和资源等方面的卫生信息化建设中都有社会资本参与，北京、上海、浙江、江苏、广东、福建、黑龙江、辽宁等省份相继开展了多个公私合作项目，参与主体涉及政府卫生行政管理部门、医疗卫生服务机构、公私合作模式项目公司、信息软件公司、互联网企业、金融机构、通信运营商、高校科研单位等，项目的投资金额也屡创新高。黑龙江省与挂号网（杭州）科技有限公司签署信息化建设合作协议，"挂号网"投资 10 亿元人民币，实施黑龙江省、市、县各级人口健康信息管理平台、黑龙江省全流程优化医疗服务平台等项目建设[82]。辽宁省与东软集团、中国电信、中国人寿等公司开展合作，共同建设辽宁健康云、全省异地结算平台、中小医院临床信息系统、掌上村医、网上统一支付平台等项目，并且与 16 家银行签订了居民健康卡合作协议，争取社会资本投入 6 亿余元[83]。

---

[82] 黑龙江省卫生计生委. 黑龙江省 2016 年人口健康信息化工作情况 [R].
全国人口健康信息化工作会议交流材料，2016.

[83] 辽宁省卫生计生委. 强力推进人口健康信息化建设促进医疗健康大数据应用发展 [R]. 全国人口健康信息化工作会议交流材料，2016.

第五节 健康服务业持续稳定发展

健康服务业着眼于满足人民群众多层次、多样化的健康需求，涵盖基本与非基本健康服务，主要面向社会和市场主体，要求政府引导，发挥市场在配置资源中的基础性作用，非基本的健康服务由市场提供，一些基本的医疗卫生服务也可以采取政府购买服务的方式实现。我国积极鼓励社会力量兴办健康服务业，颁布多项利好政策，各地加快推进政策落实及试点工作，扩大健康服务相关支撑产业规模，优化健康服务业发展环境，加快形成多元办医格局。

（一）社会办医发展环境不断优化，多措并举推进多元办医进程

1. 国家政策措施不断完善，为社会办医有序发展奠定基础。 2015 年国务院印发的《关于促进社会办医加快发展若干政策措施的通知》（国办发〔2015〕45 号）[84]，进一步提出了优化社会办医发展环境的政策措施。提出简政放权，降低准入门槛，按照"非禁即入"原则，将营利性医疗机构设置审批、养老机构设立许可等 90 项工商登记"前置审批"事项改为"后置审批"，实行"先照后证"，强化事中事后监管。继续优化区域卫生规划，为社会办医资源配置预留空间。进一步拓宽投融资渠道，将提供基本医疗卫生服务的社会办非营利性医疗机构纳入政府补助范围。临床重点专科建设、人才培养等方面执行与公立医疗机构同等补助政策。稳步推进和规范医师多点执业，修订医疗机构管理条例和医师执业注册管理办法，加快转变政府职能，放宽条件、简化程序，优化医师多点执业政策环境，发挥

---

[84] 国务院办公厅. 关于促进社会办医加快发展若干政策措施的通知.

"鲶鱼效应"，搞活用人机制[85]。进一步落实医疗机构税收政策，减轻社会办医疗机构的税收负担。将符合条件的社会办医疗机构纳入医保定点范围，执行与公立医疗机构同等政策。

2. **各地加快落实利好政策，将发展社会办医放在重要位置。**2016 年，各地抓紧落实《国务院办公厅印发关于促进社会办医加快发展若干政策措施的通知》（国办发〔2015〕45 号），将社会办医放在重要位置，加快推进社会办医疗机构成规模、上水平发展，为满足人民群众多样化、多层次医疗卫生服务需求注入新的动力。2016 年 6 月初，**广东省**人民政府办公厅印发了《广东省促进社会办医加快发展实施方案》（粤府办〔2016〕51 号）[86]，进一步破除当地社会办医方面存在的体制机制障碍和政策束缚，实行所有类别的医师及护士第一执业地点报备制、省域注册制、多点执业注册网络备案制。允许医师在符合条件的药店开办诊所，鼓励医疗机构建立全职和兼职聘用制度，鼓励兼职执业医师开办诊所、中医馆、中医坐堂医诊所，鼓励兼职执业护士开办护理机构。医务人员在学术地位、职称晋升、业务培训等方面不受多点执业影响。全面放宽对非公立医疗机构的类别、规模、数量、布局等的限制，并放开社会办医疗机构乙类大型医用设备配置。积极推动社会办医行政审批事中、事后监管标准、规范和制度建设等。2016 年 1 月，**湖北省**政府办公厅印发了《湖北省促进社会办医加快发展工作方案》（鄂政办发〔2015〕101 号）[87]，明确加强财政资金扶持社会办医，把提供基本医疗卫生服务的社会办非营利性医疗机构纳入政府补助范围。鼓励各地通过设立健康产业投资基金等方式，为社会办医疗机构提供

---

[85] 国务院深化医药卫生体制改革领导小组简报（第 147 期）.

[86] 广东省人民政府办公厅. 广东省促进社会办医加快发展实施方案（粤府办〔2016〕51 号）.

[87] 湖北省政府办公厅. 湖北省促进社会办医加快发展工作方案（鄂政办发〔2015〕101 号）.

建设资金和贴息补助。2016 年 7 月，**浙江省**政府办公厅印发了《关于促进社会办医加快发展的实施意见》（浙政办发〔2016〕72 号）[88]，提出积极探索建立外省医师来浙江多点执业机制，为外省医疗专家来浙江行医打开绿色通道。加快社会办中医类机构发展。促进社会办医疗机构开发个性化、定制化的高端医疗和特需医疗服务、举办医养结合型的全科、专科和中医诊所，推进社区医疗卫生与养老服务融合发展。促进社会办医疗机构探索发展互联网医院。将社会办医疗机构纳入全省医疗机构评审评价体系、全行业医疗监督执法和医疗质量监管范围，促进社会办医疗机构规范管理。取消基本医疗保险定点医疗机构资格审查，完善基本医疗保险协议管理，加强事中事后监管。2016 年 9 月，**贵州省**人社厅、卫生计生委联合印发《关于组织开展 2016 年度全省民营医疗机构卫生系列专项职称评审工作的通知》（黔人社厅通〔2016〕425 号）[89]，首次启动民营医疗机构卫生系列职称专项评审工作，民营医疗机构卫生人员申报专业技术资格时可享受 7 个方面的政策支持和适度放宽政策。

3. **各地政策推动，社会办医规模不断壮大。**目前，在各类利好政策的推动下，截止到 2016 年底，全国非公立医疗机构数为 44.1 万所，占到全国卫生医疗机构数（98.3 万所）的 44.8%；非公立医院数 1.6 万所，占全国医院总数（2.9 万所）的 56.4%，与 2015 年底相比（1.4 万所）增加 14.3%；非公立医院中，营利性医院有 10009 家，非营利性医院有 6434 家。非公立医疗机构床位数 127.7 万张，占全国床位总数（740.6 万张）的 17.2%，与 2015 年底相比（103.4 万张）增加 23.5%；非公立医疗卫生机构卫生人员数 159.2 万人，占全国医疗卫生机构卫生人员数（843.8 万人）的 18.9%，与 2015 年底相比（141.6 万人）增加 12.4%。非公医疗机构诊

---

[88] 浙江省政府办公厅. 关于促进社会办医加快发展的实施意见.

[89] 贵州省人社厅，卫计委. 关于组织开展 2016 年度全省民营医疗机构卫生系列专项职称评审工作的通知（黔人社厅通〔2016〕425 号）.

疗量占比超过 22%；6.1 万名医生注册多点执业，到社会办医疗机构执业的占 43.3%，到基层医疗机构执业的占 66.3%。此外，国家卫计委会同财政部推动 36 个卫生健康领域政府和社会资本合作示范项目，投资总额 218 亿元[90]。

（二）医养结合试点工作有序推进、效果初显

为贯彻落实《国务院办公厅转发卫生计生委等部门关于推进医疗卫生与养老服务相结合指导意见的通知》（国办发〔2015〕84 号）文件精神，确保各项重点任务落到实处，经征求各部门意见，2016 年 4 月，国家卫生计生委办公厅，民政部办公厅印发《医养结合工作重点任务分工方案》（国卫办家庭函〔2016〕353 号)[91]，明确细化了各项工作任务及具体落实责任部门。2016 年 4 月，为落实国务院简政放权要求，改进行政审批工作，民政部与卫生计生委联合发布了《关于做好医养结合服务机构许可工作的通知》（民发〔2016〕52 号)[92]，支持医疗机构设立养老机构，要求各卫生计生部门将养老机构设立老年病医院、康复医院、护理院、中医医院、临终关怀等医疗机构纳入区域卫生规划，优先予以审核审批，并加大政策支持和技术指导力度。2016 年 5 月，国家卫生计生委、民政部发布《关于遴选国家级医养结合试点单位的通知》（国卫办家庭函〔2016〕511 号)[93]，表示将遴选国家级医养结合试点单位，为全国医养结合工作提供示范经验。

---

[90] 王贺胜在医改培训班上的讲话.

[91] 国家卫生计生委办公厅，民政部办公厅. 医养结合工作重点任务分工方案（国卫办家庭函〔2016〕353 号).

[92] 民政部与卫生计生委. 关于做好医养结合服务机构许可工作的通知（民发〔2016〕52 号).

[93] 国家卫计委、民政部. 关于遴选国家级医养结合试点单位的通知（国卫办家庭函〔2016〕511 号).

2016 年 6 月，国家卫计委、民政部联合下发《关于确定第一批国家级医养结合试点单位的通知》（国卫办家庭函〔2016〕644 号）[94]，确定第一批国家级医养结合试点单位，北京市东城区等 50 个市（区）入选，通知表示，各省（区、市）要积极探索地方医养结合的不同模式，并积极协调解决存在的困难和问题，要求 2016 年底前每省份至少启动 1 个省级试点，积累经验、逐步推开。2016 年 9 月，国家卫计委、民政部联合下发《关于确定第二批国家级医养结合试点单位的通知》（国卫办家庭函〔2016〕1004 号）[95]，确定北京市朝阳区等 40 个市（区）作为第二批国家级医养结合试点单位，要求各试点单位要结合实际，统筹各方资源，全面落实医养结合工作重点任务；要在各省级卫生计生和民政部门的指导下，制定年度工作计划，建立部门协作、经费保障和人员保障机制，加强管理，确保试点取得积极进展，收到良好社会效果。截至目前，全国共确定了 90 个市（区）作为国家级医养结合试点单位，为进一步推进医养结合工作积累了一定的经验。

各试点地区有序推进医养结合试点工作，2016 年，**重庆市九龙坡区**成立医养结合服务试点工作领导小组，统筹推进试点工作。制定出台《区域卫生规划（2015~2020 年）》《重庆市九龙坡区医养结合试点方案》等指导性文件，以区人民医院和区中医院为支撑，联合区内养老机构形成"2+X"医养联合体，投入区级福彩公益金 75 万元，全市率先为辖区 2.5 万名 80 岁以上户籍老人购买意外伤害保险，鼓励专业医师参与养老机构营养、疾病预防、中医调理养生等健康服务，截至目前，共有京西医院、石坪桥社区卫生服务中心、慈济护理院等 7 家医疗机构开展养老服务。2016 年 8 月，**四川省**卫生计生委、民政厅等多部门合发布《关于加快推进医疗卫生与养

---

[94] 国家卫计委、民政部. 关于确定第一批国家级医养结合试点单位的通知（国卫办家庭函〔2016〕644 号）.

[95] 国家卫计委、民政部. 关于确定第二批国家级医养结合试点单位的通知（国卫办家庭函〔2016〕1004 号）.

老服务相结合的实施意见》（川办发〔2016〕57 号）[96]，提出统筹医疗服务与养老服务资源，加强养老机构与医疗机构的衔接，逐步形成布局合理、功能完善、安全便捷的健康养老服务网络。实现所有医疗机构开设为老年人提供挂号、就医等便利服务的绿色通道，所有养老机构能够以不同形式为入住老年人提供医疗卫生服务，基本适应老年人健康养老服务需求。2016年 11 月，**北京市**卫生计生委下发《关于推进医疗卫生与养老服务相结合的实施意见》（京政办发〔2016〕54 号）[97]，提出将加强老年病医院、康复医院、护理院、临终关怀机构建设。落实老年人医疗服务优待政策，统一公立医院和社区卫生服务机构药品采购目录，实现各级医疗机构用药衔接，试点探索社区卫生服务机构药品多渠道配送。**江西赣州**在全省率先试点推进医疗卫生与养老服务相结合，制订了《关于推进医疗卫生与养老服务相结合的实施意见》，全市目前已形成 4 种医养结合模式：养老机构内设医疗机构模式；依托医院办养老院模式，依托医院建设医养护一体化病房，为老年患者提供医疗、养老、护理综合服务；养老机构与医疗机构合作模式，医疗机构到养老机构开展驻点服务，在方便老人就医的同时，实现互利共赢；社区辐射模式，即社区卫生服务中心（站）或社会医疗机构为居家老人提供基本医疗服务。2016 年 1 月，**河北省**卫计委印发《河北省推进医疗卫生与养老服务相结合实施意见的通知》（冀政办字〔2016〕4 号）[98]，从

[96] 四川省卫生计生委、民政厅等. 关于加快推进医疗卫生与养老服务相结合的实施意见（川办发〔2016〕57 号）.

[97] 北京市卫生计生委. 关于推进医疗卫生与养老服务相结合的实施意见（京政办发〔2016〕54 号）[EB/OL]. http://zhengce.beijing.gov.cn/library/192/33/50/42/438653/104151/index.html.

[98] 河北省卫计委. 河北省推进医疗卫生与养老服务相结合实施意见的通知（冀政办字〔2016〕4 号）[EB/OL]. http://info.hebei.gov.cn/hbszfxxgk/329975/329982/6573558/index.html.

完善医疗与养老机构合作机制、提升养老机构医疗服务能力、推广家庭医生与居家老人签约工作模式、落实医疗机构敬老优待政策、加快全省为老年人服务专业医疗机构网络建设、大力发展中医药健康养老服务、支持社会力量兴办医养结合机构等七个方面提出了加快推进医疗卫生与养老服务相结合的主要任务。2016 年 11 月，**甘肃兰州**结合实际制定出台了《兰州市人民政府办公厅关于印发兰州市医疗卫生与养老服务相结合工作实施方案的通知》（兰政办发〔2016〕274 号）[99]，规划通过增强医疗机构养老服务能力，扶持养老机构开展医养融合服务，整合相关资源建立以家庭为单位的"互联网+医疗服务"服务网络，将特殊老年群体（患有重大疾病、残疾、无劳动能力、无生活来源等困难老年群众）护理费用纳入医疗保障支付范围，促进老年人医疗救助、大病保险、高龄老人津贴、残疾老年人补贴制度等政策措施的有效落实。为加快推进医养结合方案落地实施，市政府主导，统筹卫生计生、民政等相关部门下发了《兰州市人民政府办公厅关于印发兰州市促进医养结合服务发展配套政策的通知》（兰政办发〔2016〕296 号）[100]，明确将医疗康复项目纳入医保，将失能、半失能等需要长期护理的参保老人医疗费和护理费纳入长期护理保险基金支付范围，建立市县两级养老护理员免费教育培训制度和护理员工资绩效考核制度等四十二条具体配套措施。兰州市卫生计生委、民政局联合下发了《关于印发兰州市医养结合服务机构建设标准（试行）的通知》（兰卫医发〔2016〕

---

［99］兰州市政府办公厅. 兰州市人民政府办公厅关于印发兰州市医疗卫生与养老服务相结合工作实施方案的通知（兰政办发〔2016〕274 号）［EB/OL］. http://gs. cnr. cn/gsxw/kx/20161226/t20161226_523393233. shtml.

［100］兰州市卫生计生委、民政局等. 兰州市人民政府办公厅关于印发兰州市促进医养结合服务发展配套政策的通知（兰政办发〔2016〕296 号）［EB/OL］. http://gs. cnr. cn/gsxw/kx/20161226/t20161226_523393233. shtml.

666 号）[101]，从医养结合机构名称规则、设置审批、建设标准等六个方面规范了医养结合服务机构命名规则、申报、审批流程、受理时限和相关标准，为有力推动医养结合试点工作提供强有力的政策支持。兰州市目前已确定城关区、七里河区等 2 个医养结合试点地区和 32 个基层医养结合试点单位，全市已成立老年病科的市、县级医院共 18 家，共设置老年病床位 598 张，并将市第三人民医院精神养老康复中心、市中医医院养老护理中心、七里河区人民医院养老院等重点新建项目纳入"十三五"政府重点建设项目规划[102]。

（三）商业健康保险发展迅速，个人所得税政策试点工作稳步进行

商业健康保险是为了提高医疗保障水平，减轻个人医疗负担，由目前试点地区有扣缴义务人的个人自行购买、单位统一组织为员工购买或者单位和个人共同负担购买的、符合规定的个人税收优惠型健康保险产品。截至 2016 年底，全国有 100 多家保险公司开展了商业健康保险业务，开发了涵盖疾病险、医疗险、护理险和失能收入损失险四大类、超过 4000 个健康保险产品，为人民群众提供多样化、个性化的健康保障选择。

国务院 2013 年出台的《关于促进健康服务业发展的若干意见》及 2014年出台的《关于加快发展现代保险服务业的若干意见》从宏观层面解决了商业健康保险的发展方向、原则目标、政策措施和工作任务，是对商业健康保险发展作出的总体部署和要求。2015 年国务院办公厅印发的《关于加快发展商业健康保险的若干意见》从微观层面明确了商业健康保险基本定位、基本内涵、各项工作任务的具体落实的时间表、路线图、责任人等。

---

[101] 兰州市卫生计生委、民政局. 关于印发兰州市医养结合服务机构建设标准（试行）的通知（兰卫医发〔2016〕666 号）[EB/OL]. http://gs. cnr. cn/gsxw/kx/20161226/t20161226_523393233. shtml.

[102] 兰州加快推进医养结合试点提供优质养老服务 [EB/OL]. http://jiang-su. china. com. cn/html/2017/gsnews_0121/9066157. html.

财政部、国家税务总局、保监会于 2015 年 5 月及 2015 年 11 月印发的《关于开展商业健康保险个人所得税政策试点工作的通知》（财税〔2015〕56号）[103]、《关于实施商业健康保险个人所得税政策试点的通知》（财税〔2015〕126号）[104] 对商业健康保险产品规范及若干管理问题、符合规定的商业健康保险产品等进行了规定，将北京、上海、天津、石家庄等 31 个市列为实施商业健康保险个人所得税政策的试点地区，并指出对试点地区个人购买符合规定的商业健康保险产品的支出，允许在当年（月）计算应纳税所得额时予以税前扣除，扣除限额为 2400 元/年（200 元/月）。试点地区企事业单位统一组织并为员工购买符合规定的商业健康保险产品的支出，应分别计入员工个人工资薪金，视同个人购买，按上述限额予以扣除。

2016 年，各试点地区积极推动实施商业健康保险个人所得税政策，**湖北武汉**明确了商业健康保险的个人所得税税前扣除的标准限额、申报方式、征管协作等问题，并建立了数据传递机制，做好商业健康保险个人所得税前扣除的后续管理，武汉市目前共有 11 家保险公司具有个人税优健康保险产品的承保资格，已承保企业 12 家，已购买税优健康保险产品 39 人可享受优惠政策[105]。2016 年3 月，**广西**财政厅、地方税务局、广西监管局联合印发了《关于贯彻实施商业健康保险个人所得税政策试点的通知》（桂财税〔2016〕10号）[106]，南宁市内

[103] 财政部，国家税务总局，保监会. 关于开展商业健康保险个人所得税政策试点工作的通知（财税〔2015〕56号）.

[104] 财政部，国家税务总局，保监会. 关于实施商业健康保险个人所得税政策试点的通知（财税〔2015〕126号）.

[105] 我省积极落实商业健康保险个人所得税试点政策［EB/OL］. http://www. hb-l-tax. gov. cn/dsdt/sjyq/201604/t20160401_185726. shtml.

[106] 广西财政厅，地方税务局，广西监管局. 关于贯彻实施商业健康保险个人所得税政策试点的通知（桂财税〔2016〕10号）［EB/OL］. http://www. gxcz. gov. cn/gxzzzzqczt/yfwlgk/gfxwj/bbmwj/csgl/201604/t2016042556570. html.

（含各区、县）的个人自行购买、单位统一组织为员工购买或者单位和个人共同负担购买符合规定的商业健康保险产品支出，可以按照 126 号文件规定的标准在个人所得税前据实扣除。个人购买其他商业健康保险产品的支出不得税前扣除。2016 年起，**天津市**正式启动居民商业健康保险个人所得税试点，规定凡天津市纳税人购买由保险公司参照个人税收优惠型健康保险产品指引框架设计的符合条件的商业健康保险产品，均可按照每年 2400 元、每月 200 元限额标准享受个人所得税税前扣除政策[107]。2016 年，**上海**保监局、财政局、地税局联合制定《上海市商业健康险个人所得税试点工作实施方案》，明确政策效应最大化，纳税申报便利化，协同管理信息化等三原则。提出建立由市财政局、地税局和上海保监局组成的工作小组，明确职责分工，确定推进步骤等。明确税收优惠政策，个人购买符合规定的健康险支出，允许在当年（月）计算应纳税所得额时予以扣除，扣除限额为 2400 元/年。企事业单位统一组织并为员工购买符合规定的健康险支出，应分别计入员工个人工资薪金，视同个人购买，按上述限额予以扣除。

第六节　强化医学科技发展、支撑医改向纵深推进

（一）卫生科技体制改革及创新促进医改政策落实

医学科技作为保障公众健康的重要基础和支撑，在 2016 年得到国家"十三五"配套政策的大力支持。2016 年 8 月国务院印发了《"十三五"国家科技创新规划》，从总体上阐明了国家在医药科技创新领域的布局。规划提出在"十三五"期间，要在实施好已有国家科技重大专项的基础上，面

---

[107] 天津启动居民商业健康险个税试点 [EB/OL]. http://news. xinhuanet. com/fortune/2016-02/13/c_1118026533. htm.

向 2030 年再部署一批体现国家战略意图的重大科技项目，进而形成远近结合、梯次接续的系统布局。2016 年 10 月国务院印发了《"健康中国 2030"规划纲要》[108]，把健康摆在优先发展的战略地位，提出将健康融入所有政策，健全支撑和保障，推动健康科技创新。2017 年国务院印发了《"十三五"卫生与健康规划》，规划中提出十三五期间的主要任务包括加强医学科技创新体系建设，全面推进卫生与健康科技创新。2017 年 1 月国务院印发了《"十三五"深化医药卫生体制改革规划》[109]，规划中提出强化科技支撑，加强国家医药卫生科技创新体系建设，继续组织国家科技重大专项和重点研发计划项目，提升科技创新能力。

　　1. 医学科技创新体系布局。《"健康中国 2030"规划纲要》中提出，构建国家医学科技创新体系，强化医学研究科研基地能力建设，完善医学研究科研基地布局，统筹布局国家生物医学大数据、生物样本资源、实验动物资源等资源平台，建设心脑血管、肿瘤、老年病等临床医学数据示范中心，实施中国医学科学院医学与健康科技创新工程，加快生物医药和大健康产业基地建设，培育健康产业高新技术企业，加强医药成果转化推广平台建设，健全科研基地、生物安全、技术评估、医学研究标准与规范、医学伦理与科研诚信、知识产权等保障机制，加强科卫协同、军民融合、省部合作，促进我国在基础前沿、协同创新网络和医学成果转化方面的发展，有效提升基础前沿、关键共性、社会公益和战略高科技的研究水平。《"十三五"深化医药卫生体制改革规划》中提出要加快成果转化和应用，此外要依托各类重点实验室、国家临床医学研究中心和协同研究网络，大力推进临床诊疗指南和技术规范的研究和推广。

［108］中华人民共和国中央人民政府. "健康中国 2030"规划纲要［EB/OL］.［2016-10-25］. http://www.gov.cn/xinwen/2016-10/25/content_5124174.htm.

［109］中华人民共和国中央人民政府. "十三五"深化医药卫生体制改革规划［EB/OL］.［2016-10-25］. http://www.gov.cn/zhengce/content/2017-01/09/content_5158053.htm.

2. **医学科技专项布局**。《"十三五"国家科技创新规划》提出继续深入实施重大新药创制及艾滋病和病毒性肝炎等重大传染病防治国家科技重大专项；部署启动"科技创新—2030重大专项"，主要包括脑科学与类脑研究重大科技项目，智能制造和机器人、重点新材料研发及应用、健康保障重大工程。《健康中国2030"规划纲要》中还提出发展组学技术、干细胞与再生医学、新型疫苗、生物治疗等医学前沿技术，加强慢病防控、精准医学、智慧医疗等关键技术突破，重点部署医疗器械国产化、中医药现代化等任务。《"十三五"卫生与健康规划》中还提到组织实施"精准医学研究"等一批国家重点研发计划，加快诊疗新技术、药品和医疗器械的研发和产业化，显著提高重大疾病防治和健康产业发展的科技支撑能力，提升医学科技成果转移转化率，推广适宜技术[110]。

3. **医学产业技术体系布局**。《"十三五"国家科技创新规划》中提出**一是构建具有国际竞争力的现代产业技术体系，发展先进生物技术**。发展前沿共性生物技术如基因组学新技术、合成生物技术、生物大数据、3D生物打印技术、脑科学与人工智能、基因编辑技术、结构生物学等生命科学前沿关键技术，新型生物医药技术如开展重大疫苗、抗体研制、免疫治疗、基因治疗、细胞治疗、干细胞与再生医学、人体微生物组解析及调控等关键技术研究，生物医用材料和生物安全保障技术。**二是健全支撑民生改善和可持续发展的技术体系，发展人口健康技术**。重点部署疾病防控、精准医学、生殖健康、康复养老、药品质量安全、创新药物开发、医疗器械国产化、中医药现代化等任务，加快慢病筛查、智慧医疗、主动健康等关键技术突破，加强疾病防治技术普及推广和临床新技术新产品转化应用，建立并完善临床医学技术标准体系。**三是增强原始创新能力，持续加强基础研究**。面向国家重大战略任务重点部署新材料设计与制备新原理和新方法、

---

[110] 中华人民共和国中央人民政府. "十三五"卫生与健康规划 [EB/OL]. [2016-10-25]. http://www.gov.cn/zhengce/content/2017-01/10/content_5158488.htm.

医学免疫学问题，战略性前瞻性重大科学问题包括发育的遗传与环境调控、合成生物学及基因编辑[111]。

（二）医学科技投入支撑医改对临床服务的需求

通过各部委对上述项目实施，着力强化医疗技术的临床转化医学研究、新药、医疗器械、疫苗及临床方案等薄弱环节的科技布局，为医改提供了有力支撑。

1. 国家十三五计划在医学科技领域的布局情况。2016 年是"十三五"的开局之年，我国主要从以下五个方面对科技领域进行布局：国家科学自然基金、国家科技重大专项、国家重点研发计划、技术创新引领计划及基地和人才专项，医学科技领域布局主要集中在前三项，各项目资助及布局充分发挥社会主义制度集中力量办大事的优势和市场机制的作用，通过以科技发展的局部跃升带动生产力的跨越发展，并填补国家医学领域战略空白[112]。

2016 年国家自然科学基金面上项目在医学科学部共批准资助 21036 项，共计金额 1247617 万元。2016 年国家杰出青年基金项目在医学科学部共批准资助 25 项，共计金额 8750 万元。

2016 年国家科技重大专项在医药领域主要布局重大新药创制专项及艾滋病和病毒性肝炎等重大传染病防治专项。

新药创制专项。2016 年 12 月 1 日，北京大学医学部通过实验证明新技术"人工控制病毒复制"可将流感病毒由致命性传染源变为预防性疫苗，

---

[111] 中华人民共和国科学技术部. "十三五"国家科技创新规划 [EB/OL]. [2016-07-28]. http://www. most. gov. cn/mostinfo/xinxifenlei/gjkjgh/201608/t20160810_127174. htm.

[112] 新华网. 抢占高地，重大专项填补空白 [EB/OL]. [2016-05-31]. http://news. xinhuanet. com/tech/2016-05-31/c_129029220. htm.

且在理论上可由预防性疫苗变为治疗病毒感染的药物，该进展已在《科学》上发表。2016 年 12 月 19 日，上海仁会生物制药股份有限公司自主研发用于治疗 2 型糖尿病的原创新药贝那鲁肽注射液获得国家 1 类新药证书及药品注册批件，该药是全球首个具有全人源氨基酸序列的 GLP-1 药物。2016 年 12 月 23 日，用于治疗慢性稳定性心绞痛的复方丹参滴丸获悉已完成美国食品药品监督管理局（FDA）三期临床试验[113]。由研发基地艾森医药研究有限公司自主研发的国家 1.1 类创新药 AC0058 日前获得国家食品药品监督管理总局临床研究许可，AC0058 是一全新机制的小分子化合物，用于治疗系统性红斑狼疮和类风湿性关节炎等自身免疫性疾病。中国科学院上海药物研究所自主研究开发的两种结构不同、各具特色的抗肿瘤药物（希明哌瑞和盐酸美呋哌瑞）均获得国家食品药品监督管理总局临床研究许可，希明哌瑞具有高效高选择性体内外抗肿瘤作用；盐酸美呋哌瑞溶解性好、稳定性高、可通过口服吸收高分布于治疗靶组织且易透过血脑屏障[114]。

传染病防治专项。2016 年 12 月 12 日由传染病防治专项支持、军事医学科学院与解放军 154 医院承担的"蜱虫病防治研究"形成了一整套"早发现、早诊断、早治疗"的科学方法，使蜱虫病的治愈率达到 92%，死亡率由 30% 以上降到 8%，达到国际领先水平[115]。中国疾病预防控制

---

[113] 国家卫生计生委科技教育司. 医药卫生领域两科技重大专项 12 月进展与动态 [EB/OL]. [2017-01-04]. http://www.nhfpc.gov.cn/qjjys/s3594r/201701/3a163162b5f04d01-ba481fd83dd85215.shtml.

[114] 国家卫生计生委科技教育司. 医药卫生领域国家科技重大专项 1 月份进展与动态 [EB/OL]. [2017-01-20]. http://www.nhfpc.gov.cn/qjjys/s3594r/201701/14c419b522164313-ad9630322b8dab22.shtml.

[115] 国家卫生计生委科技教育司. 医药卫生领域两科技重大专项 12 月进展与动态 [EB/OL]. [2017-01-04]. http://www.nhfpc.gov.cn/qjjys/s3594r/201701/3a163162b5f04d01ba-481fd83dd85215.shtml.

中心病毒病预防控制所日前成功研制出寨卡病毒荧光定量 PCR 检测试剂，该试剂检测灵敏度较高，特异性较好，目前已分发给全国省级、计划单列市疾控部门以及我国重要口岸检疫部门，进行对寨卡病毒病的筛查和诊断。甲型肝炎病毒（HAV）感染主要暴发于发展中国家，中国科学院生物物理研究所最新研究成果解析了甲肝病毒与其中和性抗体复合物精细三维结构，为抗甲肝病毒药物的研发提供理论指导和新方向[116]。

2016 年国家在"重大新药创制专项"主要布局严重危害我国人民健康的恶性肿瘤等 10 类（种）重大疾病，以临床试验阶段创新品种研发为主，同时带动与产业化密切相关的共性关键技术的突破[117]。

2016 年**国家重点研发计划**在医药领域主要布局 **2016 年试点专项**和 **2016 年重点专项**。2016 年试点专项包括**干细胞及转化研究**和**数字诊疗装备**。2016 年重点专项包括**精准医学研究、生物安全关键技术研发、生物医用材料研发与组织器官修复替代、生殖健康及重大出生缺陷防控研究**和**重大慢性非传染性疾病防控研究**。

"干细胞及转化研究"试点专项。实施方案重点部署 8 个方面的研究任务：多能干细胞建立与干性维持；组织干细胞获得、功能和调控；干细胞定向分化及细胞转分化；干细胞移植后体内功能建立与调控；基于干细胞的组织和器官功能再造；干细胞资源库；利用动物模型的干细胞临床前评

[116] 国家卫生计生委科技教育司. 医药卫生领域国家科技重大专项 1 月份进展与动态 [EB/OL]. [2017-01-20]. http://www. nhfpc. gov. cn/qjjys/s3594r/201701/14c419b522164313ad9630322b8dab22. shtml.

[117] 国家卫生计生委科技教育司. 关于组织"重大新药创制"科技重大专项 2016 年度课题申报工作的通知 [EB/OL]. [2015-10-09]. http://www. nhfpc. gov. cn/qjjys/s3593k/201510/5d07ba8534ba460b99b574a338cc9452. shtml.

估；干细胞临床研究[118]。

"数字诊疗装备研发"试点专项。重点部署 9 个方面的研究任务：新型成像前沿技术、质控和检验标准化技术、多模态分子成像系统研发（包括 PET-荧光双模融合分子影像系统、PET-磁共振分子影像系统、多模态光学分子影像系统、新一代临床全数字 PET 成像系统）、新型断层成像系统（新型 X-射线计算机断层成像系统、）新一代超声成像系统（包括多功能动态实时三维超声成像系统、掌上超声成像系统）、大型放射治疗装备（包括多模式引导的一体化光子放射治疗装备、质子放疗系统）、医用有源植入式装置（植入式脊髓刺激器）、新型诊疗技术解决方案和创新诊疗装备产品评价[119]。

精准医学研究重点专项。2016 年主要部署"生命组学研究""大型队列建设""精准医学大数据"和"疾病精准防诊治方案"4 个重点任务，共立项 61 项，国拨总经费为 6.42 亿元。2017 年拟启动 31 个项目左右，国拨经费总概算约 6 亿元[120]。

生物安全关键技术研发重点专项。2016 年启动 13 个研究方向[121]，44

---

[118] 中华人民共和国科学技术部. 科技部关于发布国家重点研发计划试点专项 2016 年度第一批项目申报指南的通知［EB/OL］.［2015-11-12］. http://www. most. gov. cn/mostinfo/xinxifenlei/fgzc/gfxwj/gfxwj2015/201511/t20151116_122381. htm.

[119] 中华人民共和国科学技术部. 科技部关于发布国家重点研发计划试点专项 2016 年度第一批项目申报指南的通知［EB/OL］.［2015-11-12］. http://www. most. gov. cn/mostinfo/xinxifenlei/fgzc/gfxwj/gfxwj2015/201511/t20151116_122381. htm.

[120] "精准医学研究"重点专项 2017 年度项目申报指南. http://www. most. gov. cn/mostinfo/xinxifenlei/fgzc/gfxwj/gfxwj2016/201610/W020161012586568282225. pdf.

[121] 中华人民共和国科学技术部. 科技部关于发布国家重点研发计划精准医学研究等重点专项 2016 年度项目申报指南的通知［EB/OL］.［2016-03-08］. http://www. most. gov. cn/tztg/201603/t20160308_124542. htm.

个项目进入答辩[122]。2017 年拟启动 7 个研究方向，国拨经费总概算数约为 1.85 亿元。

生物医用材料研发与组织器官修复替代重点专项。2016 年主要部署前沿科学及基础创新、关键核心技术、产品开发、标准和规范研究 4 项重点任务中的"材料诱导组织形成的机制和工程技术基础""个性化植、介入器械的快速成型及生物 3D 打印技术""高值骨科材料及骨修复替代器械""系列化标准以及生产质量管理规范"等 17 个重点方向，已启动项目数 32 项。2017 年拟部署 6 项重点任务中"影响细胞、组织再生的三维微环境""纳米生物材料制备技术""医用高分子高值耗材""医用级原材料的研发与标准研究及产业化""新一代生物材料与植入器械的临床及临床转化研究""典型示范工程"等 17 个重点方向，拟立项 17~33 个项目，拟部署项目的国拨经费总概算为 28750 万元[123]。

生殖健康及重大出生缺陷防控研究重点专项。2016 年主要部署"建立和完善中国人群育龄人口队列和出生人口队列""开展生殖健康与出生缺陷相关疾病发病机制研究"和"实现出生缺陷出生前阻断的前沿技术突破，研发出生缺陷和遗传病治疗新技术新产品"3 个重点任务，共立项 9 项，国拨经费总计 3.6 亿元。2017 年拟部署 3 个重点任务中共计 10 个研究方向，支持项目 10~20 个，拟部署项目的国拨经费总概算约为 2 亿元[124]。

---

[122] 中华人民共和国科学技术部. 关于填报国家重点研发计划生物安全关键技术研发重点专项 2016 年度项目申报书的通知 [EB/OL]. [2016-04-25]. http://www. most. gov. cn/tztg/201604/t20160425_125309. htm.

[123] "生物医用材料研发与组织器官修复替代"重点专项 2017 年度项目申报指南. http://www. most. gov. cn/mostinfo/xinxifenlei/fgzc/gfxwj/gfxwj2016/201610/W020161012586567504- 000. pdf.

[124] "生殖健康及重大出生缺陷防控研究"重点专项 2017 年度项目申报指南. ht- tp://www. most. gov. cn/mostinfo/xinxifenlei/fgzc/gfxwj/gfxwj2016/201610/W020161012586684- 32430. pdf.

重大慢性非传染性疾病防控研究重点专项。 2016 年部署了心脑血管疾病防控技术研究、恶性肿瘤防控技术研究、慢阻肺防控技术研究、糖尿病防控技术研究、神经精神疾病防控技术研究及国际合作研究等六大方向，启动了 38 个三级指南方向，共立项 73 项，国拨总经费为 5.83 亿元。2017 年在心脑血管疾病、恶性肿瘤、慢阻肺、糖尿病、神经精神疾病防控技术研究及国际合作研究六大方向继续部署三级指南方向 34 个左右。专项实施期 4 年，2017~2020 年，国拨经费总概算约 4.9 亿元[125]。

2. **高技术医疗产业布局及成果。** 截至 2015 年底在**生产经营情况方面**，我国共有医药制造业企业数为 7392 个，与 2014 年底相比（7108 个）增加 284 个；从业人员平均人数为 2229376 人，与 2014 年底相比（2159430 人）增加 69946 人；资产总计 25071.1 亿元，与 2014 年底相比（21739.4 亿元）增加 3331.7 亿元；主营业务收入为 25729.5 亿元，与 2014 年底相比（23350.3 亿元）增加 2379.2 亿元；利润总额为 2717.3 亿元，与 2014 年底相比（2382.5 亿元）增加 334.8 亿元；出口交货值为 1342.0 亿元，与 2014 年底相比（1312.3 亿元）增加 29.7 亿元；医疗仪器设备及器械制造企业数为 1310 个，与 2014 年底相比（1196 个）增加 114 个；从业人员平均人数为 308858 人，与 2014 年底相比（296477 人）增加 12381 人；资产总计 2259.7 亿元，与 2014 年底相比（2487.6 亿元）减少 2259 亿元；主营业务收入为 2431.3 亿元，与 2014 年底相比（2182.6 亿元）增加 248.7 亿元；利润总额为 246.1 亿元，与 2014 年底相比（237.2 亿元）增加 8.9 亿元；出口交货值为 478.0 亿元，与 2014 年底相比（476.1 亿元）增加 1.9 亿元。

截至 2015 年底在**研发（R&D）经费情况**方面，医药制造业 R&D 内部

---

[125] "重大慢性非传染性疾病防控研究"重点专项 2017 年度项目申报指南. http://www.most.gov.cn/mostinfo/xinxifenlei/fgzc/gfxwj/gfxwj2016/201610/W020161014591-651873691.pdf.

支出为 4414576 万元，与 2014 年底相比（3903161 万元）增加 511415 万元；R&D 外部支出为 528596 万元，与 2014 年底相比（482787 万元）增加 45809 万元；医疗仪器设备及器械制造 R&D 内部支出为 663731 万元，与 2014 年底相比（481492 万元）增加 182239 万元；R&D 外部支出为 21135 万元，与 2014 年底相比（10112 万元）增加 11023 万元。截至 2015 年底在 **R&D 人员情况** 方面，医药制造业有 R&D 活动的企业数为 3173 个，与 2014 年底相比（2890 个）增加 283 个；R&D 人员为 177028 人，与 2014 年底相比（182530 人）减少 5502 人；R&D 人员折合全时当量为 128589 人年，与 2014 年底相比（133902 人年）减少 5313 人年；医疗仪器设备及器械制造有 R&D 活动的企业数为 597 个，与 2014 年底相比（522 个）增加 75 个；R&D 人员为 25329 人，与 2014 年底相比（21486 人）增加 3843 人；R&D 人员折合全时当量为 19172 人年，与 2014 年底相比（16044 人年）增加 3128 人年。截至 2015 年底在 **技术获取和技术改造情况** 方面，医药制造业引进技术经费支出为 59189 万元，与 2014 年底相比（43636 万元）增加 15553 万元；消费吸收经费支出为 33891 万元，与 2014 年底相比（79363 万元）减少 45472 万元；购买境内技术经费支出 183832 万元，与 2014 年底相比（193053 万元）减少 9221 万元；技术改造经费支出 1158829 万元，与 2014 年底相比（1260895 万元）减少 102066 万元；医疗仪器设备及器械制造引进技术经费支出为 36295 万元，与 2014 年底相比（45875 万元）减少 9580 万元；消费吸收经费支出为 1346 万元，与 2014 年底相比（1449 万元）减少 103 万元；购买境内技术经费支出 1607 万元，与 2014 年底相比（2163 万元）减少 556 万元；技术改造经费支出 85961 万元，与 2014 年底相比（87301 万元）减少 1340 万元。截至 2015 年底在 **企业办研发机构** 情况方面，医药制造业有研发机构的企业数为 2136 个，与 2014 年底相比（1999 个）增加 137 个；机构数为 2781 个，与 2014 年底相比（2572 个）增加 209 个；机构人员为 125646 人，与 2014 年底相比（119821 人）增加 5825 个；机构经费支出为 2967662 万元，与 2014 年底相比（2696351 万元）增加 271311

万元；医疗仪器设备及器械制造有研发机构的企业数为 420 个，与 2014 年底相比（360 个）增加 60 个；机构数为 516 个，与 2014 年底相比（436 个）增加 80 个；机构人员为 19256 人，与 2014 年底相比（15294 人）增加 3962；机构经费支出为 470813 万元，与 2014 年底相比（334049 万元）增加 136764 万元。

截至 2015 年底在**专利情况**方面，医药制造业专利申请数为 16020 个，与 2014 年底相比（19354 个）减少 3334 个；有效发明专利数为 31259 个，与 2014 年底相比（24799 个）增加 6460 个；医疗仪器设备及器械制造专利申请数为 7270 个，与 2014 年底相比（29256 个）减少 21986 个；有效发明专利数为 8013 个，与 2014 年底相比（19162 个）减少 11149 个。

第七节 医教协同助力医改

（一）院校医学教育人才培养体系进一步完善

国家卫生计生委和教育部积极配合，进一步完善医学院校人才培养体系，使医学院校人才培养更好地适应社会需求。2016 年 2 月，两部委采取多项措施，恢复儿科本科招生，国家卫生计生委和教育部支持中国医科大学、重庆医科大学等 8 所高校举办儿科学本科专业，并于 2016 年 7 月起开始招收儿科学专业本科人才[126]。2016 年 4 月，国家卫生计生委办公厅联合教育部办公厅、国家中医药管理局办公室共同发布了《关于加强医教协同做好临床医学硕士专业学位研究生培养与住院医师规范化培训衔接工作的通

---

[126] 教育部. 教育部对十二届全国人大第三次会议第 3068 号建议的答复（摘要）[EB/OL]. http://www. moe. gov. cn/jyb_xxgk/xxgk_jyta/jyta_gaojiaosi/201603/t20160324_235060. html.

知》[127]。《通知》要求，各地相关部门高度重视临床医学硕士专业学位研究生培养与住院医师规范化培训衔接工作，各部门加强领导，明确职责，将各项政策落到实处；加强对学生的教育引导和政策解读，维护良好教育教学秩序；相关院校和培训基地积极配合有关方面做好临床硕士专业学位研究生培养与住院医师规范化培训的相关衔接工作；并对不同类型的临床医学专业学位研究生的培养要求进行了明确规定。

(二)毕业后医学教育稳步推进

住院医师规范化培训制度实施成效逐渐显现。培训规模不断扩大，2016年下达培训招收计划 7 万人，实际完成招收 7.2 万人，其中全科专业招收超过 1 万人，儿科超过 5000 人，均创历史新高。2014 年来，全国累计招收在培住院医师已达 19 万人。住院医师临床能力显著提升。出台了结业考核实施方案，建立全国统一的理论考核题库。继续开展第三方评估，督促各地落实政策制度，对工作滞后的地区和培训基地予以全国通报，发挥了以评促建的作用。2016 年全国临床执业医师考试结果显示，参加住院医师规范化培训的人员考试通过率为 83%，明显高于未接受培训者。北京、上海、浙江等先行省市，住培结业人员受到患者和用人单位普遍欢迎。区域发展更加均衡。北京、上海、浙江、四川等 11 个东部和内地省市，帮助新疆、西藏等地代培住院医师，2016 年新招 500 人，累计代培 1100 余人。国家组织培训专家深入西部边疆传帮带，全面提升当地师资带教水平，提高人才培训质量。

专科医师规范化培训制度试点工作启动。专科医师规范化培训是毕业后医学教育的重要组成部分，是在住院医师规范化培训的基础上继续培养

---

[127] 教育部办公厅，国家卫生计生委办公厅，国家中医药管理局办公室. 关于加强医教协同做好临床医学硕士专业学位研究生培养与住院医师规范化培训衔接工作的通知.

能够独立、规范地从事疾病专科诊疗工作临床医师的必经途径，在国际医学界有广泛共识和长期实践。2016 年 1 月，国家卫生计生委发布了《关于开展专科医师规范化培训制度试点的指导意见》[128]。以神经外科、呼吸与危重症、心血管内科等 3 个专科为先导，启动了专培制度试点工作。该《意见》以深化医药卫生体制改革的总体部署为指导思想，坚持面向临床、整体设计、政府主导等原则，力争到 2020 年在全国范围初步建立专科医师规范化培训制度，对试点内容、培训专科、培训对象、培训基地、培训招收、培训模式、培训数量和质量控制等任务进行了详细解读。本次制度试点既包含探索培训模式、培训标准等教育培训政策的内容，也包括人事薪酬待遇、财政保障、学位衔接等配套的政策措施，形成了更为清晰明确、严格规范、易于操作的政策制度。

助理全科医生培训工作开始实施。2016 年 4 月，国家卫生计生委联合国家发展改革委、教育部、财政部、人力资源社会保障部和国家中医药管理局共同印发了《助理全科医生培训实施意见（试行）》[129]。中央财政按照每人每年 2 万元的标准建立了经常性补助机制，2016 年共下达招收计划 5000 人。该《意见》坚持统筹划分、分级管理，需求导向、控制规模，统一标准、保证质量的基本原则，对培训对象、培训模式、培训内容和培训基地等内容进行了明确，争取到 2020 年，原则上所有新进农村基层医疗机构全科医疗岗位的高职（专科）学历的临床医学毕业生均需接受助理全科医生培训，到 2025 年，初步形成以"5+3"全科医生为主体，以"3+2"助理全科医生为补充的

［128］国家卫生和计划生育委员会. 关于开展专科医师规范化培训制度试点的指导意见［EB/OL］. http://www.nhfpc.gov.cn/qjjys/s3593/201601/0ae28a6282a34c4e93-cd7bc576a51553.shtml.

［129］国家卫生和计划生育委员会. 关于印发助理全科医生培训实施意见（试行）的通知［EB/OL］. http://www.nhfpc.gov.cn/qjjys/s3593/201606/ac7465a778f24f-cd9a47f7cec54a3974.shtml.

全科医生队伍，全面提升农村基层全科医疗卫生服务水平的目标。

与此同时，全科专业住院医师规范化培训招收规模继续扩大，带帽下达1万名招收任务，实际完成招收10213（西医8501人，中医1712人）；继续实施全科医生转岗培训、农村订单定向医学生免费培养、全科医学师资培训等项目，分别下达招收5000人、5450人、10000人，其中农村订单定向免费医学生实际完成招生5636人，超额完成计划任务。

（三）继续医学教育迈上新台阶

在继续医学教育方面，2016年国家卫生计生委会同财政、中医药局印发《"十三五"全国卫生计生专业技术人员培训规划》，组织制订了《关于进一步加强继续医学教育工作的指导意见》和《继续医学教育管理办法》等文件，对800余万各级各类专业人员的在职教育培训工作做出全面部署，指导各地做好"十三五"医学人才培养工作。实施了人才培养综合改革试点项目，推进贫困地区医疗卫生人才队伍建设。与贵州省人民政府共同启动实施"黔医人才计划"，支持江西实施县级公立医院能力建设行动，支持欠发达地区加强人才培养工作。

2016年第一批国家级继续医学教育项目12205项；2016年第二批国家级继续医学教育项目3206项和国家级继续医学教育基地项目509项，共计3715项。比2015年国家级继续医学教育项目增加2654项，其中国家级继续医学教育基地项目增加65项。（2015年第一批国家级继续医学教育项目9791项，含备案项目1510项；2015年第二批国家级继续医学教育项目3031项和国家级继续医学教育基地项目444项，共计3475项）[130]。继续医学教育项目的普遍开展为提高医务人员业务水平，医疗质量不断提升提供了保障。

---

[130] 中华医学会. 继续医学教育项目审批结果查询［EB/OL］. http://cmegsb. cma. org. cn/national_project/listBaseProjectGongbu. jsp.

第三部分 地方改革探索

　　2016 年，地方改革举措百花齐放、改革经验不断涌现，为深化医改注入新的活力。医药卫生体制改革的关键点取得突破，公立医院改革也取得突破性进展，改革由局部向整体推进，改革的系统性、协同性明显增强，多部门共同发力，形成改革合力。中共中央和国务院及时对地方的成功经验进行梳理提炼，上升为国家政策，进一步巩固和扩大医改成果，助推医改向纵深推进。

　　2016 年 11 月 8 日，中共中央办公厅、国务院办公厅转发了《国务院深化医药卫生体制改革领导小组关于进一步推广深化医药卫生体制改革经验的若干意见》，从 8 个方面总结了 24 条典型经验（表 7），并发出通知，要求各地区各部门结合实际认真贯彻落实。

表 7　医改典型经验分类及名称

经验类别	具体名称
（一）建立强有力的领导体制和医疗、医保、医药"三医"联动工作机制，为深化医改提供组织保障	1. 加强党委和政府对医改工作的领导 2. 建立健全工作推进机制
（二）破除以药补医，建立健全公立医院运行新机制	3. 按照腾空间、调结构、保衔接的基本路径逐步理顺医疗服务价格 4. 落实公立医院药品分类采购。区分药品不同情况，通过招标、谈判、直接挂网、定点生产等方式形成合理采购价格 5. 公立医院药品采购逐步实行"两票制" 6. 规范诊疗行为 7. 落实政府投入责任
（三）发挥医保基础性作用，加强对医疗服务的外部制约	8. 加强医保经办管理职能 9. 全面推进支付方式改革 10. 创新基本医保经办服务模式
（四）推进政事分开、管办分开，建立现代医院管理制度	11. 理顺政府办医体制 12. 落实公立医院运营管理自主权 13. 实施公立医院绩效考核 14. 加强公立医院精细化管理
（五）建立符合行业特点的人事薪酬制度，调动医务人员积极性	15. 建立灵活用人机制 16. 推进薪酬制度改革
（六）以家庭医生签约服务和医疗联合体为重要抓手，加快分级诊疗制度建设	17. 推进家庭医生签约服务 18. 组建医疗联合体 19. 发挥中医药服务优势 20. 健全分级诊疗配套政策
（七）充分利用互联网技术，改善群众就医体验	21. 加强健康信息基础设施建设 22. 大力推进便民惠民服务
（八）发展和规范社会办医，满足多元化医疗服务需求	23. 提升社会办医发展水平 24. 加强规范管理

第七章　公立医院改革典型经验

2016 年，地方公立医院改革精彩纷呈、各具特色。在稳步推进城市公立医院改革的进程中，各地结合自身实际情况，勇于突破，敢于创新，涌现了一大批公立医院改革典型案例，安徽天长市、福建尤溪、江苏启东、青海互助 4 个县（市）是 2016 年县级公立医院改革内涵建设、提高实效的先进典型；福建三明市经过多年努力，在药品流通领域改革、医疗保障制度改革以及公立医院综合改革方面均有创新性做法；江西新余在 2016 年国家公立医院改革综合评估中具有较好表现，体现了公立医院改革的综合性和全面性；江苏省公立医院改革在医务人员薪酬制度建设方面先行先试，取得突破性进展，多项具体措施有效提高了医务人员积极性；上海市在现代医院管理制度方面，经过多年积累，各项制度建设成熟完善，值得借鉴；山东省在医院属地化改革方面敢于突破制度壁垒和利益藩篱，开端良好；河北省抓住京津冀一体化建设有利时机，省内开展县级公立医院改革示范建设工作，取得较好效果；青海省创新了欠发达地区公立医院改革的有效路径，统筹推进，进展较好。不同层级的改革经验正在逐步转化为改革政策，为其他地区深化公立医院改革提供借鉴。

第一节　天长市建设县域医共体，构建农村分级诊疗模式

安徽省天长市于 2012 年 10 月启动县级公立医院综合改革工作，取得一

定成效。2016 年 3 月以来，坚持问题导向，确立了"以县级医院为龙头，上联三甲，下联乡村，组建医共体，造福天长人"的改革思路，探索出一条具有中国特色又符合天长市情的农村分级诊疗服务模式[131]。

（一）主要做法

1. 深化县级公立医院改革，让"龙头"真正强起来。管理上"有收有放"。"收"就是统一政府办医决策权。成立由市长任主任的公立医院管理委员会，将财政、卫生、人社、物价、编办等部门办医权力收归医管会统一决策，负责公立医院重大项目实施、院长选聘、绩效考核等职责，形成办医主体明确、部门政策协同、决策科学高效的管理新体制。公立医院管理委员会下设办公室，设在市卫生计生委。成立城乡居民医保基金管理中心，实行三保合一，隶属于公立医院管理委员会。"放"就是放开医院自主经营管理权。充分落实县级公立医院独立法人地位，按照"能放全部放"的原则，把用人招人、机构设置、收入分配等 6 项权力全部下放到医院。创新实行编制备案制管理，核定两家公立医院人员编制总量 1841 个，允许医院自主招聘备案制人员。医改以来，两家县级公立医院共招录医疗技术人员 330 名，引进硕士 45 名、博士 1 名。运行上"有破有立"。"破"就是破除以药补医。实行了两轮药品采购改革，2012 年 10 月起实行药品（除中药饮片外）零差率销售，药品价格下降 15%；2015 年所有医疗机构开展药品集中带量采购工作，2016 年 6 月两家公立医院耗材又实行零差率销售，继续挤压药品、耗材虚高水分，药价再次下降 15%。"立"就是建立全新运行机制。重点是通过完善财政补偿政策、动态调整医疗服务价格和调动医务人员积极性，确保公立医院良性运转。明确了"定项+专项"的财政补偿办

---

[131] 县级公立医院综合改革示范工作现场会发言材料之一. 2016 年 12 月 22 日. 安徽天长.

法，将县级公立医院政策性亏损、离退休人员经费、重点专科建设和人才培养等列入财政预算；对基础建设、人才引进、院长年薪等给予"专项"财政补助。改革以来，卫生支出占财政支出比重一直保持在15%以上，高于全省平均水平5.7个百分点。2016年对公立医院投入达2800万元，并明确医改前公立医院债务3525万元纳入政府性债务统一管理。建立了动态的价格调整机制，用降低药品、耗材价格腾出的空间，前后3次调整医疗服务价格共3028项，一方面降低检查、检验费，另一方面提高治疗、手术和专项护理费，理顺医疗服务价格比价关系，体现医务人员劳动价值。构建了有效的医务人员激励机制，实行院长年薪制，通过考核发放，由市财政全额承担，每三年调整一次。2015年两家公立医院院长年薪分别达35万元、37万元（税后），其他医务人员实行与劳动价值、医改目标相一致的岗位目标绩效工资分配制度，体现多劳多得、优绩优酬，合理拉开收入差距。目前，两家公立医院医护人员基础性绩效工资与奖励性绩效工资比例达4∶6，绩效工资差距保持在1000~3000元/月。监管上"内规外控"。"内规"就是加强医院自身规范管理。强化医院内部质控体系建设，建立处方点评制度，开展抗菌药物专项整治和病历评审等活动，规范医疗服务行为，提升医疗服务质量。"外控"就是发挥政府监管职能。建立总会计师制度，实行院长任期目标责任制和绩效考核问责机制，建立满意度第三方评价制度等，加强对公立医院运行的监管。重点对"三费"指标（药占比、检查化验占比、耗材占比）进行实时监测，并通过"药事通"APP等信息手段，实施重点药物监控，确保控费落到实处，取得长效。

　　2. 建设医疗服务共同体，让"资源"真正活起来。注重三个整合，大小医院成为"一家人"。县域内无序就医是过去存在的突出问题之一，为从根本上改变这一状况，天长市改变过去市镇村医疗机构各自为政、争夺患者的竞争关系，组建县域医共体。**一是整合城乡医疗机构。**以市人民医院、中医院和天康医院3个县级医院为牵头单位，分别与基层医疗机构签订结对协议，组建3个县域医共体。**二是整合区域信息平台。**依托县级公立医院，建设区域 HIS、影像、检验、心电、病理等五大中心，实现医共体内信息互通、检查结果互认、远程会诊协作，为落实和推进分级诊疗提供技术支撑。**三是整合医疗服务资源。**牵头医院对医共体内人、财、物统一管理。医共体内开展医师多点执业，大型医疗设备统一管理、共同使用；注重发挥中医专科优势，对基层医疗机构统一配送中药饮片等，推动优质医疗资源纵向流动。使基层就医群众以卫生院的收费标准享受到县级医院医疗服务，实现"少付费、少跑路"目标。坚持三条原则，上下联动变成"一条心"。为了让医共体真正发挥作用，天长市在"共"字上做文章，把医共体打造成为利益共同体、责任共同体和发展共同体。**一是坚持利益共享原则，实行按人头总额预付制。**新农合基金对医共体实行按人头总额预付，交由牵头医院统筹管理，年底结算，超支由县级医院承担，结余由县级医院、镇卫生院、村卫生室按 6：3：1 比例进行分配。把原来医院想方设法多花的新农合基金从"医院收入"变成"医院成本"，多花的每一分钱都是自己的，外转患者花的钱也要自己"掏口袋"，倒逼医共体内各医疗机构主动控制不合理医疗费用，降低外转患者，尽最大努力减少居民患病。**二是坚持责任共担原则，建立分工协作机制。**医共体内实行基层首诊、双向转诊、急慢分治、上下联动，确定县级公立医院 122 种、镇卫生院 50 种确保收治病种目录，明确县级医院 41 个下转病种和 15 个康复期下转病种清单。建立上下转诊绿色通道，严格外转审批，落实分级诊疗职责，合理分流患者。**三是坚持发展同向原则，建立协同发展机制。**统一业务管理。医共体内各医疗机构在规章制度、技术规范、人员培训、绩效考核等方面执行统一标准。实行人员柔性流动。县级医院、基层医疗机构分别预留 3% 的流动送医岗位和 5% 的流动送培岗位，用于县乡人员"双派送"。强化对口帮扶。牵头医院在人才、技术、管理、设备设施和服务等方面，加强对基层医疗卫生机构的支持和扶持力度。目前，结成 1+1+1 师徒关系（县级牵头医院+乡镇医院+村卫生室）395 组，共开展专家帮扶 1350 人次，指导基层查房 488 次，会诊手术 24 次；举办培训班 103 期，免费接受下级医务人员进修学习 52 人次。围绕三个重点，深化医改闯出"一条路"。**一是**围绕基金安全，实行按病种付费。对每个病种制定付费标准并留有适当的结余空间，超过标准的费用医保基金不支付，结余的奖励给医院。防止医院过度医疗，堵住浪费。截至2016年10月底，市人民医院实行按病种付费病种200种，中医院146种。此外，还实行以病种为主的复合式付费方式改革，控制医疗服务成本。**二是**围绕服务规范，推行临床路径管理。按病种付费堵住了浪费，但是又要防止医院为了节省基金而治疗不足，降低服务质量。为此，同步推行临床路径管理，两家公立医院将所有科室纳入临床路径管理，共对387个病种明确了治疗流程，并实行表单式管理，让患者全程知晓，确保诊疗步骤一个都不少，保证医疗服务不缩水。**三是**围绕居民健康，转变卫生发展理念。把以治病为中心转变为以人民健康为中心。构建由县级公立医院、基层医疗卫生机构、专业公共卫生机构组成的健康管理网络。在县级公立医院设置健康管理中心，进行健康干预，并建立"双处方"制度，向就诊患者开具用药处方和个性化健康处方，已覆盖276个病种。在乡村开展村医签约服务，已签约13.8万人，其中，重点人群4.89万人。加强慢性病健康管理工作，市财政投入400万元，为高血压、2型糖尿病患者提供免费国家基本药物，受惠患者2.5万人。

3. 巩固完善基层医改，让"网底"真正兜起来。落实分级诊疗制度关键在于强基层，使基层服务跟得上，让群众愿意去。提升基层保障能力。实行定项补助政策，2016年，按卫生院编制内实有人数全额核拨人员经费4605万元（含"五险一金"）。及时拨付村医各项补助资金815.8万元，为498名在岗村医购买了基本养老保险，向236名到龄退出村医发放了生活补助。提升基层内在活力。创新公共卫生服务机制，实行"五证合一"。创新基层医疗机构绩效管理，将基层医疗机构考核结果与财政补助挂钩，并设立50万元的专项奖励基金。允许基层卫生院收支结余二次分配。深入开展"三评比三促进"和群众满意乡镇卫生院创建活动，1家中心卫生院获得国家命名群众满意乡镇卫生院。提升基层服务能力。投入2800多万元，完成镇卫生院改扩建、医疗设备更新及村卫生室标准化提升。对基层医疗机构高级专业技术人员给予政府津贴。加强中心卫生院内涵建设，2家中心卫生院达到二级综合医院创建标准。建立村医准入退出机制，全市选聘村医571名。

（二）改革成效

随着试点工作的深入，综合改革各项工作形势向好，取得初步成效，得到国务院医改领导小组副组长、国家卫计委李斌主任和世界银行金塘行长以及省、滁州市领导的充分肯定。

1. **群众、医护人员满意度"双提高"。** 群众看病负担不断下降，医保报销水平持续提升，截至2016年10月底，新农合可报销比提高到88.1%，实际补偿比达到70%，高于全国平均水平20个百分点，患者自付医疗费用下降到30%。医务人员薪酬水平不断提高，两家公立医院人员支出占业务支出比重均上升到36%，高于全省平均水平3个百分点。医护人员平均年收入达10万元以上，与2012年相比翻了一番。第三方调查显示，群众、医务人员满意度保持在93%以上。

2. **县级、基层医疗机构服务能力"双提升"。** 截至2016年10月底，天长市县级医院可治疗的病种达2254种，比2012年增加357种，新建了消毒供应中心、ICU病房，新增省级以上重点专科7个。乡镇卫生院可治疗的病种达90种，比2012年增加40种，门诊人次维持在80万以上，较医改前增长14.2%，占全市医疗机构门诊量的52.7%。

3. **县外就诊回流、县内基层首诊幅度"双增长"。** 截至2016年10月底，县域内就诊率达到92.24%，较2012年增加2个百分点。乡镇卫生院服务量开始增加，住院患者8524人次，较上年同期增加14.5%。双向转诊机制初步建立，医共体内下转明显超过上转人次，共下转6321人次，上转患者2732人次，初步形成了"小病首诊在基层、大病在县内、康复治疗回基层"的良性就医格局。

4. 人才队伍建设和医疗服务质量提升"双加强"。医务人员学历和职称结构不断优化。截至 2016 年 10 月底，两家公立医院本科学历以上人员 570 人，占比 38%，较改革前增长 3%，中级职称以上 537 人，占比 36%，较改革前增长 2%。医疗服务质量有所提升，与去年相比，危重患者抢救成功率达 97.8%，提高 5.8%；院内感染发生率仅 0.13%，下降 68.3%。与上半年相比，处方合格率提升 5%，抗生素处方占比下降 3.5%，门诊静脉输液比例下降 4.9%。

5. 医疗费用增幅和基金支出"双下降"。截至 2016 年 10 月底，两家公立医院总医疗费用增幅 6% 左右，同比下降约 5 个百分点；普通疾病、重大疾病市外就诊呈现"双降"趋势，与去年相比，减少基金支出 1370 万元，医保基金运行更为平稳。

第二节　尤溪县坚持三医联动，引领县级公立医院综合改革

作为三明医改试点县和全国县级公立医院综合改革示范县，近年来，尤溪县强化医改工作的组织领导，以"三医联动"为抓手，以"百姓可接受、财政可承担、基金可运行、医院可持续"为目标，围绕"公立医院回归公益性质、医生回归看病角色、药品回归治病功能"内涵要求，坚持领头改革，抓好示范样板，不断总结创新经验，全面统筹推进医药卫生体制改革[132]。

（一）主要做法

1. 实施三医联动改革，实现"腾笼换鸟"目标。从医药改革破题入

---

[132] 尤溪县卫生计生委领导访谈结果，县级公立医院综合改改革示范工作现场会发言材料之二. 2016 年 12 月 22 日. 安徽天长.

手，逐步跟进医疗、医保改革，通过降药价、堵浪费、腾空间、调价格，挤压医药价格虚高水分，提高医院可支配收入，实现"腾笼换鸟"目标。**一是改革医药腾空间。**继 2013 年全面取消药品（含耗材、器械）15% 的销售加成之后，重点监控辅助性、营养性、高回扣的 129 个品规药品，按照"为用而采、去除灰色、价格真实"的原则，在保证质量的前提下，实行最低价采购，严格执行"一品两规""两票制"和"药品采购院长负责制"，2016 年 6 月，又将县级公立医院在用的医用耗材（试剂）按类别、分批次进行联合限价采购，从源头上堵住药价（耗材）虚高问题，奠定"腾笼"基础。**二是改革医疗堵浪费。**严格控制"大处方"，加强次均门诊费用和次均住院费用监管；建立医保医师数据库，实行医保医师代码管理，严格医师诊疗行为；严格控制抗菌药物使用，执行抗菌药物分级管理制度，县级医疗机构每月必须将抗菌药物用药量前 10 名的品规及其开具医生在院务公开栏公布，对连续三个月排名在前三名的抗菌药物给予暂停使用处理，并约谈责任医生；严格控制大检查，要求县级公立医院大型设备检查阳性率不低于 70%，全年大型医疗设备检查费用占医疗总费用的比重控制在 3.5% 以内；加强医疗机构抗生素与输液管理，从 2014 年起，确定 53 种无需输液治疗的常见病、多发病。通过医疗改革，建立控费和堵浪费监管长效机制，促进"合理治疗、合理用药、合理检查"，实现"腾笼"目标。**三是改革价格调结构。**在实现"腾笼"目标和医院总收入增长幅度控制在 8% 左右的基础上，同步推进医疗服务价格改革，按照"总量控制、小步快走、有升有降、逐步到位"的原则，动态理顺医疗服务价格，改革以来，先后 5 次调整 4700 多项医疗服务价格，实现"换鸟"目标，优化了医院收入结构，医务性收入占比显著提高，2016 年，两家县级公立医院医务性收入达 64.22%。**四是改革医保增效益。**在做好"三保合一"改革同时，持续做好城乡居民医疗保险扩面提标等工作，促进参保补助与住院补偿双提高、住院预缴与住院费用双下降、报销政策与大病统筹双统一、合理就医与便民诊疗双加强。在此基础上，按照"定额包干、超支自付、结余归己"的原则，2016 年重点实行全病种（609 种疾病诊断相关分组）付费改革，设立公立医院医保服务站，建立医保在线监管机制，杜绝各类违规违纪行为，实现基金平稳运行。**五是改革管理保目标。**建立公立医疗机构管理委员会，履行政府办医职能；建立以公益性为导向的院长考核评价指标体系，突出功能定位、办医方向、职责履行等考核指标；建立总会计师制度，精准核算运行成本和医疗成本，提高资金使用效益；建立廉政廉医、医患纠纷投诉和测评末位"三预警"工作机制，进一步规范医务人员日常行为。通过现代医院管理制度的建立，实现公立医院公益性、调动医务人员积极性、确保患者得实惠。

2. **创新三项分配机制，探索建立行业薪酬制度。**创新人事薪酬分配制度改革，建立符合医疗行业特点的薪酬分配制度。**一是实行医院工资总额制。**明确公立医院工资总额为医务性收入乘以市确定的工资系数、调节系数和院长考核分，按医生（技师）、护理（药剂）、后勤 5∶4∶1 的比例分配，每年度调整各系列工资总额分配比例，建立动态调节机制，设定不突破核定的工资总额、不亏损兑现工资"两条红线"，允许剩余的工资总额结转下年度使用。**二是实行全员目标年薪制。**在 2013 年率先实行院长、医生（技师）目标年薪制的基础上，2015 年又将公立医院在职在岗的护理、药剂、行政后勤等人员全部纳入目标年薪管理，按照不同系列和岗位，实行不同职级的目标年薪制，打通了公立医院薪酬分配改革最后一公里。**三是实行年薪计算工分制。**率先研发运用年薪工分制计算软件系统，实行量化质化双考核（定性工分 30%、定量工分 70%）的薪酬分配机制。2016 年，研发基层奖励性绩效分配工分制计算软件系统，体现公益性、彰显公平性、遏制逐利性，逐步实现"三个回归"。

3. **联推三级同步发展，构筑分级诊疗制度。**坚持发挥县级公立医院龙头带动作用，从三个领域入手，推进县、乡、村三级同步改革发展，逐步建立完善分级诊疗制度。**一是以组建医疗联合体为纽带，带动分级诊疗。**在实行"代管制"的基础上，按照"分工协作、主动自愿、合作共赢、统筹协调"原则,组建沈城、沈溪 2 个紧密型医联体,统筹管理人、财、物,形成以县级公立医院为龙头、乡镇卫生院为骨干、村卫生所与社区医养结合服务站为基础的工作联盟和利益共同体、责任共同体,促进人才、优质医疗资源合理流动、有效配置,实现资源共享、分级诊疗和转诊预约协同服务,县域内就诊率达 90.75%。**二是以提升服务能力为突破口,助推分级诊疗。**县医院、县中医院分别以神经外科、儿科、感染科和中医科、骨伤科、理疗康复科为重点,帮扶基层专科建设,培育覆盖全县、中西医并重的医疗服务体系。2015~2016 年投入 3000 多万元为基层更新 DR、彩超等医疗设备,全面提升综合服务能力。建立基卫系统检验、电子病历、心电、影像、远程诊断等信息子系统,实现县域医疗服务信息互联互通。**三是以筑牢网底为载体,保障分级诊疗。**强化"责任制、代管制、定补制、联动制、薪酬制"五制做法,深化基层医疗机构第二轮改革,激发基层卫生机构内生活力。按照"筑牢网底、基层守门、开通医保、送医到村、预防为主、医养结合"目标,以"1633"模式(一延伸,即乡镇卫生院、社区卫生服务中心在村居延伸举办村卫生所、社区医养结合卫生服务站;六统一,即推行"规划建设、人事管理、业务管理、药械管理、财务管理、绩效考核"六个统一;三规范,即实行"场所建设、诊疗行为、收费标准"三个规范;三加强,即实施"财力保障、业务指导、监督评价"三个加强),建成公建公管公益性质的村卫生所(社区医养结合服务站)220 个,聘用乡村医生 345 名,进一步筑牢农村医疗卫生服务"网底",为农村居民健康"守门"。

4. **推行四级共保工程,提升全民健康水平。**在三明市现有医保支付政策的基础上,并行实施"一组团、一包干、互结算、两允许"机制(一组团,即组建沈城、沈溪两个医联体。一包干,即将预留大病保险和第三次精准补助后的基本医疗保险基金划片包干给两个医联体使用。互结算,即结余的医保基金由两个医联体之间、县乡村医疗机构之间、民营医疗机构与医联体之间互为结算。两允许,即允许结余的基金直接纳入医院医务性收入,用于计算工资总额;允许健康促进经费从医疗机构的成本中列支),增强主动节约基金意识,调动各级医疗机构抓健康教育、健康促进工作的积极性。**一是改革医疗服务模式**。以医联体为纽带,采取对口支援、县级医院特色专科开进卫生院(社区)、鼓励县级医院专家到基层多点执业、市县乡村四级共同保障城乡居民健康等多种形式,构建一体化医疗服务新模式,促进患者合理分流、分级医疗、有序就医,将居民基本健康问题解决在基层,努力为群众提供"全方位、全过程、全生命周期"的卫生与健康服务。**二是转变医疗服务方向**。以健康教育与健康促进为重点,引导县级医院人才、资源、病种"三下沉",构建乡村基层医疗机构"防疾病、治小病、管慢病、转大病"和县级医院"治大病、沉基层、抓培训、提技能"医疗服务体系,促进各医疗机构以治病为中心转向治病与治未病并重,最终向以人民健康为中心的模式转变,努力实现群众"不得病、少得病、不得大病"目标。**三是开展健康尤溪行动**。建立相关部门协同抓健康教育和健康促进的工作机制,明确县卫计、文体、教育、农业、市场监督管理、住建、环保等相关部门健康促进职责分工,分别牵头组织实施健康教育普及、健康行为促进、科学饮食推广、生态环境宜居、服务能力提升、服务模式改变等六项行动计划,促进健康尤溪建设,提升群众健康水平。

(二)主要成效

通过4年多的改革实践,顶层设计不断完善,重点难点逐步突破,群众看病难、看病贵问题有效缓解,2016年4月,高分通过国家县级公立医院综合改革效果复核评价。改革成效主要体现在财政投入增加、医院医务性收入增加、医务人员收入增加、医保基金结余增加、患者自付医药费用减少的"四增一减"上:

1. 形成公益办医责任体系。县委、县政府认真贯彻党中央、国务院和省、市的部署要求,切实承担起基本医疗保障的民生责任,坚持党政"一把手"亲自挂帅抓医改,强化医改的领导责任、保障责任、管理责任、监督责任，明确基础设施、大型设备等六项经费由政府投入，四年来共投入3.2亿元（占地方财政总收入的9.31%）用于县级卫生事业发展，2016年继续投入5000万元改善县级公立医院基础设施。

2. 促进医院步入良性发展。软硬件得到有效改善，先后建成县中医院门诊楼、后勤保障楼和县医院外科综合楼，新购置CT、MRI、彩超等一批大型设备；社会尊医重卫氛围逐步形成，医患关系逐步好转，部门配合支持更加紧密。历史债务全部由政府买单偿还，让医院卸掉历史包袱，轻装上阵开展新技术、新项目。医疗人才得到有效保障，随着医院收入结构改变，医生收入大幅提升，人才难招难留问题有效缓解。医院管理更加规范，建成现代医院管理制度，落实"管办分离"机制，医院享有更加充分自主的人事权、经营权、分配权、管理权，实现责权利的统一。

3. 调动医护人员积极性。2015年，县级公立医院医生目标年薪最高达24.39万元，医务人员平均年薪11.6万元，是改革前的2.15倍，为社会平均工资的2.2倍。乡镇卫生院院长（主任）人均年薪13.94万元，最高达20多万元，医务人员平均年薪7.71万元，最高达19多万元，分别是2013年的2.1倍和1.6倍，收入待遇大幅度提高，工作积极性有效调动，职业认同感得到提升。

4. 有利提高基金运行效益。全县城镇职工医保在赡养比逐年下降的情况下，医保基金连续四年保持盈余，2012年至2015年分别结余1933.63万元、2256.02万元、1811.63万元和2795.17万元。城乡居民医保平稳运行，2015年结余109.56万元。

5. 有效破解就医难贵问题。提高医保报销比例，县级医院医保政策范围内报销比例从2011年的65%提高至2016年的85%，基层医疗机构提高至2016年的90%，全病种住院费用患者自付比例控制在30%以内（29.51%），城镇职工医保个人住院自付次均费用由改革前2011年的1767.7元下降到2016年的1603.1元；城乡居民医保由改革前2011年的2017.3元下降到2016年的1617.2元，低于全国、全省同级医院水平。启动大病保险和第三次精准补助，最高可获补助 32 万元，2016 年，全县大病保险补偿 10593 人次，补偿金额 1957.67 万元，有效减少群众"因病致贫、因病返贫"现象。

第三节　启东市创新医院管理体制，构建 合理有序就医新格局

启东自被确定为全国县级公立医院综合改革示范县以来，成立了由市委书记、市长担任双组长的医改工作领导小组，把深化县级公立医院综合改革作为保障和改善民生的重要举措，将增投入、建体系、转机制、调结构，控费用、增效益、优服务、惠民生结合起来，研究制订了《启东市创建县级公立医院综合改革示范县实施方案》《启东市公立医院综合目标责任制考核方案（试行）》等 18 个文件，快速平稳推进公立医院改革，取得了良好的工作成效[133]。

（一）优化公立医院法人治理结构，公立医院运行机制进一步完善，城乡一体化管理基本实现

成立了以组织部、编办、发改、人社、财政、卫计委等部门为成员的公立医院管理委员会，在全市以市人民医院和市中医院为龙头，根据区域划分，按照一家三级医院、一家二级医院、若干一级医院模式组建两大医疗管理集团，全市所有公立医院全部纳入集团化管理，市、镇、村三级医疗机构全面实现一体化管理。医疗管理集团履行公立医院经营管理职能，执行现代医院管理制度。两大集团分别成立理事会和监事会，实行总院长

---

[133] 县级公立医院综合改改革示范工作现场会发言材料之三. 2016 年 12 月 22 日. 安徽天长.

负责制，下设综合、财审、业务三个科室，具体负责集团日常工作。集团成员单位在理事会统一领导下实行院长负责制。集团内部实行发展规划、人事管理、财务管理、资源调配、绩效考核五个统一管理；建立分工协作、分级诊疗、人才培养、质量管理、技术共享五大运行机制，组建消毒供应、病理、会计核算三大资源集约中心，远程会诊、远程教育、远程影像、远程临检、远程心电五大技术共享中心，使全市医疗资源高度集约利用、同质化管理，并以卫生信息化为依托加快实现"城乡一体化、资源集约化、管理同质化、发展均衡化"目标。2016 年 1～10 月份，两龙头医院通过下派中级以上医师对口支援，开展门诊坐诊、查房、指导手术、病例讨论、会诊等累计 10493 人次，集中消毒供应 30591 件，病理、检验诊断 13951 例次，影像、心电诊断 20492 人次，远程教育 7523 人次，会计核算票据 160386 次。

（二）彻底破除以药补医机制，群众看病就医负担进一步减轻

按照腾笼换鸟的改革思路，彻底破除以药补医。第一步，从 2014 年 8 月起，取消药品加成，理顺医疗服务价格，医院因此减少的收入，80% 调整医疗服务价格，20% 财政补偿。实施以来，一共两次调整，上调 1250 项，下调 430 项，市场调节 32 项，财政补偿 3545.41 万元全部到位，调价部分占取消药品加成的 70% 以上。第二步，从 2017 年起，全市在省集中采购目录下，根据采购计划，统一集中竞价谈判，带量采购，并按实际采购价格销售，最大幅度减轻群众药品费用负担。医院因此减少的药品收入通过按比例加大财政投入和合理调整医疗服务收费价格予以补偿。调价部分全部纳入医保支付范围。2016 年 1～10 月，人民医院、中医院门急诊人次总数 796016 人次，同比增长 9.1%；均次费用 271.9 元，同比降低 10.6%，出院人次数 55586 人次，同比略有下降，住院均次费用 8640.7 元，同比降低 13.9%。药占比为 37.7%，同比下降了 7%。百元医疗收入中耗材为 16.8 元，群众看病就医负担有效减轻，看病贵问题有效缓解。

（三）改革人事薪酬分配制度，公立医院用人自主权明显增强，进一步激发医院内生活力

实行编制岗位改革，合理确定集团人员总量，事业编制人员、备案人员和政府购买服务人员中的卫技人员计划由集团统筹使用，实行编制备案制管理，自主招聘。目前，核定了集团人员使用总量为 4600 名，集团内现有编内 2807 人，编外 1273 人，能保证五年内卫技人才梯队的需求，人员余量每两年 1 次申请备案后自主确定人员使用计划，更加符合卫技人才招聘规律。集团内部人员柔性流动，理事会经医管委同意，可根据集团运行情况和实际需求对人员进行合理化整合，根据岗位需求，第一集团内部部分妇产科人员实行柔性流动，缓解了小专科人力资源压力，提高了流动人员的服务水平，真正达到人尽其才、才尽其用，提高人才合理利用效率。

实行薪酬分配制度改革，实施档案工资与实际分配分离，在岗薪酬按绩效考核分配，五险一金按档案工资基数缴纳。实行公立医院工资总量制和院长年薪制，在人员工资总量核定上，重点突出医务性收入、取消药品和耗材收入、淡化检验检查收入等因素，并与综合目标责任制考核结果挂钩，在总收支平衡的范围内合理确定工资总量上限，由市财政对保障性工资兜底。试行集团总院长年薪制，第一、第二集团总院长年薪分别为 40 万、35 万元，由市财政核拨，不列入医院工资总量。

实施集团内各成员单位院长年薪制，根据医院级别分别为 15 万、20 万、25 万元，在基层医院统筹经费内列支，不列入医院工资总量。实行公立医院综合目标责任制管理，制定了 7 大项 48 小项的考核细则，公立医院的目标更加明确、责任更加具体、考核更加严格、管理更加规范、精细、科学。公立医院内生活力得到有效激发，院长有压力、医务人员有动力、医院有活力的局面基本形成。

（四）规范医保管理运行机制，进一步强化公立医院监管，社会满意度得到明显提升

按江苏省和南通市统一要求，整合职工、城镇居民医保和新农合两个医保经办机构，组建新的医保基金管理中心，实施统一管理，统筹推进医保支付方式改革，稳步提升医保保障水平，提高实际补偿比。实行基本医保、大病医疗保险、疾病应急救助、医疗救助和商业保险等多层次保障制度。医保支付方式改革覆盖全市所有定点医院，建立以拉开补偿差距，推行双向转诊补偿标准、实行契约服务补偿等多种形式相结合的分级诊疗补偿机制。住院医药费实行按病种结算、按床日结算、按人头结算等多种方式结合的结算方式，市人民医院和市中医院按病种付费病种不少于 100 个，同步实行临床路径管理，三级医院纳入临床路径管理病种不少于 50 种，中心卫生院不少于 15 种，乡镇卫生院不少于 5 种，年度临床路径管理病种数量不少于总出院患者数 20%。努力缩短平均住院日，三级医院小于 10 天，二级医院小于 8 天，其他医院小于 6 天（传染病患者、精神病患者除外），2016 年，县级公立医院平均住院床日已经达到 9.36 天，实现了既定目标。2017 年起，新农合将实行总额预付。以控制费用为切入点，以改善人民群众看病就医感受为出发点，推进落实公立医院改善医疗服务行动计划。优化公立医院收支结构，严控医药费用不合理增长。完善医德医风电子考评制度，深化"阳光用药工程"，推进"无红包医院"创建，完善重点岗位轮岗交流制度，大力整治医药购销领域不正之风，继续推行第三方函调制，逐步提升第三方函调患者比例。完善医患纠纷第三方人民调解和"保调结合"机制，不断提高医疗责任险保障力度，完善第三方调解平台功能，着力提升第三方调解的专业化、规范化、系统化水平，努力提高调解成功率和医患双方满意度。2016 年，通过委托第三方对全市公立医院满意度函调结果显示，各项指标总体平均满意度达 97%。

（五）完善分级诊疗制度，建立上下联动协作机制，就医新格局基本形成

以集团工作为抓手，加强县级公立医院对乡镇卫生院支持指导，提升基层医疗卫生服务能力。龙头医院对下级医院、龙头医院一级科室对基层医院、基层医院对村卫生室建立长期稳定的结对帮扶、对口支援工作机制，全面推行市级医院医生驻镇、镇级医院医生驻村制度，并列入绩效考核，探索建立集团内定期交流轮岗工作机制。在继续完善"一提升（提升基层医疗机构服务能力）、双引导（强化医保政策引导、强化舆论宣传引导）、双规范（规范双向转诊制度、规范分级诊疗考核）"的分级诊疗机制基础上，更加注重规范慢病（糖尿病、高血压）管理助推分级诊疗工作，实行差别化补助政策和医保支付制度。加强基层全科人才培养、引进和使用，大力推行全科医生签约服务，建立完善医疗集团内执业医师、护士等人才流动机制，充分调动医务人员参与慢性病分级诊疗的积极性，加快实现"引导考核制度化、双向转诊普及化、就医秩序规范化、资源利用最大化"目标。

2016 年 1~10 月份，全市市级医院住院患者数 55586，较去年同期减少 5.9%，基层医院住院患者 55148 例，较去年同期减少 13.2%，基层占比为 50.7%；总门急诊人次为 2822190 人次，其中基层医院为 2026174 人次，占比为 71.9%，比 2015 年提升了 10%。县域内就诊率达到 88.3%。全市基层医院上转参合患者 29371 名，市级医院下转 1373 名。通过分级诊疗制度的完善，市级医院加床现象已经杜绝，全市基层首诊、分级诊疗、双向转诊、急慢分治的就医新格局基本形成，"小病不出村、常见病不出镇、大病到市级医院"目标逐步实现。

第四节 互助县综合施策，探索欠发达地区 公立医院改革之路

互助县开展国家县级公立医院综合改革示范工作以来，坚持"巩固成效、探索创新、重点突破、全面深化"的原则，立足县情，大胆尝试，强化措施，不断推动公立医院改革取得新突破、新成效[134]。

（一）主要做法

1. 强化领导、高位推动，着力加强对医改工作的组织领导。一是建立强有力的领导体制和推进机制。成立了由县委书记任组长、县长任第一副组长的医改领导小组，明确一名县级领导全面负责改革各项工作。组织召开多次医改专题会议，统筹部署各项工作，制定了医疗卫生服务体系规划、现代医院管理、人事薪酬、医保支付、分级诊疗、信息化建设等23个政策文件，为改革的顺利推进提供了组织保障和政策保障。**二是**形成省、市、县合力推动改革的工作格局。2016年，省委、省政府组织召开4次专题会议研究推进互助县医改工作，成立了省医改办主任任组长，省、市、县各有关部门充分参与的工作协调小组，协调解决改革中出现的新问题，督促改革任务落实到位。省、市有关部门9次深入互助县调研指导，为改革工作出谋划策、添砖加瓦，有力保障了互助县医改向纵深推进。**三是**凝聚推进改革的社会共识。充分利用健康报、海东时报、互助电视台、互助政务等传统媒体和"大美青海健康互助"微信公众号等新媒体平台，及时发布医

---

[134] 县级公立医院综合改改革示范工作现场会发言材料之四. 2016年12月22日. 安徽天长.

改动态、宣传惠民政策，提高改革政策的社会知晓度，增强群众对改革工作的认同感。

2. 加大投入、积极作为，全面落实政府办医主体责任。一是进一步加大经费投入。分别将县人民医院和中医院人员经费财政拨款比例从 2012 年的 50% 和 70% 逐步提高到现在的 80% 和 90%，离退休人员工资全部由财政负担。2016 年，投入专项资金 8937 万元，用于医院基础设施建设，设备购置，提高人员工作经费等，助力公立医院轻装上阵回归公益性。**二是**巩固破除以药补医机制。自 2012 年 12 月起，2 所县级医院全部取消药品加成，所有药品和医用耗材通过省级药品采购平台集中采购，县财政每年分别给予县人民医院和中医院药品零差率补助 200 万元和 100 万元，累计减免患者药品零差率资金 4680 万元。10 月份，互助县与福建三明市签订药品耗材联合限价采购协议，即将实行跨区域联合采购，有望进一步减轻患者用药负担。**三是**理顺医疗服务价格。影像和检验类项目价格分别下调 2.51%、2.95%，诊察、护理、床位、治疗、手术和中医诊疗等项目分别上调 18.64%、11.86%、23.1%、14.61%、17.16%、23%，基本达到医疗机构良性运行、医保资金可承受、患者就医负担总体不增加的目标要求。**四是**进一步加快信息化建设。投入 1000 万元建成县乡互联互通的基本医保、大病医保、民政医疗救助的省级健康保障一体化"一站式"结算服务系统和分级诊疗信息系统。搭建了基本医疗服务实时监测平台，初步实现了对医疗、公共卫生、药品管理的统一监管，为创新医疗服务与管理模式打下坚实基础。

3. 明确权责、内外兼修，建立公立医院管理运行新机制。一是建立政事分开、管办分离的管理体制。成立了以县长为主任，相关部门为成员的公立医院管理委员会，负责医院发展规划、建设规模、院长选聘等事项的决策。实行年度动态调整的院长年薪制，核定县人民医院院长年薪 25 万元、中医院院长年薪 22 万元，资金由财政全额负担，按照绩效考核评价结果计发。全面落实医院独立法人地位，赋予医院院长人事管理权、副职推荐权、绩效工资内部分配权、年度预算执行权等经营管理自主权。**二是实行总会计师制度。**公立医院管理委员会委派 2 名总会计师分别进驻 2 所县级医院，负责医院预算、成本核算等财务管理工作，总会计师纳入医院领导班子，工资由县财政发放，不参与所在医院绩效分配。**三是建立第三方评价体系。**制订了 10 大类 27 项绩效考核评价指标，聘请 16 名国家和省、市相关专家组成第三方评价指导组，定期对医疗总费用、大型设备检查阳性率以及检查检验、自费药品、医用耗材占比、满意度等情况进行评价考核，考核结果作为确定财政拨款和绩效工资比例的依据。10 月份的满意度评估结果显示，两所公立医院门诊患者总体满意率为 89.33%、住院患者总体满意率为 91.82%。**四是改革人事薪酬制度。**严控人员配备总量，对高级、中级、初级专业技术岗位分别按 10%、50%、40% 进行设置，进一步优化岗位职称结构。将医院收支结余的 35% 核定为绩效工资总量，医务人员薪酬工资高于其他事业单位职工平均工资的 30%。同时，建立岗位薪酬制度，设立一至四级岗位，薪酬工资标准分别达到 5400 元、4400 元、3400 元、2400 元。财政部门对医院自主聘用人员工资按照支出总额的 40% 给予定额补助。**五是深化医保支付方式改革。**实行医保基金住院总额预付控制下按病种付费为主的复合型支付方式改革，临床路径管理病种由改革前的 7 个专业 25 个病种增加到 18 个专业 137 个病种，管理病种数覆盖出院病例数的 41.02%。并对 105 个临床常见病种实行最高限额。**六是强化医疗服务行为监管。**公立医院管理委员会定期对县级医院综合运行情况进行分析研判，重点对医药费用增长率，使用价格高、用量大、非治疗辅助性等药品进行监控，实行通报制度。经跟踪监控、超常预警、评估论证，将使用前 10 位的营养性、辅助性药品全部停用，着力解决群众"用药贵"的问题。同时，县级医院制定相应的控费措施和考核指标，定期开展处方点评和病历评审，对存在不合理诊疗的 25 名临床医师给予经济处罚，力促医务人员主动控费、合理诊疗。通过开展示范工作，2 所医院劳务技术性收入占比同比增长 5 个百分点。医药费用增长率控制在 9% 以内，药占比控制在 31.83%，百元医疗收入中消耗的卫生材料控制在 19.97 元，患者自付医疗费用控制在 40% 以内，均低于去年同期增幅水平。

4. 夯实基础、上下联动，建立合理有序的分级诊疗体系。一是扎实推进双向转诊。以高血压、糖尿病、结核病等 9 种慢性病作为分级诊疗的突破口，在基层和县级医院分别选取 50 种和 150 种住院疾病诊疗病种，实行"基层首诊、双向转诊"制度，并采取差别化报销政策。1~10 月份，县级医院向下转诊患者 435 人次，初步形成了"小病不出村、常见病留乡镇"的分级诊疗新格局。**二是建强做优医联体。**将全县 21 所乡镇卫生院分别整体划转给县人民医院和中医院，成立县级医院分院，实行行政、业务、人员、资产、财务"五统一"管理和统一考核，实现了紧密型医联体全覆盖。**三是加强中医药服务能力建设。**充分发挥县中医院的资源优势和指导作用，21 所乡镇卫生院均设有中医门诊，6 所乡镇卫生院相继建成了规范化的中医馆，294 所村卫生室中医适宜技术推广覆盖率达 80%，为患者提供了简、便、验、廉的中医药服务。**四是夯实稳定村医队伍。**建立了乡村医生准入和退出机制，已选派 33 名乡村医生参加 3 年制中专、高职免费订单定向医学生培养，着力提高乡村医生的综合服务能力和水平。将村医补助经费纳入财政预算，从 2010 年的 3500 元提高到 10000 元，每年补助养老保险金 300 元，加之基本医疗、公共卫生等其他业务收入，年均收入达 3.5 万余元。

5. 招才纳智、软硬并重，助力县级医院提档升级。一是做实医疗对口帮扶。2 所医院与沈阳军区总医院、中国医科大学附属盛京医院、首都医科大学宣武医院、辽宁中医药大学附属医院及省级医院建立帮扶关系，通过技术引进、教学查房、手术带教、学术讲座等多种形式，以点带面促进医疗、教学、科研协同发展。**二是强化人才引进和培养。**2 所医院与 28 名省内外专家签订多点执业协议，专家定期到医院开展坐诊、带教、指导重点专科建设。4 年来已选派 125 名临床一线骨干到上级医院参加为期 3 个月以上的培训，既为医院的发展储备了人才资源，也为实现县域内技术、人员双向流动夯实了基础。**三是强化重点学科建设。**县人民医院建成 4 个省级重点专科，设立了 ICU、NICU、介入、血液透析等 13 个二级学科，能够开展介入治疗、血液透析、腔镜手术、关节置换等多项新技术、新方法。

（二）取得的成效

1. 县域内综合服务能力明显提升。全县城乡居民和城镇职工县外住院人次和医保报销资金同比下降 3 个百分点、7.5 个百分点。县级医院住院人次和医保报销资金同比增长 2.1 个百分点、5.97 个百分点。乡镇卫生院住院人次和医保报销资金同比增长 1 个百分点、1.52 个百分点。全县县域内就诊率达到 91.96%。通过与省内外三级医院和专家建立长期的协作帮扶机制，既解决了医院高端人才匮乏的现状，又留下了一支"带不走的技术团队"，有效提升了县级医院的综合服务能力，让患者在家门口享受到优质、高效、便捷的医疗卫生服务，也减轻了患者的就医负担。冠脉支架植入手术、关节置换等疑难手术费用比省级医院节省约 1/3 的费用。

2. "改革主力军"积极性得到有效调动。2 所医院建立了以"确保公平、提升效益、提高效率、保持平衡、激励有效"为目标的信息化考核体系，并根据医务人员工作量、成本控制、满意度、医护质量系数（包括住院天数、控费、药占比、人均效率等）等指标每月进行考核，重点向临床和业务骨干、关键岗位和有突出贡献的人员倾斜，合理拉开收入差距。绩效工资实施以来，一线医务人员人均月收入比改革前增加了 1900 元，初步达到了"医务人员受鼓舞"的改革目标。

3. 广大患者在家门口享受优质医疗服务。通过组建紧密型医联体，初步建立了基层首诊、双向转诊的分级诊疗体系和责权利相并的利益共同体、发展共同体、责任共同体，达到整合医疗卫生资源，促进县域医疗卫生服务均衡发展的目的。县人民医院通过每周选派 3 名中级职称以上专家到卫生院进行坐诊、查房、带教，每月抽调护理、院感、质控等职能科室人员对医疗文书、医护质量、院感防控等工作进行考核，使卫生院行政管理、业务发展步入规范化、标准化、制度化。卫生院同期门诊、住院人次和业务收入分别同比增加了31%、24%和80.35%，人均绩效工资也由每月200元增长到800余元，收到了良好的社会效益和经济效益。

第五节 三明市三医联动推进城市公立医院综合改革

福建省三明市以"百姓可以接受、财政可以承担、基金可以运行、医院可以持续"为原则，以"公立医院回归公益性质、医生回归看病角色、药品回归治病功能"为目标，以医疗、医保、医药"三医联动"为途径，按照"腾空间、调结构、保衔接"的思路，统筹推进公立医院综合改革[135]。

（一）主要做法

1. 破除以药补医机制，降低药品虚高费用。一是取消药品加成。2013年2月起，三明全市所有公立医院取消药品（耗材）加成，初步切断医院和药品的利益关系。**二是**实行药品限价采购，从"价"上挤压水分。在省级药品集中招标采购的基础上开展药品联合限价采购，实行"一品两规"（每一种药品采购最多只允许有两个规格）、"两票制"和"药品采购院长负责制"。同时，实行医用耗材、检验试剂联合限价采购。通过实行限价采购，药品、耗材、试剂的价格大幅降低。**三是**规范医疗服务行为，从"量"上挤压水分。严格控制医师处方权和抗菌药物使用，对辅助性、营养性、高回扣药品的129个品规实施重点监控，当月药品支出就下降1673万元。

---

[135] 对三明市医改办领导访谈结果，国家公立医院综合改革南片座谈会交流材料，2016年11月，福建厦门.

严格控制检查费用，明确对大型设备检查阳性率和大型医疗设备检查费用占医疗总费用比例的要求。建立企业黑名单制度，对出现回扣等商业贿赂行为的药品生产企业，取消供货资格。**四是**在降低"价""量"的同时，保证药品供应。允许医院对临床必需药品实行备案采购，确保采购品种和数量满足患者用药需求。严格审核投标企业资质，保障药品耗材质量，防止出现中标药品质量不高、效果不好的现象。

2. 调整医疗服务价格，建立科学补偿机制。 通过"量""价"齐抓，挤压药品耗材流通使用环节的水分，为价格调整腾出空间；按照"总量控制、结构调整、有升有降、逐步到位"的原则，连续5次调整医疗服务价格；通过医保同步跟进，减轻人民群众负担。

3. 成立医保基金管理中心，发挥医保基础性作用。 **一是**成立医保基金管理中心（以下简称医保中心），将职工医保、城镇居民医保、新农合"三保合一"，实行垂直管理，市级统筹。**二是**增加职能。医保中心承担基金管理、医疗行为监管和药品采购等职能。在药品招标采购中，医保中心作为资金支付方，要求医院按照"为用而采、按需而设"的原则，按通用名报送临床用药需求目录，由医保中心负责统一采购和结算，切断了医院与药品（耗材）供应商之间的资金往来。同时，医保中心加强了对医疗行为的监控。**三是**改革支付方式。实行医疗费用总额控制、单病种付费、次均费用限额付费、按床日限额付费等制度，提高医保保障水平。

4. 改革人事薪酬制度，调动医务人员积极性。 **一是**实行编制备案制，编内外人员在岗位聘用、收入分配、职称评定、管理使用等方面待遇一致，保障医院用人平等。**二是**实行"全员目标年薪制、年薪计算工分制"，向能者倾斜、向一线倾斜、多劳多得，发挥经济手段的引导作用。建立院长目标年薪制，院长年薪20~38万元之间，由财政全额支付，切断了院长收入与医院收入的关系。对临床医师类、技师类医务人员、护理人员、行政后勤人员实行目标年薪制，考核与岗位工作量、医德医风和社会评议相挂钩，切断了医务人员收入与科室收入的关系。全市22所公立医院的医务人员人均核定工资从 2011 年的 4.22 万元增加到 2016 年的 9.45 万元，与医务性收入同步增长，医务人员的阳光收入和待遇得到明显提高。

5. 强化绩效考核，医院和医务人员逐步回归公益性。一是建立院长考核评价体系。采取定性与定量、年度与日常考核相结合的方式，从医院服务评价、办医方向、平安建设、医院管理、医院发展等方面设计了一套包括 6 大类 40 项的考核指标。根据考核结果确定院长年薪，使院长真正成为政府管医的代理人。考核结果还与医院工资总额挂钩，使对院长的考核也成为对医院的考核。**二是**加强医院内部绩效考核。院长通过建立内部绩效考核体系，将对院长的考核指标分解到科室、个人，调动医务人员参与医院管理的积极性。**三是**强化信息公开。建立了定点医疗机构医疗费用定期分析制度，坚持每月全市公示、通报，实时监测控费指标运行，便于社会监督。

（二）主要成效

1. 医院收入结构更加合理。全市 22 家医院医疗收入（不含药品收入）占比从 2011 年的 40% 提高到 2015 年的 65%，药占比从 47% 下降到 27%，低于全国平均水平 14 个百分点。

2. 医保基金运行平稳。全市职工医保在赡养比逐年下降的情况下，医保基金扭亏为盈，连续四年保持盈余，2012 年至 2015 年分别结余 2209 万元、7517 万元、8637.5 万元、12996.8 万元。

3. 医务人员收入大幅提高。医务人员核定工资从 2011 年的 4.2 万元增加到 2015 年的 8.9 万元，与医务性收入同步增长，年均增长 34%。

4. 群众看病就医负担明显减轻。2015 年，全市 22 家医院门诊次均费用 148 元，住院人均费用 5174 元，其中药品费用 1016 元，低于全国公立医院平均水平；职工、居民医保患者住院次均自付费用分别为 1615 元和 1757 元，比 2011 年下降 10% 和 20%。

第六节　江西省新余市积极推动城市公立医院改革

新余市自 2014 年列入全国第二批城市公立医院综合改革试点城市以来，加快管理机制创新和运行机制改革，出台"1+71"个配套文件。城市公立医院综合改革虽然起步时间不长，但政策设计系统、目标任务明确，部门协调配合，重点改革落实到位，改革成效较为明显，取得了"两下降""两优化""两改善"的良好成效，即公立医院医疗费用增幅、个人自付费用占比呈现双下降，医疗收入结构、医保基金收支结构实现同优化，患者就医秩序、就医体验得到明显改善[136]。

（一）破除"以药补医"，建立医院运行新机制

1. 挤压药品耗材水分腾空间。以市为单位，推行药品耗材"三统一、一规范"管理，即统一采购平台、采购目录、配送企业，规范招标采购程序。1053 个非低价药品平均降幅 12.74%，挤压药品采购"虚高"价格2692 万元。推行医用耗材网上阳光采购，网上采购医用耗材 1687 个品种，平均价格降幅 16.7%，节约采购金额 1241 万元。遴选药品集中配送企业 5家、医用耗材集中配送企业 10 家，扭转了以往药品配送企业存在的"小散乱"现象。为确保过程严格监管，新余市选择 50 种药品和 100 种耗材进行跟踪监测，建立药品耗材价格公示制度、企业黑名单制度。对列入商业贿赂不良记录的违规企业，禁止进入本市采购市场。通过两年多的改革，累计分别节约医用耗材、药品采购金额 1241 万元、2692 万元。

2. 理顺价格调结构。先后两次对市直公立医院医疗服务价格进行调

---

[136] 2017 年全国卫生计生工作会议交流材料. 2017 年 1 月 6 日，北京.

整。第一次以减少的药品加成收入及下调的检验检查收入为基数，共上调156项、下调14项。2015年4月18日起，市直3家公立医院全部取消药品加成，减少药品加成收入2941万元，调增医疗服务收费总量2915万元，略低于取消药品加成收入总量。第二次以挤压药品耗材"水分"为基数，共上调725项、下调75项。价格调增部分纳入医保报销，总体不增加患者就医负担。数据显示，2015年4月18日至年底，市直3家医院药占比31.27%（不含中药饮片），同比下降8.36个百分点；2016年1～11月，药占比29.84%，较上年下降1.43个百分点。

3. **增加投入保公益**。出台了《市直公立医院财政补偿办法》，优先保障公立医院"六项投入"。重点是化解公立医院历史债务，2015年市财政对市直公立医院总投入6729万元，其中债务贴息2383万元，与改革前相比新增财政投入4565万元。建立医保基金安全保障机制，从2016年起，市财政每年预算安排500万元，应对职工医保基金可能出现的透支风险。

4. **控制费用促民生**。利用医保支付"杠杆"，调控引导医疗服务行为，在"总额控制"的基础上，将医保费用结算"后付制"改为"预付制"，即每月按定额指标的90%先期拨付给医院，其余10%考核后结算。先后推行17种重大疾病按病种付费、10个单病种定额结算、24种按诊疗路径定额付费、新农合按床日付费等改革，引导定点医疗机构合理控费，提高保障绩效。目前，正在推进646个病种按分值付费，已完成信息系统开发，正在测试运行。认真落实处方点评、抗生素使用等制度，规范医生处方行为。实施临床路径管理，市直三家医院临床路径管理病例总数达1.5万余例。分解落实单体公立医院和区域医疗费用增长控费目标，定期公示医疗费用主要监测指标。2016年10月，医院收入结构得到优化，服务性收入占医疗收入比重达55%；群众就医负担明显减轻，市级公立医院门诊均次费用、住院均次费用增幅较改革前分别下降10.55个百分点和3.59个百分点。

（二）缓解"供需矛盾"，构建分级诊疗新模式

1. 补服务短板，提升基层服务能力。合理把控公立医院床位总数、岗位总量、工资总额，逐步弱化市办医院小病和慢性病普通门诊，优先发展重点学科、特色医疗，提升解决危急重症疾病能力。鼓励发展社会资本办医，放宽举办主体、服务领域、大型设备配置等，增加服务供给，丰富服务层次，激活竞争活力。选派卫生人才服务团到县级医院挂职服务，选派专家到乡镇卫生院开设预约专家门诊，进社区开展高血压、糖尿病等慢性病巡诊，逐渐将小病和慢性病普通门诊下移至基层。二级以上公立医院与乡镇卫生院、社区卫生服务中心建立"利益共享、业务协作"的医疗联合体，乡镇卫生院与村卫生室实行联合办医。通过资源纵向流动，带动双向转诊。每年筹资 500 万元，用 3 年时间建设 300 个标准化村卫生室。

2. 政策驱动让患者流向改变。通过医保支付倾斜基层、双向转诊引向基层、用药目录兼顾基层、福利待遇优先基层等政策杠杆，引导患者有序就医，推进分级诊疗试点工作。基层医疗机构收支结余的 50% 可作为奖励性绩效工资增量。推行乡村医生养老保险、医疗责任保险，保障"老有所养"，防范执业风险，稳定"网底"队伍。全市就医秩序日渐向好，基层医疗机构门诊人次和住院人次分别比 2015 年增长 22% 和 15%。

（三）推动"放管结合"，搭建现代医院管理体制

1. 下放管理权限，提高医院自主权。按照政事分开的要求，理顺部门职责权限，把该管的事管好、该放的权放掉。新余市出台《关于规范市直公立医院岗位编制管理的通知》，以服务人口核定床位数，以床位数核定岗位总量，控制岗位总量，促进成本控制。落实公立医院用人自主权，对医院紧缺、高层次人才，开通"绿色通道"，按有关规定由医院予以招聘录用，激励各类人才立足岗位、创优业绩。

2. 改革薪酬制度，调动积极性。制定《市级公立医院职工工资总额管

理办法》，合理核定公立医院绩效工资总量和医务人员收入水平。在工资总额控制内，按照绩效工资管理相关政策，由公立医院自主确定分配方式，合理确定岗位工资水平。各医院调整完善与改革相适应的内部绩效分配方案，突出服务质量、岗位工作量、群众满意度等考核，合理拉开分配差距。推行院长年薪制，下达院长年度目标管理责任书，强化院长代表政府对医院的管理职责。

（四）培育"核心能力"筑牢改革支撑新体系

1. 提升学科与人才核心竞争力。以学科人才与信息化建设为抓手，增强公立医院发展潜力，改善医疗服务可及性。新余市全面实施住院医师、全科医师规范化培训，扩大紧缺专业人才培训规模。每年筹集学科与人才建设基金200余万元，重点支持4个名医工作室、12个省市共建学科、10个市级医学领先学科、4个省县共建学科、3个省级重点中医专科和2个新兴优势学科建设。对学术技术带头人、重点学科带头人及业务骨干，通过"单位选派、政府与单位资助"方式，选派到国内外知名院校、医院进修培训。遴选一批优秀青年医学人才，采取"临床带教培养、定向进修培养、科研能力培养"方式进行重点培养。

2. 切实改善群众就医体验。在加快医疗卫生信息化建设方面，新余市先期投入2200万元，启动市人口信息综合管理平台建设，初步搭建健康档案、电子病历等医疗信息共享服务平台，利用互联网提供在线预约诊疗、诊疗报告查询、影像胶片自助打印等便捷服务，80%以上基层医疗卫生机构与上级医院建立了远程会诊系统。先后推出微信挂号、电话预约、专家夜间门诊、日间放化疗、影像胶片自助打印、预约专家门诊等便民服务措施，患者在家门口可看专家门诊，就医过程有了"获得感"。

第七节　江苏省创新编制管理，推进公立 医院人事薪酬制度改革

2015 年 1 月，江苏省被确定为全国首批综合医改试点省。2015 年以来，江苏省共制定 3 个人事薪酬制度改革方面的文件：《关于创新公立医院人员编制管理的实施意见（试行）》（苏编办发〔2015〕6 号），《关于公立医院管理体制改革试点的指导意见》（苏编办发〔2015〕7 号），《关于深化江苏省先行先试地区公立医院薪酬制度改革的指导意见》（苏人社发〔2015〕262 号）。试点工作主要在南京、苏州、镇江和新沂、启东、建湖 3 市 3 县（市）开展。其主要做法为：[137]

（一）探索公立医院人员编制备案制管理

1. **岗位数量按床位确定**。针对公立医院编制多年未核增、编外人员快速增长的情况，明确按照公立医院床位数确定人员总额，并按人员总额设置岗位，增加高级职称岗位数量。总额标准：对综合医院、中医院、妇幼保健医院，其床位与人员的比例，一级按 1∶1.3~1.4 核定，二级按 1∶1.5~1.6 核定，三级按 1∶1.6~1.7 核定；对专科医院，一级按 1∶1.2~1.3 核定，二级按 1∶1.3~1.4 核定，三级按 1∶1.4~1.5 核定。据测算，一个县大约可以增加岗位 500 多个，增加高级职称岗位 50 多个。

2. **对编外人员进行备案管理**。在事业编制零增长的情况下，试点地区积极制订备案人员招录、管理等方面的配套文件，使备案人员在岗位聘用、

---

[137] 对江苏省卫生计生委分管领导的访谈结果，进一步推广深化医改经验培训班交流材料. 2016 年 11 月. 北京.

收入分配、职称评定等方面与原事业编制人员同等对待，并参加社会保险，同时逐步建立年金制度，从而保证"同岗同酬"。

3. **岗位调节向基层倾斜。** 探索"县管院用"模式，要求各地医联体（医疗集团）可根据实际调剂适量公立医院人员数额，用于基层医疗卫生机构，增加基层单位高级职称岗位，缓解基层缺编缺岗困难。

4. **鼓励取消事业编制。** 要求有条件的地区在人事管理、经费保障、收入保险等方面得到有效保障的前提下，保留公立医院事业单位性质，人员不再纳入编制管理，原审批核定的事业编制予以逐步收回。试点改革后，事业单位身份管理转为岗位管理，单位法人用人自主权扩大。

（二）创新公立医院管理体制

1. **明确办医主体。** 要求省、设区的市、县（市及县改区）分别成立公立医院管理委员会，由政府主要负责同志或分管负责同志担任主任，组织、编办、发展改革、财政、人力资源社会保障、卫生计生、物价、审计等部门负责同志和部分人大代表、政协委员以及其他利益相关方参加，履行同级政府办医职能，主要负责研究决定同级公立医院的设置规模、发展规划、章程批准、重大项目实施、财政投入、运行监管、绩效考核等重大问题。公立医院管理委员会办公室设在同级卫生计生行政部门。

2. **落实政府办医责任。** 按照"谁举办、谁负责"的原则，政府对公立医院承担财政投入、税费政策、事业发展、价格政策、医保政策、办医社会环境等保障责任。全面落实政府对公立医院符合规划的基本建设和设备购置、重点学科发展、人才培养、符合国家规定的离退休人员费用、政策性亏损等投入政策，落实对中医院等专科医院的投入倾斜政策。

3. **强化医联体和集团建设。** 大力推行医联体或医疗保健集团等多种形式的纵向资源整合、高效利用医疗资源，促进优质医疗资源下沉。探索医联体（集团）内人员统一招聘、统筹使用，建立能进能出、能上能下的用人机制和专业人员在基层定期服务、双向流动机制。医联体（集团）可调剂适量人员控制数额，为本医联体（集团）内登记为事业单位法人的民办非营利性医疗机构以及实行乡村一体化管理的村卫生室配备高层次人才或急需卫生人才。

4. 推动公立医院去行政化。 联合省委组织部制定下发《关于对卫生计生行政部门负责人在公立医院兼任领导职务进行清理的通知》（苏卫人〔2015〕61 号），明确公立医院负责人调入卫生计生行政部门担任领导职务的，必须辞去公立医院的领导职务；卫生计生行政部门负责人调任公立医院担任负责人的，必须辞去卫生计生行政部门的领导职务。经过清理，全省共有 24 名同志不再兼任领导职务。

5. 完善法人治理结构。 在公立医院建立以理事会、管理层和监事会为架构的法人治理结构，实行决策、执行和监督相分离。办医主体单一的地区，由医院管理委员会行使理事会职责。稳步推进公立医院院长职业化、专业化、去行政化建设，探索试行公立医院管理层年薪制，实行院长任期目标责任考核和问责制。

（三）改革公立医院薪酬制度

对先行先试地区公立医院实行薪酬制度改革。岗位绩效工资由基本工资、绩效工资和津贴补贴三部分组成。基本工资和津贴补贴按照国家统一规定执行，绩效工资合理确定。

1. 提高绩效工资总量。 先行先试地区适当提高公立医院绩效工资总量调控水平，省辖市所属城市公立医院的调控线范围原则上可按当地其他事业单位绩效工资基准线水平的 100%～190% 掌握；县属公立医院原则上可按当地其他事业单位绩效工资基准线水平的 100%～180% 掌握。对个别高层次医疗人才聚集、公益目标任务繁重、且经费保障能力较强的，适当提高调控线水平。对绩效考核评价结果优秀的单位，其次年人均绩效工资总量原则上可按当地基准线 6%～10% 的幅度适当提高。

2. 试行加班、夜班等津贴。 按当地其他事业单位绩效工资基准线水平的 10%～15%增加绩效工资总量，增加部分主要用于医务人员延时加班、值班、夜班和上门服务等正常工作时间之外劳动（未能安排调休）的报酬。

3. **搞活内部分配**。先行先试公立医院可自主确定绩效工资的具体项目构成及分配办法，重点向临床一线、关键岗位、业务骨干、风险度高和贡献突出的医务人员倾斜，体现多劳多得、优绩优酬。同时明确要求统筹好专职从事传染病、精神病、儿科疾病等医疗服务医生的工资收入水平。院长绩效工资年薪水平原则上控制在单位绩效工资年人均水平的 150%～300%之间。支持医师多点执业。在完成单位核定任务后，经本人申请，单位同意，医师可以按有关规定进行多点执业，并根据签订的协议获取合理报酬。

4. **高层次卫生人才可不纳入绩效工资总量**。对纳入江苏省高层次卫生人才工程的培养对象和通过特聘、兼职、课题攻关、合作研究等多种方式引进的海外高层次医务人员，由用人单位自主确定薪酬，不纳入绩效工资总量。符合国家规定取得职务发明成果的，可按不低于转让收益的 50%对科研负责人、骨干技术人员等重要贡献人员和团队进行奖励，奖励部分不纳入所在单位绩效工资总量。

第八节　上海市完善治理架构，探索建立现代医院管理制度

上海市抓住转变机制关键，从外部治理、内部运行两个层面推进建立现代医院管理制度。外部监管方面，通过"制度+科技"，利用信息化手段，建立严格有效的监管机制；实施以公益性为核心的综合评价，评价结果作为财政资金和医保资金拨付的依据，形成正确的利益导向。内部治理方面，开展公立医院法人治理结构试点，推进全面预算管理、总会计师委派、内部绩效考核等改革。2015 年以来，在国务院医改办和国家卫计委大力指导下，上海编制了《上海市深化医药卫生体制综合改革试点方案（2016～

2020)》，对"如何完善科学治理架构"的关键性问题进行了积极的探索[138]。

（一）完善治理架构，积极推进"管办分离"改革

上海市通过明晰政府、办医主体、医院三者职责定位，完善三个层面的治理机制，形成了科学的治理架构。

政府定位于"掌舵者"角色，主要抓规划、投入、监管、评价等宏观管理。**一是**完善政府投入补偿机制。政府的科学投入与补偿，是促进医改各项任务和要求落地的关键保障。一方面，落实政府投入责任，重点突出优化财政支出结构，坚持增加投入与转变机制相结合，规范医疗机构的运行管理，发挥财政资金的政策导向作用；另一方面，完善公立医院财政补偿机制，稳步推进部门综合预算管理，把公立医院所有收支全部纳入部门预算实行统一管理，有效支撑公立医院完善内部治理机制、转变发展方式，并根据分类指导的原则，对中医、传染病、精神病、职业病、妇儿、康复等专科，实行投入倾斜政策。同时，规范社区卫生服务中心收支运行管理，逐步建立与基本项目、标化工作量、服务质量、服务效率相匹配的财政补偿方式。**二是**强化规划约束引领作用。根据区域卫生规划，分别明晰三级、二级医院和社区卫生服务中心三者功能定位，形成科学合理的医疗体系。运用大数据方法，梳理上海近三年各级各类医疗机构的700多万个住院病例信息，形成病种组合指数，作为评价医院服务的依据，科学设定各级医疗机构病种组合指数的合理区间，加强对医疗资源的调控，更好地支撑分级诊疗，促使公立医院控制单体规模、实现内涵发展的有效手段。**三是**建立公立医院医疗服务评价体系和管理机制。建立以公益性为导向、客观可量

---

[138] 上海市卫生计生委提供的材料，对上海市卫生计生委分管领导的访谈结果.

化的医疗服务评价体系，将评价结果与政府投入、医保支付、费用控制、床位规模、岗位设置、可分配收入总量核定等相挂钩。针对区级层面，组建公立医院管理委员会，作为区域公立医院的管理主体，负责审议决定区级公立医院发展规划、重大项目实施、政府投入等。

办医主体定位于"董事长"角色，通过关键指标控制、绩效激励约束等加强中观管理。上海在全国较早探索推进"管办分开"，针对市级医院成立申康医院发展中心代表政府履行办医主体的责任。**一是**建立健全医药费用调控和监管机制。坚持"总量控制、结构调整"原则，合理控制公立医院医药费用总量增长规模；按照公益性导向，改变公立医院的收入结构。**二是**完善总会计师委派制度。由申康中心向公立医院委派总会计师，协助院长规范医院经济运行管理。目前，已在14家医院委派了总会计师，成效已初步显现，将逐步在更大范围推开。**三是**探索医院集团化发展模式。支持三级综合性医院以品牌、医疗管理、学科人才为纽带，以支撑郊区为先导，组建医疗集团，并逐步"走出去"辐射长三角。

医院院长定位于"总经理"角色，集中抓绩效、分配、质量控制等微观管理。**一是**完善公立医院法人治理机制。包括落实公立医院人事管理、内部机构设置、副职推荐、中层干部聘任、内部分配等自主权；完善医院内部决策和监督机制等。**二是**建立公立医院全面预算管理体系。在公立医院推进全面预算管理，通过形成全方位预算执行责任体系，严格预算执行，加强动态管理。

（二）建立公立医院全面预算管理体系，实行总会计师委派制度

市级公立医院全面预算管理体系以控制费用、坚持公益、转变机制、调整结构、平衡收支、科学发展为目标，形成了衔接不同层级的预算管理组织架构。

一是在全面预算管理中采取了"前置编制、两次论证、两次审核"，即在财政部门预算布置前，前置启动全面预算编制，各医院按发展规划和年

度工作计划，按照"上下结合、分级编制、逐级汇总"的程序编制全面预算材料；项目支出预算按业务条线由相关部门组织专家评审，通过后提交市级医院预算专家咨询委员会评审；全面预算材料由市级医院预算咨询委员会审核后，由申康中心根据部门预算批复情况和全面预算编制要求审核主要收支指标，按规定程序报送财政部门后下达执行。

二是以转变运行机制为目标，实施收支预算的审核与考核。用医疗收入、医疗成本、药品和卫生材料收入、工资总额、学科建设和人才培养支出等5个敏感指标引导医院运营行为，推动医院"转方式、调结构、转机制"，确保医药卫生费用增长与本市经济社会发展主要指标、医保支付政策、市级医院发展情况等保持相适应。在收支平衡的前提下鼓励提高学科人才支出占支出比重等。开展收支预算执行考核，将预算核定指标纳入院长绩效考核体系，结合病种和服务量等因素设置考核校正指标，并实行预算执行专项审计。

三是以动态监测分析为抓手，强化预算事中干预和调控。建立财务实时数据信息系统，实现财务数据集中实时展现，设立敏感指标预警机制对医院经济运行和预算执行进行分析反馈，综合采用现场调研、电话指导、专题会议等形式，指导预算执行偏差较大的医院研究措施。此外，逐步委派总会计师，从履行出资人职责和协助院长管理的双重角度强化预算调控。

(三)聚焦医院内涵建设，开展院长绩效考核

市级医院院长绩效考核借鉴了平衡计分卡（BSC）和关键指标法（KPI），由定量考核指标和定性考核指标构成，实行年度考核与任期考核相结合、结果考核与过程评价相统一、考核结果与奖惩相挂钩的考核制度。其从社会满意、管理有效、资产运营、发展持续、职工满意等五个目标维度选取23个评价指标，分别设置权重，考核满分100分。考虑到不同类别医院的差异，在定量考核中，综合性医院的评价以横向比较，即同类医院间比较为主；专科类医院的评价以纵向比较，即自身比较为主；中医类医

院则考核中医特色指标。定性考核是对能够综合反映市级医院运行绩效和院长管理业绩的一些难以量化的因素进行综合评议。其作为定量考核的补充，主要考察平安建设、办院方向等方面的情况，直接决定各医院的降级处理。

同时，为推进年度重点工作，增设附加分指标以加大考核力度，如2012年起，增设医疗收入预算、医疗成本预算和工资总额预算执行考核指标，2013年起，增设病种难度和手术难度附加分指标，鼓励三级医院收治难度相对较高的病种、开展难度较高的手术。

（四）内部绩效与分配制度改革

上海市级医院内部绩效考核与分配制度改革坚持公益性、保持高效率、调动积极性，推进"两切断、一转变"，即指切断医务人员考核、收入分配与科室经济收入之间的直接挂钩关系，转变以科室收减支结余分配的模式。建立以患者满意度、岗位工作量、工作难易度、服务质量、医疗费用控制、成本控制、医德医风、临床科研产出和教学质量等"八要素"为核心的指标体系。同时，综合考虑上海经济发展、社会医疗服务需求、市级医院发展规划及人力资源配置等情况，结合年度全面预算管理，核定医院收入、支出，合理控制工资总和增幅，由医院在预算核定范围内根据考核结果进行收入分配。

在医院内部，实行院科两级分配，以发挥激励作用，不同岗位分类考核以体现分配公平。同时，鼓励诊治疑难病种和应用新技术以促进服务升级。深化院长绩效考核以调动其经营管理积极性。

第九节　山东省探索公立医院属地化改革

2015年，山东省委、省政府出台了《关于进一步深化医药卫生体制改革的实施意见》（鲁办发〔2015〕53号），明确了今后一个时期6个方面的改革任务，并在公立医院编制人事、法人治理、收入补偿、服务价格、薪酬分配、医保支付等方面进行了突破创新，取得良好效果[139]。

（一）改革公立医院人事编制制度

自2013年起，山东省分三批启动了县级公立医院综合改革，2015年11月底前实现了县（市）全覆盖。2016年6月1日，在驻济省属公立医院和济南、日照两市率先启动城市公立医院综合改革；7月1日，青岛、枣庄、淄博等12个市相继启动综合改革，全省纳入改革的城市公立医院总数达到286家。

2016年，按照国务院医改办和省委、省政府部署要求，省医改办会同有关部门，加快推进公立医院综合改革，实现了区域、机构、政策三个全覆盖，提前完成国家确定2017年全面启动的改革目标。

1. **把好"五道关口"。**在改革启动前，切实做好各项准备工作，确保改革顺利启动。**一是把好政策部署关**，对各市和驻济省属公立医院需要做好的准备工作提出明确的时间和路线要求。**二是把好培训学习关**，组织部分医院赴上海、浙江考察学习，召开专题培训班、动员会，统一思想认识，详细解读政策。**三是把好价格测算关**，对省属和国家委属公立医院价格调整工作进行调研、测算和模拟分析，确保"医院收入不减少、患者总体负担不增加、医保基金可承受"。**四是把好宣传引导关**，召开新闻吹风会，组织主流媒体进行全方位集中报道宣传，合理引导社会舆论和群众预期。**五是把好督查监测关**，加强动态监测，密切跟踪公立医院医疗费用变化情况和患者感受，做好应对预案，确保改革顺利推进。

2. **改革编制管理方式。**创新编制管理制度，着力解决公立医院编制不

---

[139] 进一步推广深化医改经验培训班交流材料. 2016年11月. 北京.

足与业务需求之间的矛盾。全面实行编制和新增人员备案制，原编制内人员事业身份记录在案，继续实行实名制管理，只出不进。公立医院可根据工作需要，按照业务水平、类型特点、床位数、门诊量等确定人员控制总量，由主管部门向同级机构编制部门备案。今后，主管部门可根据工作需要适时向同级机构编制部门备案公立医院人员控制总量。控制总量内人员在岗位聘用、收入分配、职称评定、管理使用等方面享受同等待遇。目前，全省已备案人员总量 38.2 万名，其中省属 22 家医疗机构 3.9 万名，各市 440 余家医疗机构 34.3 万名。

3. **落实公立医院用人自主权**。把用人权放给医院，由医院自主选人用人，引导医院用好用足政策，尽快建立能上能下、能进能出的灵活用人机制，着力激发医院内部活力。由医院按规定自主拟定岗位设置方案，合理配置医师、护师、药师和其他专业技术人员、管理人员以及必要的后勤保障人员，按规定公开招聘，实行分类管理。允许医院根据业务需要，自主聘用已经取得专业技术职称的医护人员，并实行竞聘上岗、按岗聘用、合同管理，变固定用人为合同用人，变身份管理为岗位管理。岗位设置方案及公开招聘、直接招聘结果实行备案制。人员控制总量内的所有医生和其他具有中级职称以上的专业技术人员，都可以参加事业单位养老保险，并建立职业年金制度。

4. **改革医疗服务价格形成机制**。按照"811"的分担比例，对公立医院取消药品加成后减少的收入，通过调整医疗服务价格补偿 80%，政府补助不低于 10%，其余部分通过医院加强内部管理、节约挖潜消化解决。2016 年，省财政新增 3 亿元用于支持城市公立医院综合改革，其中，拨付 13 个市（青岛、潍坊、东营、威海除外）2.08 亿元。对市场竞争比较充分、个性化需求比较强的医疗服务项目实行市场调节价，先行放开知名专家诊察费等 131 项医疗服务项目价格，由医疗机构自主定价。降低大型设备检查检验价格约 20%，同时提高体现医务人员技术劳务价值的诊察、护理、手术和床位价格，共调整医疗服务项目价格近 2000 项。

（二）推进国家卫生计生委委属委管医院参与属地改革

山东大学齐鲁医院和第二医院是国家委属（管）公立医院，也是山东省医疗服务体系的龙头和推进综合改革的排头兵、示范者。齐鲁医院和山大二院一并纳入省属公立医院改革范围，落实同等改革政策和待遇。

1. 取消药品加成，破除以药补医。 自 2016 年 6 月 1 日零时起，两家医院随驻济南省属公立医院同步取消药品加成（中药饮片除外），实行药品零差率销售。据统计，两家医院共取消药品加成 9774.45 万元。参照省属公立医院因取消药品加成所减少的收入，省级政府补偿不低于 10% 的做法，山东省财政对齐鲁医院和山大二院分别给予一次性补助 1115 万元、243 万元，用于支持医院参与综合改革。

2. 理顺医疗服务价格，调整医院收支结构。 自 2016 年 6 月 1 日起，两家医院随省属公立医院同步执行新的医疗服务价格标准。齐鲁医院与山大二院同步调整医疗服务项目 1973 项。同时，降低大型医用设备检查、检验类项目价格，总体降低幅度在 20% 以上。医院对先行放开的知名专家诊察费等 131 项医疗服务价格进行了自主定价，并向社会公示服务项目、内容和价格等。据测算，2016 年 6~9 月，两家医院通过价格调整补偿因取消药品加成所减少收入的比例分别达到 78% 和 97.97%，医院收支结构更加优化合理。

3. 规范药品和高值医用耗材集中采购，控制医药费用不合理增长。 鼓励齐鲁医院和山大二院与济南市属医疗机构组成采购联合体，在省级药品集中采购平台上进行带量采购。2016 年上半年，齐鲁医院和山大二院在省级平台上采购药品金额分别为 8.85 亿元、2.28 亿元，同比增长 35%、21%，发挥了很好的带头示范作用。两家医院加强临床辅助用药和抗菌药物、肿瘤药物、儿童用药等临床用药的监测和管理，规范临床用药行为，建立用量大药品定期公示制度，医疗费用不合理增长势头初步遏制。

2016 年 6~9 月份，齐鲁医院、山大二院医疗收入同比分别增长

11.53%、23.01%，出院人次同比分别增长 6.09%、16.76%，药占比分别为 38.17%、34.83%，同比分别下降 4.99、4.89 个百分点。患者门诊次均费用分别为 448 元、314 元，个人支付比例同比分别下降 4.53、3.36 个百分点；住院次均费用 23271 元、16670 元，患者个人支付比例同比分别降低 4.48、3.47 个百分点，群众就医负担有所减轻，改革成效逐步显现。

第十节　河北省狠抓示范县创建，全力推进县级公立医院综合改革

河北省在县级公立医院综合改革全面推进和有序深化的基础上，于 2016 年启动开展了公立医院综合改革示范创建活动，通过趟路子、立标杆、做示范，积极引导推动示范地区医疗、医保、医药三医联动，加快推进县级公立医院投入、管理、运行、人事、分配、评价等深层次综合改革，取得初步成效[140]。

（一）主要做法

1. **强化高位推动，切实保障创建活动有序开展**。抓示范创建旨在让条件相对成熟的县（市、区）先行改革，通过快速整合县域资源和部门合力，协调推进三医联动，加快公立医院深层次改革。省委、省政府领导高度重视公立医院综合改革和关注示范创建工作。省委书记、省长、分管省长等省领导多次召开会议研究部署、作出重要批示指示。省委将深化公立医院综合改革纳入省委全面深化改革领导小组 2016 年第一批重点改革任务，并将公立医院示范创建活动纳入省委深改办对各市的考核内容。省委改革办

---

[140] 河北省卫生计生委提供材料，对河北省卫生计生委分管领导的访谈结果.

专门成立了以分管省长为组长，相关部门为成员的深化医药卫生体制改革专题组，形成高效的改革推进机制；各创建县（市）党政主要领导也亲自参与，靠前指挥，营造了全社会浓厚的公立医院综合改革良好氛围。

省医改办把示范创建工作作为深化医改的有力抓手，强化设计、定期跟踪、逐一对接、适时督导，强力推进创建工作有序开展。**一是**出台创建实施方案。明确各地把示范创建工作作为公立医院综合改革的重中之重，列入重要议事日程和工作目标。通过县级申报、市级推荐、省级审定，遴选 28 个县（市）作为示范创建县。从中选择巨鹿等 6 县（市）作为省级重点联系县（市），直接联系，重点推动。**二是**构建重点推动机制。明确建立现场调研督导制度、工作会议制度、情况报送制度、联络员制度和联系专家制度等，对创建领导小组和成员处室提出了具体工作要求。**三是**召开创建启动会议。以省政府名义召开了全省深化县级公立医院综合改革示范县创建启动会议，省医改领导小组与创建县政府签订创建目标责任书，进一步明确创建任务。**四是**加强部门协调调度。根据改革推进进度，组织召开不同层级部门协调会和调度会，加强统筹协调，凝聚部门共识，增强政策合力，督促任务落实。**五是**实地开展对接指导。省医改办组织相关部门开展实地对接，一对一指导，就改革形势和操作路径等相关问题进行解读答疑，为示范创建地区理清改革思路。

2. 强化路径设计，切实指导创建活动深入实施。一是强化对标先进。不断强化外学内创意识，主动对标学习先进地区改革经验。省卫计委主任亲自带队，联合省人社、物价等有关部门和部分城市公立医院综合改革试点市和示范创建县（市）党政领导组成考察组，专赴三明学习取经。**二是**完善顶层设计。以省委、省政府名义印发《进一步深化公立医院综合改革的指导意见》，《指导意见》印发规格高、改革路径清、推进举措实、创新突破多，为实施"强领导、控费用、调价格、改薪酬、促深化、重感受、督落实"的改革思路和路径提供了政策支撑。同时针对编制、薪酬、医保、药品等重点领域和关键环节制定出台 10 个配套文件，"1+10"政策框架的基本确立，改革设计将更加能够把握方向性、突出联动性、注重突破性、发挥示范性。**三是明确创建目标。**省卫计委印发了《县级公立医院综合改革示范创建评价办法（试行）》。指标涉及"建立领导体制和改革推进机制情况、示范创建组织实施情况、制度政策文件和落实情况、改革效果评价、政策创新情况"五大方面 28 项内容，每项内容都设有明确的达标要求，为创建县有的放矢推动改革奠定了基础。建立创建奖惩机制，按照县级自评、市级初评、省级复评的步骤，省医改办将组织相关部门对创建县（市）进行逐一复核评估，对达到示范创建标准的县（市）予以通报表扬和奖励。对于复评为"差"的给予通报批评，同时取消示范创建资格，并收回创建补助资金。

3. **强化督导指导，切实谋求创建活动不走过场。一是**以委领导联系制度为契机，加大创建督促力度。2016 年实行了委领导医改重点联系市工作制度。委领导定期联系，加强指导，以省医改领导小组名义统一组织开展了公立医院综合改革重点联系督查，推动创建工作。**二是**以公立医院效果评价为抓手，加大改革奖惩力度。省卫计委联合省财政厅对全省公立医院综合改革和示范创建情况进行集中抽查考核评价。按照各地得分情况进行排序，并根据各地改革进展、得分情况统筹安排中央、省级补助资金，落实奖惩和责任追究。对领导重视、亮点突出、运行良好、工作主动的示范创建县（市、区），省级财政在公立医院改革中央补助经费中，专门划拨 5% 补助资金共计 2000 余万用于财政支持，对示范创建进展缓慢、效果不佳的县（市、区）进行通报追责。**三是**以示范创建现场观摩为手段，加大经验交流力度。通过日常监测、调研督导、信息报送等多渠道及时掌握示范创建动态，对改革成效明显、工作成绩突出的地区进行重点监测关注，并加强典型培树和政策扶持。10 月底，在邢台市巨鹿县组织召开了县级公立医院综合改革示范创建现场会，加强交流互鉴，分析查找问题，理清工作思路，明确主攻方向，对下步创建工作进行再部署、再推进。**四是**以建立健全督办制度为途径，加大改革问责力度。注重示范创建跟踪督导，发现问题及时督促整改。委托第三方通过县级公立医院综合改革运行监测平台对 28 个示范创建改革运行数据进行动态追踪和量化分析。建立了月度汇报、每季调度、半年督导、年终考核的常态化督导机制。充分利用省政府重点工作督查、省委改革办督查、省医改工作考核等有效形式，组织推动示范创建任务落实。2016 年，积极协调省委组织部、省发展改革委等相关部门，将医改纳入对各市县党委政府的考核内容，并将示范创建任务目标列入其中，加大考核力度，严格落实责任，为推动示范创建工作落实提供了有力抓手。

（二）初步成效

1. **重视程度进一步提高**。市、县党委政府特别是创建县把深化医改作为改善民生、促进和谐的大事，摆在突出位置。创建县普遍成立党委政府主要负责同志任组长的领导机构；以县委、县政府名义印发实施方案，召开动员大会，分解目标任务，明确部门分工，全力保障示范创建工作有序推进。多地党委政府组织赴三明等先进地区，学习借鉴改革经验，形成了政府主导、部门协同、全行业广泛参与的良好环境。

2. **财政投入进一步加大**。创建县进一步落实政府四项责任，加大财政投入。大厂、香河等地及时增加财政投入，调整医保、补偿、医院三方共担政策性亏损比例，由原定 6∶3∶1 改为 3∶6∶1。承德县、丰宁县对县级公立医院综合改革药品零差率补助资金均超过 1000 万元。唐山市本级财政投入年增加幅度在 20% 以上，建立了稳定、可持续的长效补偿机制。

3. **政策设计进一步完善**。河北省着眼长远、统筹规划，密集出台了近 20 个深化医改的政策文件，涵盖公立医院、分级诊疗、药品采购、医保整合等重要领域和关键环节。2016 年，公立医院综合改革指导意见的印发，进一步明确了改革路径和措施，"1+10"配套文件的相继出台，将确保改革政策的真正落地生效，自此，公立医院综合改革制度框架更加完善，改革路径更加清晰。同时，省、市两级采取不同形式对创建县开展"一对一"

政策指导，完善政策设计，开展制度创新；协调相关部门加强政策支持和帮扶，有力保障示范创建工作开展。

4. 体制机制进一步创新。各地紧紧围绕改革主要矛盾和突出问题，探索建立了一系列行之有效的新机制，示范带动效应逐步显现。**领导体制方面**，丰宁、大厂等县明确由常务副县长直接分管卫生计生、人社等相关部门，建立了强有力的领导决策体制。**编制管理方面**，省编委办印发了《关于创新公立医院人员编制管理试点的意见》（冀机编〔2016〕20号），明确在试点地区创新编制管理，变编制管理为人员使用控制数管理，编制内外人员同工同酬。邯郸市、邢台威县等地相继出台创新编制管理实施意见。**人事薪酬方面**，唐县、巨鹿县等地以转换用人机制、搞活用人制度为核心，赋予公立医院用人自主权、收入分配权。**分级诊疗方面**，清苑、隆化积极推行县乡一体化管理，探索县域紧密型医联体建设，推进县域医疗改革联动，搭建双向转诊快速绿色通道。**费用控制方面**，馆陶县积极构建药品使用管控机制，通过药品使用全程监控、实施基本药物激励约束、单病种付费等多渠道，切实降低药品费用。

第十一节　青海省积极探索欠发达地区公立医院综合改革新路径

青海省委、省政府深入贯彻党中央、国务院的重大决策部署，把推进综合医改试点作为打造健康青海、增加群众改革获得感的重要内容，坚持目标导向和问题导向相统一，在全面落实国家各项综合医改试点任务的基础上，以公立医院综合改革、分级诊疗制度建设、医保支付方式改革三项任务为重点，积极探索实践，推进改革措施落实，医改取得了重要阶段性成果。2016年，结合国医改重点任务，按照全国卫生与健康大会对医改工作提出的新的目标和要求，青海省进一步强化组织领导，注重顶层设计，完善制度构架，加大对综合医改试点工作的推进力度，研究出台了青海省2016 年综合医改重点任务安排、青海省省级公立医院综合改革实施方案、青海省优化完善分级诊疗制度工作安排等多个政策性文件，统筹谋划，综合施策，全力推进综合医改试点工作，不断开创综合医改试点工作新局面[141]。

（一）全面深化公立医院综合改革

青海省全面推开了由县级到省级的公立医院综合改革工作。重点围绕破除以药补医、创新体制机制、调动积极性三个方面，进一步落实政府办医责任，加大财政投入，积极推进现代医院管理制度建设，深化医保支付方式改革，医疗服务价格改革，有效控制医疗费用不合理增长，着力建立起维护公益性、调动积极性、保障可持续的运行新机制。

一是继续巩固县级公立医院综合改革成果。在已有改革的基础上，重点围绕建立现代医院管理制度、深化医保支付方式改革、合理核定绩效工资总量等方面进行了探索创新。结合国家县级公立医院督导考核，进一步梳理完善相关政策，对 2015 年县级公立医院综合改革情况进行考核评估，根据考核结果安排县级公立医院综合改革补助资金，共计 1.26 亿元。建立了公立医院管理委员会，落实公立医院经营管理自主权，运用信息化手段推动县级公立医院绩效分配制度改革，有效调动了医务人员参与改革的积极性。启动实施了互助县国家级公立医院综合改革示范县工作和大通县、尖扎县省级公立医院综合改革示范县工作。

二是深入推进市州级公立医院综合改革。青海省以充分发挥公立医院公益性质和主体作用、破除逐利机制为关键，在破除"以药补医"机制的基础上，全省 19 所市州级公立医院进一步健全完善长效的经费补偿机制、

---

[141] 国家公立医院综合改革西片座谈会交流材料. 2016 年 10 月. 陕西宝鸡.

人事管理制度和医保支付方式等改革。在经费补偿方面，继续加大财政投入力度，保障各项改革顺利实施，安排市州级公立医院综合改革补助资金8000万元，其中，取消药品加成补助资金4537万元，重点专科建设和医疗设备购置补助3463万元。各地制定了公立医院经费补偿办法，积极建立长效的补偿机制，将符合国家和省上规定的离退休人员费用和在职人员经费、取消药品加成后医疗机构减少的收入以及医院正常运行缺口全部纳入同级财政预算，并对民族医院给予倾斜。在人事制度改革方面，制定出台了《青海省其他事业单位实施绩效工资的意见》，将公立医疗机构的薪酬改革纳入其他事业单位实施绩效工资的政策中统筹考虑。制定了全省市州级公立医院人员总量的通知，共核定人员总量8268人。各地区结合实际，积极推进人事薪酬制度改革，相继出台了公立医院绩效工资总量核定办法，海南州将公立医院业务收支结余的30%～45%作为绩效工资，将符合政策规定的津贴补贴纳入到绩效工资中，将医务人员绩效工资与服务质量、数量挂钩，有效调动医务人员的工作积极性。在医保支付方式改革方面，省上制定出台了《关于印发青海省加快推进医疗保险支付方式改革实施方案的通知》，积极推进按病种付费，以《青海省104种单病种住院费用限额付费标准（试行）》确定的病种和限额为基础，通过联合协商谈判，合理确定三、二、一级定点医疗机构的单病种付费限额。建立起以按病种付费为主，按人头、按床日、按服务单元等付费方式相结合的复合型付费方式，有效控制医疗费用不合理增长。各地按照省上的统一部署，出台了复合型支付方式改革工作方案，开展本区域内的各级医疗机构总额协商谈判，全力推动医保支付方式改革。目前青海省正在研究制定全省统一的按病种付费实施意见。

三是全面开展省级公立医院综合改革。全省14所省级公立医院已全面开展综合改革，主要推进实施药品零差率销售、健全完善经费补偿机制、调整医疗服务价格、推进人事管理制度改革、加强精细化管理、控制医药费用不合理增长等八个方面改革任务。2016年5月1日起，所有省级公立医院已全部取消药品加成，实行零差率销售，缺口部分财政合理补助50%，调整医疗服务价格平移40%，医院加强精细化管理、降低运行成本节约10%，已安排省级公立医院取消药品加成补助资金1.2亿元。在省人民医院、青海大学附属医院、青海红十字医院和西宁市第一医疗集团总院开展日间手术试点工作。按照加快推进医疗保险支付方式改革实施方案，完成了省级三级医疗机构总额付费的协商谈判工作，严格落实各项控费措施，有效控制医疗费用不合理增长。制定出台了《青海省公立医院综合改革补助资金使用管理办法》，确保补助资金安全有效使用。根据国家规划，制定了《青海省卫生计生事业发展"十三五"专项规划》《青海省医疗卫生服务体系规划（2016～2020年）》。

四是加快推进公立中（藏蒙）医医院综合改革。全省各级中藏医医院全面推开公立医院改革，除中药饮片之外的药品和医用耗材全部取消加成，通过调整医疗服务价格、改革医保支付方式、降低医院运行成本等方式进行补偿，不足部分由财政给予专项补助。不断加强基层医疗卫生服务机构中藏医馆建设，截至目前新建和改扩建中藏医医院24所，配备中藏医要特色设备2.1万件（套），建设国家级中医重点专科24个，省级中藏医重点专科32个，建设基层医疗卫生服务机构中（藏）医馆275个。在即将启动实行的2012版医疗服务项目价格中，民族医疗服务项目由现行的76项增加到348项。

五是积极开展医疗服务价格改革。为加快推进全省医疗服务价格改革工作，在海西州试点的基础上，青海省通盘考虑、分步实施，前期做了大量的准备工作，进行了详细测算，制定了公立医院医疗服务价格改革调整方案，并在省、市（州）、县三级各选择2所医疗机构开展了为期一个月的模拟运行。经省医改领导小组研究决定，11月上旬在全省各级医疗机构（含部队、行业医院）统一执行《全国医疗服务价格项目规范（2012年版）》价格目录，全面开展医疗服务价格改革。医疗服务项目由4049种调整为9714种（民族医疗服务项目由现行76种增加到348种），通过财政补助 50%，医疗服务价格平移 40%，医疗机构降低运行成本消化 10%，确定医疗服务平移金额，降低了大型设备检查、检验价格，适当提高诊疗、手术、护理等技术含量高的项目价格，增加了民族医服务项目，放开部分特需服务价格，对不同等级医院医疗服务价格实行分级定价，二级、三级医院医疗服务价格保持 20% 的价差。

（二）不断完善分级诊疗制度体系

青海省进一步完善政策措施，制定出台了《关于青海省优化完善分级诊疗制度工作安排的通知》，通过实现医联体组建全覆盖、加大精准化对口帮扶力度、提升远程会诊能力、稳定基层人才队伍等措施，巩固具有青海特色的分级诊疗制度。

一是做实做强医联体。 完善了以省人民医院、青海大学附属医院、省藏医院为核心的省级区域医联体，组建了以省妇女儿童医院、青海红十字医院、省妇幼保健院为核心的全省儿科和妇产科学科联合体及妇幼健康服务联合体，同时，组建了 9 个慢病中心。8 个市州结合实际，积极组建以市（州）医院为龙头的市县乡紧密型医联体，实行县乡村一体化管理，初步形成了纵向深化资源下沉、横向扩展技术互补的网格式格局，积极构建"没有围墙"的医院。2016 年 6 月，西宁市成立了紧密型一体化医疗联合体及医疗集团，实现了人、财、物、设备、药品"五统一"管理，初步构建了管办分离、资源共享、统一管理、协同服务、共同发展的新型医疗卫生服务体系，取得了明显成效。三个月来，县级医院门诊、住院人次较上年同期分别上升 10.39% 和 16.25%，乡镇卫生院门诊、住院人次较上年同期分别上升 68.84% 和 113.59%，达到了改革预期目标。

二是稳定基层人才队伍。 继续加大全科医生培养培训力度，2016 年毕业的 169 名全科医生已全部完成转接就业，继续实施 300 名本专科订单定向免费培养全科医生项目，启动实施连续 8 年的 400 名订单定向免费培养乡村医生项目，2016 年入学 352 人。实行乡镇医务人员乡镇工作津贴，明确规定基层医务人员服务年限需满 8 年，才能进行变动，进一步稳定了基层人才队伍。修订完善了职称评审政策，充分体现基层卫生医疗机构特点，对在牧区工作的卫生专业技术人员晋升职称时，外语和计算机能力不做硬性要求，乡镇卫生院卫生专业技术人员申报高级职称时，突出临床技能考核，淡化论文要求。同时，为建立"定向评价、定向使用"的基层专业技术人才评价机制，研究制定了关于进一步改革完善基层卫生专业技术人员职称评审工作的实施意见。

三是加大精准化对口帮扶。协调北京、上海、江苏、浙江、山东、天津 6 个援青省市和省内三、二、一级医院组派 137 支医疗队 1225 名医务人员对州、县、乡三级医疗机构开展帮扶，所有医疗队已于 6 月底全部到位，开展学科建设和专业手术技能为主的精准帮扶。

四是强化医疗卫生机构标准化建设。继续推进全省医疗卫生机构基础设施建设，截至 2016 年底，共安排投资 4.62 亿元，其中，中央预算内投资 4.15 亿元，省级预算资金 0.47 亿元，重点支持了基层医疗卫生服务体系、重大疾病防控体系、儿童医疗服务体系、食品安全风险监测体系等 8 类 39 个项目建设。

五是全面开展家庭医生签约服务。按照国家文件要求，青海省研究制定了家庭医生签约服务实施方案，已征求相关部门意见，正在进一步修改完善。大力提倡团队服务，积极推进医防结合，提升签约服务质量，签约居民满意度逐步提高。截至目前，城市社区家庭医生重点人群签约率达到 80.03%，农牧区乡村医生签约率达到 60.04%。西宁市在全省率先实施了以全科家庭责任医生健康团队服务、家庭责任医生签约服务和百姓药箱家庭健康服务为主的基层卫生"三家"服务新模式，充分发挥基层全科家庭责任医生上门服务的作用。

（三）统筹推进其他各项医改工作

一是提高医疗保障水平。青海省城乡居民医保筹资标准由 550 元提高到

610元，将城乡居民医保提高到省级统筹，实行统一的普通门诊统筹、门诊特殊病慢性病、住院和基本医疗保险"三个目录"及定点管理。继续完善覆盖全省的大病医疗保险制度，累计为16.3万名大病患者支付费用8亿元，有效防止了大病患者因病致贫、因病返贫现象的发生。健全完善医疗救助和疾病应急救助制度，将支出型贫困家庭纳入医疗救助范围，对特困供养对象给予100%救助，共救助6.14万人次，支出费用1.12亿元。将全省城乡居民基本医保委托商业保险公司经办，全面实施商业保险机构经办基本医保服务工作。基本公共卫生服务经费政府补助标准由45元提高到50元，服务项目增加到15类。

二是完善药品供应保障机制。全面启动新一轮药品集中采购工作。公立医院药品、常用低价药品、妇儿专科非专利药品、急抢救药品、基础输液等分类采购工作正在进行。心脏起搏器类等四大类高值医用耗材集中招采工作已启动。积极做好实施"两票制"的各项工作，选择部分地区医疗机构和医疗集团，对销售额排名前三分之一的药品实行"两票制"采购试点，探索实行跨区域联合招采和医联体带量采购方式。

三是加快推进卫生信息化建设。初步建成了覆盖医疗卫生服务、基本医疗保障、大病医疗保险、民政医疗救助、公共卫生管理、药品供应保障六位一体的省级综合数据交换平台。省人民医院等5家医疗机构已完成接入工作，通过平台完成7.4万笔交易，大病保险报销3920人次，民政医疗救助报销367人次。开发了面向公众的预约挂号和统一健康门户管理系统，居民可通过门户网站、手机APP、微信公众账号等三种方式，在部分医疗机构实现预约挂号、检验结果查询等健康服务。

第八章　分级诊疗制度建设的典型经验

2016 年，分级诊疗制度取得重要进展，部分地区的改革经验得到广泛认可。上海市以家庭医生为抓手，推进分级诊疗制度建设；安徽省推进儿科医联体建设，推动儿科分级诊疗；重庆市强化肿瘤规范化诊疗基地，构建肿瘤专科分级诊疗体系；福建省厦门市以慢性病患者"三师共管"为抓手，浙江省杭州市实施"双下沉、两提升"，江苏省镇江市推进区域健康服务联合体，推动城市地区分级诊疗制度建设；河南省息县在县域内探索协同医疗，推动县域内分级诊疗制度建设；江苏省大丰区开展个性化家庭医生签约服务，推动服务模式转变；福建省长汀县推行"归口管理、三权下放"，激发乡镇卫生院运行活力；这些地区的改革经验为我国推进分级诊疗制度建设注入了新的活力。

第一节　上海市建设以家庭医生为基础的分级诊疗制度

新一轮医改以来，上海顺应经济社会发展带来的疾病谱变化，着眼于打造"健康上海"，不断提升市民的健康水平，将医疗卫生事业的重心从疾病治疗向健康促进转变，积极借鉴国际经验，逐步建立与国际接轨、符合中国国情、上海市情的家庭医生制度，并以家庭医生签约服务为切入口，稳步推进分级诊疗制度建设。自 2011 年起，上海市启动家庭医生制度构建，目前已覆盖全市所有社区，签约居民 1027 万人，签约率 44%，居民对家庭医生制度的知晓率达到88%，92.1%的居民表示找家庭医生就诊方便，对家庭医生服务态度与服务效果的满意度分别达到95.5%和89.1%。

2015年底以来，上海市启动新一轮社区卫生服务综合改革，制订了《关于完善本市家庭医生制度的实施意见》，赋予家庭医生**可充分调动的卫生资源**，构建以家庭医生为基础的**分级诊疗制度**，开展对**签约居民医保费用管理**的改革，使家庭医生成为居民健康、卫生资源与卫生费用的"守门人"。上海市以老年人和慢性病患者为重点，进一步开展"1+1+1"医疗机构组合签约试点（即居民签约一家社区卫生服务中心、一家区级医疗机构、一家市级医疗机构），优先满足本市60岁以上老年人、慢性病居民的签约需求[142]。

（一）主要做法

1. 分工协作，构建整合型医疗服务体系。构建分级诊疗制度，首先要明确和落实各级医疗机构的分工定位，扭转大医院人满为患、基层资源利用不足的现状。为此，上海运用大数据方法和疾病诊断相关分组（DRGs）原理，建立公立医院病种组合指数，形成科学的医疗服务评价机制，并将其与政府投入、医保支付、费用控制、床位规模等挂钩。利用这一手段，促进三、二级医院优化病种结构，将常见病和诊断明确的慢性病下沉到社区，逐步实现三、二级医院以专科为主、以承接转诊为主，重点承担疑难杂症诊治任务；社区卫生服务中心以全科为主、以首诊转诊为主，重点承担常见病、多发病诊治任务。

加强家庭医生对签约居民健康管理，定期对签约居民进行健康评估，掌握签约居民的主要健康需求，对签约居民进行分类管理，提供针对性服

---

[142] 结合上海市卫生计生委提供的材料及对上海市卫生计生委分管领导的访谈结果编写.

务。建立家庭医生制度下的有序诊疗秩序，居民在签约后，可在签约医疗机构组合内根据自身疾病情况选择任意一家医疗机构就诊，如因实际情况需至签约医疗机构组合之外医疗机构就诊的，需由家庭医生（或签约二级医疗机构）转诊。按照上述规则，方可享有签约就诊各项优惠倾斜政策。

2. 做强基层，夯实分级诊疗体系的基础。针对社区卫生服务机构技术水平相对薄弱的问题，一方面抓好外部支撑，一方面抓好内涵提升。

强化外部支撑，三、二级医院以专病联合体的形式，重点支撑提升高血压、糖尿病、心脑血管疾病等慢性病诊疗能力；组建区域性影像、检验、心电诊断中心，实现社区诊断水平同质化；专门划出一定比例的门诊号源和住院床位，向家庭医生与签约居民优先开放。

按照国家卫生信息化"352121"总体规划，上海已完成了两期健康信息网建设工程，建立了电子健康档案和电子病历两个基础数据库，构建了市、区（县）两级数据共享交换平台，**在全国率先实现市、区公立医疗卫生机构互联互通和数据共享。**市级数据中心已集聚了近 100 亿条的诊疗数据，并以平均每天 1800 多万条的速度增加。各区以二三级医疗机构为依托，**建立区域内的影像、检验、诊断技术支持中心，**通过信息技术手段，推动优质医疗资源的整合与下沉。

注重内涵提升，社区卫生服务中心以健康管理为核心，以居民电子健康档案为基础，重点加强健康风险管控和干预，提供健康指标监控与治疗指导、慢性病 1~2 个月长处方配药等服务。家庭医生依托社区平台开展健康管理与医保费用管理，逐步建立"守门人"制度。推进健康大数据在深化医改、居民健康管理中的应用，包括：**建立社区卫生综合管理平台，**实现全面预算管理、卫生服务监管、绩效考核、财政资金拨付、薪酬总额核定等功能，通过社区卫生云管理 APP，实时、动态、客观反映各区县、各社区的改革进展，形成"倒逼"机制；**建立分级诊疗的支持平台，**实现签约信息在市级平台、区县平台、医疗机构、医保之间的同步，支撑预约转诊、处方延伸、药品物流配送等核心改革举措的实施；**建立家庭医生管理**

医保费用的支持平台，使家庭医生及时完整地掌握签约居民在二、三级医院的就诊记录、处方信息和费用信息，开发费用审核系统，并与市医保系统对接，根据上一年签约居民在各级医疗机构实际年医保费用，核定家庭医生对签约居民医疗费用额度指标，赋予家庭医生对签约居民在各级医疗机构就诊所发生医疗费用的监管职能，帮助居民合理控制医疗费用增长。此外，**充分利用大数据开展社区诊断**，建立基于大数据的知识库系统，开发和应用主要慢病高危人群筛查系统，形成连续、动态、个性化的健康管理模式。

3. **人才为本，打造高水平全科医生队伍**。构建分级诊疗制度关键在人，特别是作为"守门人"的社区全科医生队伍。按照 4 名/万人口的国际通行标准，上海全科医生队伍还有近 50% 的缺口。为此，上海**一是抓源头培养**，通过医教结合，优化医学院校教育资源布局，组建上海健康医学院，加大医学应用型人才培养；在住院医师规范化培训中，专门设计了全科医生培养模式。**同时**，针对农村地区实际，依托医学院校从"本乡本土"定向招生培养全科医师，充实农村基层卫生人才队伍，培养"新春苗"。**二是抓职业发展**，将社区卫生服务中心高级职称比例从 3%~5% 调高到 5%~8%、中级职称比例从 25% 调高到 45%，并在进编落户、职称评审等方面，重点向家庭医生倾斜。深入推进社区卫生绩效工资改革，确定与家庭医生健康管理责任相适应的收入预期，体现家庭医生劳动价值、激发其活力。**三是抓社会认知**，塑造职业认同，强调全科医生与专科医生是分工不同而非层次高低，提升家庭医生的职业荣誉感；提升社会认同，每年开展十佳家庭医生、**全科医师基层服务卓越奖、社区好中医**评选，编排了全国首部家庭医生现代原创沪剧《51 把钥匙》，拍摄家庭医生微电影、编写《家庭医生的故事》，以戏剧等形式弘扬家庭医生精神，使市民理解、认同、尊重家庭医生，努力把家庭医生打造成一份有尊严、受尊重的职业。

4. **机制撬动，稳步推进分级诊疗体系建设**。通过机制设计，引导各方同向而行。社区层面，实行全面预算管理，制定 6 大类 141 项社区卫生服务基本项目，建立与标化工作量对应的岗位设置、绩效评价、财政补偿、薪酬核定标准，实现责、权、利统一，形成明确的利益导向。**医院层面，**强化公立医院内涵发展，控制单体规模，连续 10 年开展市级医院绩效评价。特别是在内部分配机制上推行"两切断、一转变"（即切断医务人员绩效考核、收入分配与科室经济收入直接挂钩的关系，转变按科室收支结余提成分配的模式），支持公立医院转变发展方式，让三级医院专注疑难杂症，为社区卫生服务中心发展提供支撑与空间。**居民层面，**正视"一卡走天下"的就医秩序现状，以老年人为重点，吸引居民选择签约，减小社会阻力、稳步推进改革。针对老年人等签约人群需求设计叠加配套政策和服务，包括健康评估与针对性健康管理、签约医疗机构内预约优先就诊、预约优先转诊至上级医院（上级医院拿出 50% 的专科和专家门诊预约号源，提前50% 时间优先向家庭医生与签约居民开放）、慢病长处方（慢性病签约居民可一次性配到 1~2 个月药量，减轻往返医疗机构次数）、延续上级医院用药医嘱（经家庭医生转诊至上级医院的签约居民，在回到社区就诊时，家庭医生可延用上级医院处方药品，并通过第三方物流实现配送，满足社区居民针对性用药需求）、医保报销优惠（社区门诊诊查费减免）等。

（二）初步成效

目前，全市以家庭医生签约服务为核心路径的试点全面推进，分级诊疗制度建设取得阶段性成效。

1. **基于标准的社区现代管理制度正在建立。**各区县已普遍出台与细化了社区卫生服务综合改革配套文件，从区县、社区两个层面**分别确定了社区基本服务项目与标化工作量标准，**各区县已普遍核定了 2016 年度试点社区预期年标化工作总量，社区卫生服务中心也启动编制全面预算，核定本单位家庭医生等医务人员年预期标化工作总量，**形成建立社区卫生服务现代管理制度的基础。**同时，各区县卫生计生部门会同财政、人社等部门，**已普遍核定了 2016 年区县财政补偿总量与单位标化工作量补偿单价、2016年社区卫生服务中心可分配总额与标化工作量可分配单价，**各区县卫生计生委、试点社区根据核定单价，正在**从模拟数据转向实际操作与运行**，建立基于标化工作量的财政补偿与薪酬分配制度。

2．**"1+1+1"签约实质启动**。目前全市已有 16 个区的 215 家社区卫生服务中心正式启动了"1+1+1"签约，截至 2017 年 1 月底，**已签约居民140 万人**，其中 60 岁以上老年人占签约总人数的 86%。

3．**就诊下沉效果初显**。已签约"1+1+1"医疗机构组合的居民门诊在**"1+1+1"签约医疗机构组合内就诊占 78.39%**，在签约的社区卫生服务中心就诊占 59.97%，比上年提高 4 个百分点，社区已承担了全市 38.64% 的门急诊量。

4．**延伸用药受到居民欢迎**。已启动签约的社区卫生服务中心同步开展**"延伸处方"**政策，社区卫生服务中心已开具"延伸处方"19.5 万张，金额 3915 万元。据测算，由于社区卫生服务中心门诊诊查费减免与药品零差率政策，"延伸处方"药品在社区卫生服务中心开具，**居民门诊均次自付平均可减少 7.03 元**，医保基金总体上也能节省支出。

5．**健康管理主动性加强**。通过明确家庭医生对"1+1+1"签约居民健康管理的结果性考核指标（如血压有效控制率、糖化血红蛋白有效控制率、高血压合并症发病率等），**家庭医生对签约居民健康管理针对性进一步提高**。

6．**签约居民获得感明显提高**。对"1+1+1"签约居民，通过实施一系列优惠政策，包括：慢性病长处方、延伸处方、预约优先转诊、针对性的健康管理等，使居民充分感受到签约好处，签约居民普遍反映签约后无论是**就诊便捷度、服务针对性，还是费用负担**，均切实获得改革红利。随着上级医院预约号源优先预留力度的不断加大与优惠政策的不断落实，签约居民的获得感还将持续提升。

第二节 安徽省建立儿童医联体，推动儿科分级诊疗

为将全省优质儿科医疗资源快速延伸放大，2014 年 8 月 15 日，安徽省

儿童医疗协会、安徽省儿童医院牵头组建省内首个医联体——省儿童医疗联合体，目前有成员单位 62 家（覆盖省市县综合性医院儿科和妇幼保健院，社会资本办医 5 家，省外 2 家，具有广泛的代表性）[143]。

（一）主要做法

通过建立预约挂号，分级诊疗与双向转诊，检验、大型设备检查与结果互认，重症患儿转运，远程会诊，信息共享等 6 个绿色通道，完善业务指导、人才培养、学术交流、质量控制考核、学科建设和科研协作等 5 个工作机制，构建组织制度保障体系、危重患儿急救转运体系、远程会诊体系、多层次培训体系、信息沟通体系等"五大体系"，实现"专家共享、临床共享、科研共享、教学共享"，开创性"患儿不动、医生移动"诊疗新模式。

帮助指导成员单位建设儿科、新生儿科，组织专家赴基层开展坐诊、义诊、查房、讲座、疑难危重病例会诊、举办健康教育讲座。省儿童医院加入北京儿童医院集团，将北京儿童医院集团优质的医疗卫生资源向全省地市县基层进行了纵向延伸辐射，多种形式帮扶基层提高儿科医疗服务水平。成立医联体急救转运中心和医联体临床中心，建立急救转运绿色通道，出台患儿转运评估标准，确保患儿转运安全。

（二）初步成效

提升全省儿科整体水平。成员单位的儿科学科建设、人才培养得到显著加强，技术水平明显提升，尤其是解决常见病、多发病的能力得到快速提高。省儿童医院历练了队伍，提高了其解决疑难危重症患儿的诊治能力。医联体成立以来，已有近 2000 名急危重患儿通过医联体绿色生命通道和儿

---

[143] 结合安徽省卫生计生委提供的材料及对安徽省卫生计生委体改处领导的访谈结果编写.

童"120"转院至安徽省儿童医院住院救治，约有 20% 的患儿好转后转至当地基层医院治疗。医联体成员单位辖区到省儿童医院就诊的门诊患儿由 23 万人次下降至 15 万人次，转入省儿童医院的患儿中危急重及疑难杂症的患儿比例呈上升趋势，同比增长 20%。省儿童医院门诊就诊人数下降 1.1%，住院下降 3.3%，成员单位的儿科门诊量平均上升 13%，住院患儿人数平均上升 10%。在医联体内部初步建立了基层首诊、双向转诊、急慢分治、上下联动的分级诊疗制度。

第三节　重庆建立肿瘤规范化诊疗基地，构建肿瘤专科分级诊疗体系

重庆市肿瘤医院是重庆市唯一一家三级甲等肿瘤专科医院，承担着重庆市及周边区域恶性肿瘤的防治任务。为更好地加强全市肿瘤人才队伍建设，规范基层医疗机构肿瘤诊疗行为，提高基层医疗机构肿瘤诊治能力，为重庆市及周边区域肿瘤患者提供优质医疗服务，根据《中国癌症防治三年行动计划（2015~2017 年)》《关于推进分级诊疗制度建设的指导意见》《关于加强肿瘤规范化诊疗管理工作的通知》等文件精神，2015 年 5 月启动"重庆市肿瘤医院肿瘤规范化诊疗基地"建设工作，构建肿瘤专科分级诊疗体系，取得明显成效[144]。

（一）主要做法

1. 构建"一网一链"肿瘤防治体系。 2015 年，在重庆市卫生计生委领

---

[144] 根据对重庆市卫生计生委体改处领导和重庆市肿瘤医院领导的访谈结果编写.

导下，制定了重庆市肿瘤防治体系建设规划，积极推进肿瘤分级诊疗组织框架建设。规划的主要内容：**一是**到 2018 年，建成"1515"的肿瘤防治网络。"1"指以重庆市肿瘤医院为龙头，发挥业务指导与质量监管作用；"5"指在五大功能区各有一个二级医院转型为肿瘤专科医院，形成一定区域辐射力；"15"指在 15 个及以上区县建立肿瘤规范化诊疗基地，加强区县肿瘤医疗服务能力建设，并指导辖区乡镇医院与社区卫生服务中心肿瘤防治工作。**二是**到 2020 年，全面建成"一网一链"的肿瘤防治体系。即：健全覆盖市级-区域级-区县级-基层级肿瘤防治网络，建成区域协作的涵盖肿瘤科普宣传、早期筛查、规范诊疗、康复管理的完整诊疗服务链，形成肿瘤防控"横到边，纵到底"的立体防线。推行肿瘤全过程管理模式，制定统一的全过程管理规范与路径，实现网络内任一环节的同质化服务。

2. 开展组团式技术帮扶指导。一是建立技术指导院领导分片责任制。为切实落实技术帮扶指导责任，医院将重庆市 38 个区县和四川、贵州等周边市县按区域划分为 6 个组，建立了由院领导牵头，相关科室参加的技术指导组，定期到相关区县医疗机构巡回指导。**二是**建立组团式帮扶模式。以重庆市肿瘤医院的重点学科、特色专科为引领，派遣中级及以上职称的医师、肿瘤专科护士、物理师、技术员组团到基地医院免费帮扶 3~6 个月，指导其肿瘤科的建设、肿瘤放疗、化疗等技术开展。**三是**开展多形式巡回技术指导。组织医务人员定期到区县医院开展学术讲座、业务查房、手术示教、肿瘤多学科联合诊疗、门诊坐诊等多形式肿瘤规范化诊疗技术指导工作，推广肿瘤适宜技术与肿瘤规范化个体化诊疗理念。

3. 强化肿瘤专科人才培养。一是免费开展区县肿瘤专科人员培训。优先安排区县医院肿瘤科医生、技师及物理师、护士组队到重庆市肿瘤医院进行免费进修培训，为基层培养一支坚实的肿瘤防治队伍。**二是**加强区县肿瘤专科人才培养。依托重庆市肿瘤专科医师培训基地、重庆市肿瘤专科护士培训基地、万名医师肿瘤学培训项目、医院继续教育等项目，加强区县医院肿瘤防治骨干人才培养。**三是**积极开展科研协作。在科研资源利用、课题立项、论文发表、成果转化应用、科技奖申报等方面加强与区县医院的密切合作，提升基层医院科研水平。

4. **建立预约挂号和双向转诊平台。** 在重庆市肿瘤医院患者服务平台基础上，开发建立了与区县医院互联互通的预约挂号与双向转诊信息平台。基地医院的医生通过该平台可以直接为患者网上预约我院专家门诊号，并分时段预约就诊。通过双向转诊系统，可以将区县的疑难重症患者预约转诊到重庆市肿瘤医院，由该院对转诊患者予以绿色通道优先安排诊治；经该院明确诊断、手术治疗后，将患者转诊回基层医院进行后续治疗和康复，并通过信息系统提供治疗方案和指导。逐步建立了为肿瘤患者提供诊断-治疗-康复-护理连续性分级诊疗服务模式。

5. **开展远程诊疗技术服务。一是** 建立放疗远程服务平台。实现基地医院放射治疗物理计划上传至我院放射治疗中心进行质量审核，然后再把审定的物理计划回传基地医院执行，切实保障放射治疗的质量。**二是** 建立基因检测平台。发挥重庆市肿瘤医院肿瘤实验室诊断的特色和优势，以肿瘤标志物检测、肿瘤蛋白芯片筛查、肿瘤基因分析等肿瘤专科特色检查项目为重点，为基地医院开展肿瘤筛查与早期诊断、治疗观察、肿瘤耐药及药敏评价、复发转移监测及肿瘤靶向治疗提供技术平台。

（二）初步成效

1. **肿瘤分级诊疗体系基本建立。一是** 初步形成"一网一链"的肿瘤分级诊疗网络框架。截至 2016 年底，重庆市巴南区、合川区两家二级肿瘤专科医院已获政府批准；已在重庆市的 10 个区县医院、遵义市第一人民医院建成肿瘤规范化诊疗基地 11 个。**二是** 建立肿瘤分级诊疗联席会议制度。每季度组织体系内的医院开展工作联席会，研究基地管理制度规范、对口技术指导需求、学术交流、人才培养等问题。

2. **基层肿瘤防治能力迅速增强。** 过去，多数区县医院没有设置肿瘤科，即使有肿瘤科，其肿瘤诊疗能力也非常薄弱，仅能开展单纯化疗与姑息对症支持治疗，肿瘤放射治疗技术为空白。"重庆市肿瘤医院肿瘤规范化诊疗基地"落户基地医院后，通过技术指导、人才培训、远程协作等方式，实现了梁平县、巫山县等多个基地医院，突破一个薄弱环节——创建肿瘤科，解决一项医疗急需——开展肿瘤诊疗，带出一支技术团队——肿瘤规范诊疗团队，新增一个服务项目——肿瘤放射治疗的明显成效。基地医院肿瘤诊疗能力由弱到强，较好满足区域内肿瘤患者需求。

3. **基层肿瘤规范诊疗水平提升。** 2015 年 5 月启动"重庆市肿瘤医院肿瘤规范化诊疗基地"建设工作以来，重庆市肿瘤医院已派出 25 名高级职称专家到基地医院开展为期 3 个月至 6 个月的肿瘤规范化诊疗指导工作，开展学术讲座 69 场次、教学查房 1000 余例、示范手术 56 台；免费接收基地医院 29 名医生、护士、物理师、技术员来院进修学习。在基地医院推广了"腹腔镜子宫次全切除术中子宫动脉套扎术""肿瘤化疗规范化与质量控制的推广应用"等适宜技术 4 项。基地医院肿瘤诊疗能力大幅提升。

4. **方便群众基层就近就医。** 通过开展"重庆市肿瘤医院肿瘤规范化诊疗基地"建设工作，重庆市肿瘤医院与各基地医院上下联动的肿瘤分级诊疗模式初步形成。实现了区域内各级医疗资源优势互补、协同发展，切实减轻区县肿瘤患者的看病负担，有效缓解群众"看病难、看病贵"的问题。

第四节　福建省厦门市实施三师共管，推进分级诊疗制度建设

厦门市于 2012 年开始实施社区卫生服务机构/医院慢性病一体化管理；2015 年，厦门市在前期改革基础上，通过医疗机构内部体系流程再造，以慢性病为突破口，选择高血压、糖尿病两类最常见的慢性病先行先试，充分发挥基层、社区医疗机构在慢性病防治、健康管理中的作用，以专科医师、全科医师和慢病健康管理师共同组成"三师共管"服务模式，借鉴社

区家庭医生契约式服务机制，建立职级适配、层次分明、富有效率的医疗服务体系，探索层级分明、上下联动、运转有效的连续、综合、全程和个性化的慢性病防治和健康管理的新型模式，逐步形成慢病基层首诊、双向转诊、全程健康管理的分级诊疗新就医秩序，方便群众看病就医、减轻群众医药费用负担，提高医疗服务体系整体效益和医疗资源的利用效率[145]。

（一）主要做法

1. **确定"三师共管"模式的组织架构和服务路径。**"三师共管"是由医院的专科医师、基层医疗卫生机构的全科医师和慢病健康管理师组成的慢病防治、健康管理组织框架，充分发挥"三师"各自优势，履行定位不同的职责，将在医院诊疗后病情稳定下转到社区的，以及社区首诊、筛查发现的高血压病、糖尿病患者，通过家庭医师签约式服务，吸纳形成慢病患者管理网络。实现在专科医师的指导下，由全科医师、健康管理师为患者进行日常全方位、多角度、全程的共同管理模式。

2. **明确"三师共管"分级诊疗职责定位。**厦门市明确了专科医师、全科医师和健康管理师三者的职责分工如下：

专科医师：由二级以上医院主治以上职称专科医师担任。负责对签约入网患者进行诊断、制定个体化治疗方案、并定期下社区巡诊、带教全科医师、帮扶基层医疗卫生机构使之能胜任对高血压、糖尿病患者的日常诊疗。

全科医师：由基层医疗机构取得全科医师资格的医师担任。负责监督患者对专科医生制定的诊疗方案的执行情况，了解患者病情变化，做好随访病程记录，将病情控制不良的患者及时反馈至专科医师，以期尽快解决问题；在专科医师的带教下实现对高血压、糖尿病病友的独立诊疗为目的；

---

[145] 根据编写组成员对厦门市现场调研的结果编写.

做好与健康管理师的日常工作沟通交流，参与商定患者个体化健康管理教育方案，解决健康管理师在执行患者健康教育过程中反馈的问题。

慢病健康管理师： 由基层医疗机构中具有一定慢病防治知识基础的临床医师、公卫医师、护士、或与医学营养、药学、心理等相关专业的专兼职医务人员，以及乡村医师，经专门培训考核合格后担任，慢病健康管理师是患者与医师的联系纽带，负责患者日常的随访与健康教育，旨在个人行为干预需要达到预期效果；强化个体化健康教育，指导患者早日实现日常自我管理；及时向医生反馈患者的病情变化情况，负责安排患者下次随诊时间及双向转诊相关事宜。

3. **建立糖友网和高友网。** 为了加强糖尿病和高血压患者的全程健康管理，厦门市于 2013 年开始建设糖尿病病友全程保健网（简称糖友网），2015 年建成高血压病友全程保健网（简称高友网）。糖友网和高友网明确了患者全程健康管理的流程，规范了患者的准入和双向转诊标准。对于入网的慢性病患者，要求健康管理师每两周联系一次患者，全科医生每月见一次患者，专科医生每两月见一次患者。

4. **推进全科医生基层签约服务。** 厦门市大力推进建立全科医生和居民签约服务关系，全科医生为签约居民提供约定的基本医疗卫生服务，主要包括：免费建立居民健康档案，进行家庭健康教育咨询，提供妇幼健康管理，随访高血压和糖尿病等慢性病患者及老年人群体，并承担一级分诊管理等。厦门市积极推进基层医疗机构首诊责任制，促使全科医生与签约家庭建立起一种长期、稳定、互信的签约服务关系。让全科医师逐步成为居民的健康"守门人"。签约服务原则上采取团队服务形式。家庭医生团队主要由家庭医生、健康管理师（或社区护士、公卫医师、医技人员）组成，签约服务团队以家庭医生为管理的核心，家庭医生根据签约对象病情需要，帮助推荐联系或预约二、三级医院专科医师，共同组成"1+1+N"的"三师共管"家庭医生服务团队。

厦门市签约服务费主要来自三个方面：**一是** 签约居民个人付费，**二是**

医保基金支付，**三是**基本公共卫生服务经费支付。试行阶段，签约服务费按 120 元/人/年标准确定，其中签约居民个人承担 20 元/人/年，由个人现金或医保健康账户支付；医保基金承担 70 元/人/年，由基层医疗卫生机构门诊 500 元社会统筹医疗基金支付；基本公共卫生服务经费承担 30 元/人/年，从拨付基层医疗卫生机构的基本公共卫生服务经费列支。家庭医生团队向签约居民提供约定的服务，除按规定收取签约服务费外，不得另行收取其他费用。提供非约定的医疗卫生服务或向非签约居民提供医疗卫生服务，按规定收取费用。家庭医生开展的其他服务项目，属于政府指导价管理范围内的医疗服务价格，按照价格主管部门公布的价格政策执行。

（二）保障措施

1. **加大财政投入力度**。厦门市加大基本公共卫生服务经费投入，2016 年达到人均 55 元以上，鼓励基层医疗卫生机构积极开展基本公共卫生服务。

厦门市对于基层医疗卫生机构实行差别化的财政补助政策。财政投入重点向基层医疗机构倾斜，确保基层医疗机构正常运行和发展的需要。改革基层医疗机构收入分配政策，提高收入水平，进一步完善绩效工资制度和基层医疗机构奖励激励机制，提高在职员工按工作总量、工作质量等所计提奖励激励在收入中的比重，进一步调动基层医务人员的工作积极性。财政部门和卫生部门年底对慢性病患者的管理进行考核，如果患者管理的好，基层医疗卫生机构可以获得 300 元/人（高血压患者）和 600 元/人（糖尿病患者）的补贴。2015 年厦门市基层医疗卫生机构职工年人均收入达 13 万元以上。

厦门市实行差别化价格政策，拉开不同等级医疗机构的医药服务价格差距，引导患者分级就诊。厦门市取消基层医疗卫生机构执行"一般诊疗费"的价格政策，设立"诊察费"项目，其他服务项目按实际发生的项目收费。鼓励慢性病患者利用基层医疗卫生服务。

2. **出台向基层倾斜的医疗保险政策**。为了进一步鼓励参保人员利用基层医疗卫生服务，厦门市医保政策规定：职工参保人员门诊起付标准内的医疗费，在执行国家基本药物制度及零差价的社区卫生服务中心、乡镇卫生院等一级及以下定点医疗机构门诊就医发生国家基本药物的药品费用，不超过 500 元部分由社会统筹医疗基金全部报销，在其他定点医疗机构就医的医药费用，由个人全部自付。城乡居民医保参保人员医疗费累计不满 1000 元的部分，在执行国家基本药物制度及零差价的社区卫生服务中心、乡镇卫生院等一级及以下定点医疗机构门诊就医发生国家基本药物的药品费用，不超过 500 元部分由社会统筹医疗基金全部报销，在其他定点医疗机构就医的医药费用，由个人全部自付。医保部门提高基层医疗卫生机构的门诊费用总额控制指标，结算时向基层医疗卫生机构倾斜，提高基层医疗卫生机构接诊慢病患者的积极性。

3. 加强基层医疗卫生服务体系建设。厦门市在全市各区分别建立"医院-基层医疗卫生机构"医疗服务体系。鼓励大医院专科医师到基层服务，推动大医院慢性病普通门诊下移到基层。推广专科医师、全科医师、健康管理师组成的"三师共管、上下联动"服务模式，建立依托慢性病分级诊疗信息化管理平台，由专科医生提供专科化医疗和指导服务；全科医生提供连续性、整体化、长期责任制的预防保健、康复治疗和健康照顾；健康管理师提供健康检测、分析评估、健康指导和危险因素干预等辅助服务的新型慢性病全程规范诊疗服务管理模式。

厦门市积极加强基层卫生人才队伍建设。新医改启动后，厦门市取消辖区内所有的二级医疗机构，将公立的二级医院并入三级医院，变成三级医院的分院，二级医院的医生全部分流到社区卫生服务中心，充实了基层医疗卫生机构的人力资源，提升了基层医疗卫生机构的服务能力。加强基层全科人才的培养、引进和使用，厦门市通过政府购买服务等方式，缓解公立基层医疗机构人员不足等问题。厦门市进一步放宽医师多点执业，充分调动医师参与慢性病分级诊疗的积极性。为了进一步实现慢性病的重心下移、关口前移，厦门市鼓励符合条件的执业医师经到市内基层医疗机构多点执业。

强化三师共管的专项培训工作。部分区成立了专门的卫生计生人才培训中心，为参与慢病分级诊疗"三师共管"的健康管理师、全科医师和专科医师提供专门的培训。培训内容主要包括慢病"三师共管"分级诊疗模式的主要构架与实施细则，高血压病、糖尿病病患的入网筛选条件、具体诊疗与健康管理的相关指南与规范；"三师共管"中双向转诊、上下联动共管、健康管理等具体实务和操作细则等。培训经费由慢病管理专项经费列支。

加强对口帮扶，提升基层服务能力。通过完善和推广"中医专家下社区、中医专家社区师带徒"等措施、落实市属公立医院及二级以上行业管理医院的医师（含医技科室医师）晋升高级职称前到基层服务的政策，对基层医疗卫生机构进行帮扶，强化基层服务能力。

4. **加强药品供应保障与就医管理**。为了保障慢性病患者的用药需求，保证双向转诊的顺利实施，厦门市调整了基层医疗卫生机构的用药范围。将基层医疗机构的药品使用范围由基本药物目录逐渐向医保目录延伸，允许基层医疗卫生机构使用40%左右的非基本药物（仍然实施零差率）。

5. **强化信息化支撑**。厦门市建立健全市民健康信息系统的功能，加快构建双向转诊、协同服务信息化支持系统。市、区医疗卫生信息已经初步实现互联互通、资源共享。厦门市按照"社区预约优先"的原则，为基层就诊的慢病患者优先安排各类专家门诊号源和住院床位。积极拓展医疗信息资源共享服务，实现诊疗、用药、检查检验结果、健康档案等信息在上下级医疗机构间共享和交换。厦门市构建了"慢病三师共管"信息管理平台，健全完善慢性病管理系统。

（三）初步效果

1. **基层医疗卫生机构与医院的分工协作机制初步建立、基层医疗卫生机构的慢性病服务能力有所增强**。厦门市通过引入"三师共管"模式，初步建立了基层医疗卫生机构与医院的分工协作机制；基层医疗卫生机构为慢性病患者提供服务的能力有所增强，专科医师的加入，使患者能够得到针对性更强的治疗，同时专科医生也通过带教来提升全科医生诊治高血压和糖尿病的能力；全科医生，作为慢性病患者的签约责任主体，保证了慢性病患者的服务连续性；健康管理师的加入，促进患者改善生活方式，提升生活质量。

2. **患者入网率提升，慢性病管理的依从性增加。**通过"三师共管"模式，厦门市糖尿病和高血压入网人数有所增加。截至 2016 年 6 月底，厦门市 38 家社区卫生服务中心"三师共管"常规管理高血压患者 19.9 万人，管理糖尿病患者 8.2 万人。

3. **患者流向趋于改善，医疗负担有所缓解。**厦门市通过实施三师共管和双向转诊等措施，基层医疗卫生机构的服务能力有所增强，患者利用基层医疗卫生机构的门诊服务有所增加，患者的门诊流向趋于改善。2015 年基层诊疗服务量提升了 43.67%，2016 年 1~6 月份，同比提升了 54.60%。根据 2.5 万例患者的就诊跟踪统计分析，糖尿病患者在基层的就诊率从 40.7%上升到 78.1%，高血压患者从 72.6%提高到 95.7%，并带动了多种慢性病、常见病、多发病在基层实现诊疗和健康管理。慢性病患者流向基层，不仅方便了患者，而且患者的慢病诊疗负担也有所减轻。

4. **针对供需双方的慢病管理和双向转诊的激励机制初步建立。**对于专科医生下基层，财政部门和卫生计生部门根据职称不同，给予每半天 500~1000 元的下基层补助；同时对于入网的慢性病患者，根据年底考核的结果，财政部门给予 300 元/人（高血压）和 600 元/人（糖尿病）专项经费补助，专科医生、全科医生、健康管理师、基层医疗卫生机构按照 3：3：2：2 的比例进行分配。

对于需方的激励主要是，入网患者可以免费获得更多的保健服务和健康指导；对于参保职工医保或城乡居民医保患者，还可以在基层医疗卫生机构获取 500 元的限额药品（根据病情需要，500 元以内，患者全部免费，相关费用由医保基金支付）。

5. 慢性病控制效果有所好转。截至 2016 年 6 月底，厦门市高血压规范管理率 61.3%，控制达标率 51.7%；糖尿病规范管理率 60.5%，控制达标率 44.0%。糖尿病、高血压的规范管理率和控制达标率高于国家平均水平，较三师共管前提升了 20% 以上。

第五节　浙江省杭州市实施"双下沉、两提升"，促进分级诊疗制度建设

杭州市始终坚持政府主导、部门联动、政策统筹、顶层设计，在构建分级诊疗体系过程中摸索出一条杭州特色的改革路径，创新建立医养护一体化全科医生签约服务和优质医疗资源下沉模式，提升了城市基层和县域医疗服务能力，吸引患者留在基层、留在县域，分级诊疗体系初步建立[146]。

（一）主要做法

1. 统筹联动，创新医养护全科医生签约服务。

一是政府主导，创新制度设计。市政府以为老年人等重点人群提供医疗、养老、康复护理一体化服务为切入点，出台实施意见和实施方案并颁发《杭州市医养护一体化智慧医疗服务促进办法》的地方法规，确立了签约服务这一工作载体。根据这些制度设计，卫生部门联合物价、财政、人力社保等部门出台相关政策，建立了签约服务的保障机制。具体有经费保障机制：签约服务费每人每月 10 元（全年 120 元），其中签约对象承担 10%，市财政承担 25%，区财政承担 65%；医保倾斜政策：市级基本医疗保

---

[146] 结合杭州市卫生计生委提供的材料和编写组成员现场调研的结果编写.

险参保人员签约后门诊医保起付标准下降 300 元；城乡居民基本医疗保险参保人员签约后，除门诊医保起付标准下降 300 元外，通过签约转诊至上级医院产生的诊治费用按社区报销比例直接结算；物价配套政策：兼顾供需双方的需求，并合理体现服务价值，对相关项目收费标准进行较大幅度调整，其中建床费调整为 80 元/人次，家庭病床巡诊费调整为 40 元/人次，中级职称以下和副高职称以上医务人员出诊费分别调整到 40 元/人次和 60 元/人次。这些新政策突破了原有的政策壁垒，解决了以往基层医疗机构有能力服务却不能提供有政策支撑的服务，居民有实际需求却得不到服务的矛盾，保障基层医疗机构功能特色充分发挥，促进了基层首诊。

二是提升内涵，吸引签约居民基层首诊。首先强化了全科医生队伍建设，依托主城区近 1200 名注册全科医生，配置专科医师、康复师、药师、社区护士等助手 1000 余人，组建起签约服务团队；持续组织开展多个专项的全科医生技能提高班，提高了签约医生的服务水平。其次，丰富签约服务内涵，通过摸底调查掌握居民健康服务需求，以需求为导向提供健康管理、社区医疗和双向转诊、家庭病床和远程健康监测管理、健康评估四大方面的服务内容；根据签约对象健康评估情况及实际需求，在符合家庭诊疗服务相关规定和确保医疗安全的前提下，提供居家医疗、护理、远程健康监测管理等服务。居民到签约全科医生处就诊，可享受优先就诊、优先转诊等服务，由全科医生为需要上转的患者预约相关医院、专科及专家，转出后全科医生会进行追踪和参与治疗，回社区后全科医生及其团队还会对其做好随访及后续健康管理服务。

三是搭建平台，发挥智慧医疗助推作用。建立了全市统一的连接 23 家省、市医院和城区社区卫生服务中心的双向转诊平台，具有转诊预约、转诊检查、电子病历上载下传、转诊满意度评价等功能。同时，建立了相关工作机制，市级医院提前两周开放固定号源到双向转诊平台，并指定科室专门负责社区转诊，促进转诊平台发挥成效。各地充分利用移动互联技术，研发联通社区医疗机构和居民的医养护一体化服务应用系统，签约居民可以与签约全科医生在线交流，查询社区就诊时的体检记录、检查结果等。

四是强化考核，调动签约服务积极性。建立由卫生计生、财政、人力社保等部门共同参与的医养护一体化签约服务考核机制和三级考核制度。考核过程注重考核指标完成情况及抽查复核真实性；强化考核结果运用，市级财政根据考核结果给予梯度补助；签约服务经费70%用于全科医生及团队，20%用于社区卫生服务中心统筹，10%用于签约服务工作管理人员。签约1000人的全科医生团队经考核合格后，一年可通过为签约居民服务增加收入7万元左右。

2. 城乡互动，促进医疗资源"双下沉、两提升"。 在县域，通过省市公立医院对县级医院输血型帮扶，使患者在县域留得住，县级医院也接得住。**一是**顶层设计建机制。市政府印发《关于推进杭州市优质医疗资源下沉实施意见》，为实施"双下沉、两提升"工程（即城市优质医疗资源下沉和医务人员下基层，提升县域医疗服务能力和群众就医满意度）提供了政策保障。市级财政建立经费保障机制，对支援医院每年给予专项经费补助（其中全面托管的每家100万元，重点托管的每家50万元）；对于对口帮扶周边社区卫生服务中心推动双向转诊的市级医院，按照结对数每家每年给予市级医院10万元专项补助。建立考核激励机制。将市级医院落实"双下沉，两提升"工作纳入年度综合目标考核，与下沉专项资金和领导班子绩效奖金挂钩。**二是**分类协作强帮扶。结合县域实际，根据受援医院的特点和需求，建立重点托管和全面托管两种协作模式。重点托管型：市级三甲医院开展重点学科建设的帮扶，帮助受援医院提高相关学科的能力，如感染性疾病科、结核科、儿科、皮肤科以及医学影像等，重在提高业务能力。全面托管型：市级三甲医院将县级医院设立为市级医院的分院，将大医院的管理、技术、学科、人才、信息等资源向县级医院全面延伸，合作更为全面、密切。在上述两种模式的合作过程中，市属医院均接受合作医院各类技术人员进修培训、住院医师规范化培训以及职能科室管理干部挂职锻炼，接受合作医院医务人员参加相关医、教、研活动，也为合作医院招收各类医疗人才、引入大型设备等提供咨询服务。

3. 创新机制，促进医疗服务上下协同。一是创新医联体机制。以主城区行政区划为基础，以市级三级综合医院为牵头单位，联合区域内社区卫生服务中心，组成跨行政隶属关系、跨资源所属关系的医疗机构联合体。实施医疗资源统筹管理、有序开展双向转诊、慢病治疗药品的统一配送、巩固和深化全科医生签约服务、强化社区卫生服务中心医务人员的业务指导培训。同时，所有市级公立医院与主城区社区卫生服务中心组成双向转诊医联体，通过全市统一的双向转诊平台，促进构建分级诊疗体系。**二是依托信息技术，推进优质资源共享。**在 6 个主城区依托 4 家市属三甲医院与 51 家社区卫生服务中心建立影像、心电、消毒、慢病联合诊疗等"四大中心"，在 7 个县（市）由县级医院与基层医疗卫生机构建立临床检验、影像、病理、心电、消毒供应等"五大中心"，实现优质医疗资源的共建共享。同时，依托杭州市第一人民医院集团，建立辐射县级医院的杭州市域医学影像、病理、产前筛查诊断中心和危重孕产妇抢救远程会诊中心，进一步联结了市、县和乡镇（街道）三级诊疗服务体系，促进了优质医疗资源纵向流动。通过统一安排财政经费购买服务，会诊费用每年年底按相关市属医院实际开展会诊量进行统一结算后划拨，基层医疗卫生机构通过会诊中心提交市级医院会诊的，一律不承担会诊费用，也不得向患者收取会诊费用，确保患者能够就近在家门口的社区卫生服务机构享受市级医院提供的免费远程会诊服务。这些举措强化了医疗服务的协同性、连续性，使居民能够就近享受到便捷、优质、连续的同质化基本医疗服务。

（二）工作成效

1. 县域医疗服务能力进一步提升。一是医疗资源均衡性提高。5 家市属三级医院托管了 18 家县级医院，覆盖所有县域，同时县级医院再梯度下沉到乡镇卫生院，实现优质资源下沉到底到边，破解了中心城区医疗资源过度集中、偏远地区优质资源紧缺的问题。**二是基层学科水平明显提升。**

资源下沉提供"输血型"的支援及"造血型"的帮扶，提升了县级医疗机构的医疗技术水平。充分体现在学科能力上，县级医院市以上医学重点学科数比上一周期增加75.9%，卫生科研课题增长84.7%。**三是县域服务能力快速增长。**"双下沉、两提升"工程将更多的农村患者留在了县域。与托管前相比，县级医院开展的新技术和新项目增加214项，门急诊人次和住院人次分别增长9.95%和17.49%，手术量增长7.60%，其中三、四类手术增长5.83%。

2. **医疗机构协作机制进一步健全。**公立医院与周边社区卫生服务中心通过远程会诊中心等机制，进一步密切了协作关系。实施双下沉以来，全市影像中心开展会诊49498例，心电会诊41140例，临检中心标本送检量472695万例，病理标本集中诊断4.7万例。由于基层医疗机构能力的提升，以及联合会诊中心的支持作用，以往许多需要在省、市医院诊治的疑难病例在基层医疗机构得到了确诊和治疗。

3. **分级诊疗体系进一步确立。**2014年开展签约服务试点，2015年度主城区全面推开，签约居民数累计达52万人，其中慢性病患者签约19.5万人，参与签约的全科医生数841人。截至2016年6月17日，主城区签约71.5万人，较上一年度增加近20万人，覆盖率达28%，重点人群覆盖率达64%，参与签约的全科医生达1161名。目前已经签约445683人，重点人群占68.09%，老年人占67.21，慢病患者占44.32%。开展医养护一体化签约服务后，医患双方关系密切程度大大增强，真正实现了全人全程健康管理服务。签约居民得到了实惠，在社区就诊的居民明显增加。2015年主城区社区卫生服务机构的门急诊总量较上年增长13.35%，签约患者在社区卫生服务中心的就诊率达61.09%。2016年1~8月份，签约居民社区就诊率达63.87%。据杭州市综合考评委员会绩效评估中心组织的第三方测评结果显示，居民对基医养护一体化签约服务本身总体评价满意率为95.2%，94.8%的受访者表示愿意根据病情，优先考虑在社区医院进行就诊。

第六节　江苏省镇江市整合资源，大力推进
区域健康服务联合体建设

镇江市从 2009 年新医改起，以增进健康为目标，以体系建设为抓手，以集团发展为路径，城乡统筹、整合资源、三医联动、综合改革，加快构建区域健康服务联合体，为城乡居民提供综合、连续、主动的基本医疗和公共卫生服务，整个服务体系的公平效率、健康产出明显提升[147]。

（一）主要做法

1. **统筹规划，健全体系**。不断完善区域卫生规划，调整公立医院布局，优化医疗资源配置。控制主城区公立医院规模；市二院调整设置为中西医结合康复医院；市四院重点发展妇幼保健院，异地新建了市精神卫生中心；在新城区合理规划、股份合作建设瑞康医院；成立全市中医战略联盟，推进妇幼健康联合体建设；市区二级综合医院全部转型成专科医院或社区卫生服务中心；村卫生室为乡镇卫生院派出机构；全市二级以上医院调整部分治疗床位为康复、老年护理床位，社区开设康复联合病房，信缘康、红叶等老年护理院已建成开业。由此，重构了城市综合医院、社区卫生机构两级，农村县乡两级、镇村一体，康复护理连续服务的新型医疗卫生服务体系。

2. **集团发展，分工协作**。把大力发展医疗集团作为构建健联体的主要载体，进一步明确各级医疗卫生机构功能定位，推进纵向一体，分工协作。市区，以市一院、江大附院两所三甲医院为核心，市区所有专科医院和社区卫生机构加入，分别组建江苏康复、江苏江滨医疗集团，承担疑难危急

---

[147] 结合镇江市卫生计生委提供的材料和编写组成员现场调研的结果编写.

重症、专科诊治、科研教学、住院全科医师规培等任务；社区卫生机构由医疗集团一体化管理，承担一般常见病、多发病的初级诊疗、转诊服务，公卫服务、健康管理等职责。辖市，以人民医院为核心，大力推进县乡联动、镇村一体化管理，实现上下联动、分工协作、双向转诊、分级诊疗。同时，医院、基层医疗卫生机构、疾控机构各负其责、分工协作，深度融入健联体建设，构建了"三位一体"慢性病综合防控模式。

3. **管办分开、法人治理。一是**建立出资人制度。成立公立医院管理委员会，行使出资人职权，属地化管理所有公立医院，建立医疗集团法人治理结构，确定公立医院规划和发展方向、监督资产和运营、负责绩效考核评价。**二是**建立法人治理机制。成立集团理事会、经营管理层和监事会，形成决策、执行和监督三权合理分工、相互制衡的运行体系。**三是**明确各级权责。实行理事会领导下的集团院长负责制；各医院履行医疗质量、医疗安全、改善服务和成本控制等经营管理职责。各辖市不断加快县级公立医院综合改革，深化管理体制改革，加快法人治理机制建设。尤以扬中市按照"整岛一体化"思路推进健联体建设，被国家卫计委推荐为县域医改亮点。

4. **连续诊疗，分级管理**。在技术下沉上，建立规范畅通的转诊机制。大医院对基层转诊患者实行"一免三优先"服务，对符合下转指征的患者及时下转到社区康复联合病房，由社区卫生机构提供后续的康复治疗和健康服务。2016年以来下转康复期患者851人。全市基层门急诊患者占比稳定在55%以上。在人才下移上，创新乡村医生管理办法，增核乡镇卫生院编制，专门用于公开招聘执业（助理）医师，着力缓解村医"用人荒"。大医院常态化派遣内儿科、中医医师到基层坐诊。在能力帮扶上，开设全-专科联合门诊，逐步推进全科、专科、专家预约型诊疗，建立和完善急性、亚急性、慢性分级管理。大力开展全科、住院医师培训，市财政按人均2万元补助。开展名中医巡讲巡诊活动，让中医药服务走近基层。

5. **防治结合，团队服务**。在全市广泛开展"3+X"家庭健康责任团队服务，推进"健康服务零距离"活动和网格化管理，利用大医院医生护士和社会志愿者力量，协助家庭医生走进千家万户，开展居民健康签约服务。目前居民健康服务协议签约率80%以上。推进健康镇江2015行动，实施项目化工作机制。三级综合医院建立慢性病管理中心。大力推进医院、疾控机构、基层医疗机构"三位一体"的疾病综合防控机制，试点开展高血压、糖尿病和重性精神病患者规范管理项目，试点单位已覆盖城区所有辖区，三项疾病规范管理率分别达91.1%、86.2%和90%以上。4个辖区建成国家慢病综合防控示范区。

6. 三医联动、理顺价格。 实行医保、医药、医疗联动改革。市卫计委下设医保结算中心，建立医保基金预算管理机制，实行总额预算、按人头、按床日、按病种复合式付费方式。职工医保补偿比已达87%，全市县乡两级政策范围内住院费用报销比达76.61%。实施20种重大疾病保障工作。全面开展大病保险工作。巩固基本药物制度，保障基层慢性病用药。试行社区药房社会化和医疗机构药品供应链改革，不断强化医院药事管理。完善处方外配政策和措施。在全市二级以上非营利性医疗机构全面实施医药价格综合改革，建立动态调整机制。全市二级以上公立医院药占比33%，门诊人均费用186元，出院者平均费用9001元，劳务性收入比重达30.5%。

7. 提升能力，优化运行。 推进医疗集团集约发展模式，成立多个临床诊断、诊疗中心，加强资源共享、辐射基层。深化人事分配制度改革，加强公立医院4大类20项指标绩效考核。增核市直公立医院编制，创新自主招录办法。加快柔性引进领军人才步伐。广泛推行临床路径管理、优质护理、预约诊疗等服务。加强成本核算、全面预算管理。完善"三位一体"医疗损害赔偿救助机制，建成医患纠纷矛盾"一站式"调处中心。深化基层卫生综合改革，推行绩效工资和有效工时制，基层医疗卫生机构标准化达标率达100%，形成15分钟健康服务圈。加大财政投入，近年来，市财政医疗卫生投入平均增幅达30.2%。逐年安排资金化解公立医院债务。

8. 信息互联，上下联动。 依托智慧健康研究院，推进落实智慧健康

"2411"总体规划。建成市县两级大数据库平台,实现与省级平台对接的省、市、县三级平台的架构。建成基层、公共卫生、医院和卫生管理信息系统:以居民电子健康档案为基础,实现了全市社区卫生机构基本医疗及基本公卫信息系统的一体化;完善了以电子病历为核心的医院信息系统建设,两大医疗集团信息平台,强化了资源整合和共享协同,建立了集团与医疗机构远程会诊系统和区域无纸化双向转诊系统。发放居民健康卡,统一就诊卡。12320、网络、微信、数字电视等开通预约挂号及健康档案查询等自我运用管理功能。试点开展"互联网+"医疗与健康管理服务新模式。

（二）初步成效

通过几年来的改革,镇江市健康服务联合体建设取得积极进展,已基本形成"小病在基层、大病进医院、康复回社区、健康进家庭"的分级诊疗新格局。基层医疗机构服务能力大为增强,全市基层门急诊患者占比稳定在55%以上,群众看病就医负担进一步减轻,群众健康水平不断提高,城乡居民健康综合素养连续五年全省第一。

第七节　河南省息县推进协作医疗，构建分级诊疗新机制

息县通过实施按病种分组分类支付、纵横联合协作医疗、全程健康签约服务等一系列改革,构建了支付合理、分工协作、基层首诊、分级诊疗、双向转诊、急慢分治的就医新格局[148]。

（一）主要做法

1. 路径管理，实施按病种病情分组付费、进行支付制度改革。 息县实

---

[148]结合息县卫生计生委提供的材料和编写组成员现场调研的结果编写.

施临床路径下按病情分组分类支付制度改革，是结合我国实际情况对病种模糊的 DRGs 管理。逐步完善以质量管理、购买服务、分类支付、综合监管、信息支撑"五位一体"的综合管理模式。目前息县临床路径管理的病种达到 379 个，乡镇住院患者的覆盖率达到 98.5%，县级医院达到 76.1%。综合支付制度的改革、临床路径的使用、药品零差价的全面实施，规范了医务人员的诊疗行为；提高了医疗服务质量；有效控制了医疗费用的不合理增长；减轻了患者的就医成本，解决了"过度检查、过度用药"的问题，初步解决了"看病贵"的问题，让群众看得起病。

2. **协作医疗，构建急慢分治、双向转诊、分级诊疗的就医格局。**一是分工协作，根据一个路径走到底的原则，急重患者在上级医疗机构治疗，病情稳定及康复期下转到基层医疗机构治疗，上级医疗机构对转诊患者实行首诊质量负责，实施跟踪管理，确保患者不论转到哪里，管理路径都一样，诊治不间断。县乡村融为共同执行体，为患者提供连续诊疗服务，建立县乡村纵向和横向协作机制，实行一个核心路径走到底的纵向和横向的双向转诊机制。二是分级诊疗，实施以服务功能定位为基础的分级诊疗。首先通过调研根据服务能力制定各医疗机构诊疗服务目录，明确功能定位。其次根据功能定位，依据医疗服务能力和水平实行分级诊疗，出台政策进行调控，并实行绩效考核与奖惩。其三购买专家服务，允许县内医疗机构之间或与县外有关医疗机构和医生之间签订协作医疗技术援助协议，明确其责任和义务，实行购买专家服务，通过远程协作及双向转诊，使患者在家门口均能享受到上级专家服务，构成县乡村及县外专家四级医疗服务团队，让群众看得上病。

3. **签约服务，落实分级诊疗、开展全方位的健康管理。**通过临床路径的延伸，把公共卫生服务的健康人群服务、重点人群的管理按照规范进行标准化，对有疾病的门诊患者，按照诊疗规范进行路径化，加上疾病的临床路径，构建全方位的健康管理。一是签约服务，根据服务规范，确定重点人群的公共卫生服务包、基本医疗服务包，对人群实现普惠制的公共卫生服务和个性化的基本医疗服务，并签订服务协议。二是针对签约人群实现转诊指导，当服务对象病情变化时，转至上级医疗机构调整治疗方案，上级把治疗方案电子版和纸质版转入基层医疗卫生机构，基层医疗卫生机构按上级治疗管理方案进行落实。**三是**建立团队签约，组建县乡村上级医师参与的签约团队，实行团队签约，保证群众签约的积极性和可及性，同时实现转诊指导和分级诊疗。**四是**与域外三级医院联合，购买专家服务，进行技术支撑，保障基层下转能接得住。使每户村民都有一名明确的乡村家庭医生，落实"健康守门人"的责任。让群众少得病，实现防治结合，打通健康服务"最后一公里"的最重要抓手。

4. **强化管理，推进县域卫生信息化建设。**从解决实时有效的现代管理入手，围绕管理与创新，息县以居民健康档案为核心，对公共卫生服务、诊疗路径、协作医疗、基药管理、内部监管、信息统计、新农合等一系列综合改革，进行顶层设计、统筹规划，侨联对接，整合现有卫生信息资源，互联互通，资源共享，建立了"以患者为中心"的县域信息医疗服务网络，实现信息、业务和管理的一致性、连续性、有效性、便捷性和可控性，为分级诊疗、签约服务、医疗协作的转诊提供了关键支撑。

5. **政策吸引，破解基层卫生人才短缺的瓶颈。**结合省政府实施的"369 人才工程"计划，县政府从"招、引、培、聘、留、管"六个方面出台优惠政策，建立中、高级人才引进"绿色通道"和选才、育才、留才机制。县政府还与武大人民医院、广州军区武汉总医院和信阳职业技术学院等进行洽谈，实施人才引进和培养战略合作协议，每年拿出 500 万元作为购买医疗专家服务费用，引进省内外管理和医疗专家团队，从而带动各级医疗机构的管理水平得到提升，服务能力得到提高，队伍建设得到加强，辖区居民得到实惠，让群众看得好病。

（二）取得成效

息县在落实分级诊疗工作的过程中，构建以新农合支付补偿和公共卫生服务费用相结合的激励约束机制，引导患者到基层就诊，合理分流患者，取得较好的成效。

1. **达到五个明显。一是**基层患者明显回流。外诊率从 2011 年的 29.78%下降到 2016 年的 10.78%。**二是**基层医疗服务质量和工作效率明显提高。医疗协作的实施，分级诊疗的落实，提高了诊疗水平，方便了患者就医；县乡两级患者的平均住院日明显缩短，由实施前的 8.6 天下降到 6.4 天。**三是**参合农民经济负担明显下降。县级住院次均费用为 3313 元、乡镇级为 1300 元，低于全市同级医疗机构。**四是**固定资产投入明显增加。由于政府近几年加大对卫生基础设施和设备采购投入力度，医疗资产明显增加。**五是**卫生资源结构明显合理。息县强力推进医疗协作，完善各级医疗机构分级诊疗服务目录，促使各级医疗资源得到合理利用。

2. **建立五个机制。一是**医疗资源共享机制。在人员、技术方面，县级医院医务人员定期或不定期的到基层卫生院坐诊、巡诊、会诊、手术、查房；**二是**分工明确、分级管理的医疗服务合作机制。制定全县县乡各医疗机构的诊疗目录，根据各自诊疗范围，各级医疗机构之间实行双向转诊，及时上转和下转患者；**三是**职责明晰、相互配合的公共卫生服务合作机制。在各级医疗机构组建公共卫生管理中心，实行全员参与，分工明确，由县级管理部门和专业服务机构对乡、村进行双重管理，确保落实承担所覆盖区域的公共卫生管理职能；**四是**对口负责的业务指导和人员培训机制。建立城市医院对县级医院，县级医院对乡镇卫生院和村卫生室的业务指导和人员培训制度。通过巡诊、会诊、培训班和选派业务人员进修等方式，提升基层医疗卫生机构的业务水平。**五是**向基层倾斜的补偿和分配机制。以新农合报销比例为杠杆，引导群众在基层就医，探索适合医疗行业的薪酬分配制度，激发了基层分级诊疗积极性。

第八节　江苏省大丰区开展个性化健康签约，深入推进服务模式转变

2013 年 6 月份，大丰区启动乡村医生签约服务工作，在上级主管部门

的指导下，形成了以服务包为载体、以个性化签约为特征，以有偿收费为纽带的签约服务路径，取得良好的效果[149]。

（一）深入分析，制定切合实际的签约方案

1. 结合供需双方实际，形成签约方案。

（1）从基层能力角度，确定服务主体。形成了在卫生院领导下，依托健康管理团队技术支撑，以村卫生室为签约服务主体，乡村医生为签约服务第一责任人的签约方式，采取划片负责、以家庭为单位开展签约。

（2）从健康管理角度，确定服务项目。基本医疗卫生服务打包形成基础包。个性化延伸服务整合形成初级包、中级包和高级包，并细分为慢阻肺、老年人、高血压、糖尿病、妇女儿童等若干型。

（3）从适度补偿角度，确定收费标准。个性化服务包，参照医疗服务收费标准，将服务包内各项目收费累加，总额去零取整，最大限度地让利给群众，确定初级包、中级包和高级包年个人收费分别为50元、100元和200～800元。

2. 不断调整完善方案，丰富签约内涵。 在前期试点基础上，鼓励基层医疗卫生机构竞争；按照"谁服务、谁收益、向村医倾斜"的原则，明确各型包镇卫生院、村卫生室分配比例；突出了居家养老医疗保健签约服务；明确了基本公共卫生服务项目、医保（职工医保、居民医保、新农合）综合付费机制。

（二）注重实效，规范推进签约履约服务

1. 试点先行，循序渐进。 2013年起步阶段，全区共遴选出29个村卫生室开展签约服务。第三周期扩大到170个村，占村卫生室总数的78%。

---

［149］根据编写组成员对大丰区现场调研的结果编写.

2. **有序签约，讲究策略**。开展签约服务实行不下硬指标、不列时间表、不单独考核、结果只奖不罚的"四不"策略，检验方案的可行性。

3. **规范履约，科学评价**。形成了村医服务与卫生院团队服务合理分工、有机协作的机制。以续约率作为评判服务质量的关键指标，引导基层做实服务取信签约对象。

（三）健全机制，保障签约服务健康发展

1. **加强纵向合作，提供技术支撑**。在大丰人民医院心内科、内分泌科建立远程会诊室，每周二、四对基层会诊，重点解决血压、血糖控制不理想的患者，2014 年实施以来，累计会诊 1100 例次。

2. **推广适宜技术，拓展服务项目**。村卫生室可开展物理降温、雾化治疗、针灸推拿、血糖检测、换药、导尿等服务；配备执业助理医师以上资格村医的村卫生室，可以配备与卫生院相同的基本药物，经培训合格还可以开展心电图检查，增加村卫生室服务供给。

3. **务实进修培训，打造专一队伍**。分批将村医送到人民医院、中医院等二级医院脱产进修 3 个月。在职村医中，84% 的村医取得中专以上学历，9% 的村医具有大专以上学历；57% 的村医具有乡镇执业助理医师以上资格，12 名村医具备国家执业医师资格。

4. **保障村医待遇，增强岗位吸力**。村医先后参加了企业职工养老保险、工伤保险、医疗风险保险、职工医疗保险。2012 年以来，先后有 33 名农村订单定向培养的大专生毕业，编制在卫生院、岗位在村卫生室，充实了村医力量。

5. **落实医保政策，健全付费机制**。新农合村级支付在总额控制的基础上，根据签约包类型和数量，额外增加支付，满足群众村级就医结报需要；对接受远程会诊服务的对象，暂定每例 30 元的会诊费用按 50% 报销。

6. **强化硬件建设，改善执业环境**。新建 113 个、改扩建 47 个村卫生室，新建村卫生室面积多在 220 平方米左右。分批为村卫生室配备了全科诊断系统、雾化治疗仪、产后访视包等适宜设备，以及电脑、空调、电视等办公自动化设备和全自动洗衣机等设备。

7. 构建信息平台，扩大信息化运用。 建成区域卫生信息平台，基本医疗、基本公共卫生服务全区联网，信息共享。

（四）取得成效

1. 群众得实惠。 看病更方便，签约对象可在二级医院与签约机构之间实行无缝对接转诊。费用更节省，分项目付费所花费用明显高于签约服务费用。健康指标更理想，签约高血压组的血压、糖尿病组的血糖控制率分别比非签约组高13%、19%，也明显高于签约前。续约率达到91.4%。

2. 医生受鼓舞。 签约后基层诊疗收入增加，2013、2014、2015年平均收入分别为3.2万元、4.4万元、4.8万元。镇卫生院团队全科医生在完成原先工作外开展签约服务，可根据协议在绩效工资外获得报酬。

3. 政府赢民心。 群众在家门口得到优质的基本医疗卫生服务，居民的医改获得感增强。镇村两级门诊诊疗量占全区门诊总量的80%以上，群众基层就诊依从性得到了明显提高，为分级诊疗等医改重点任务的落实打下了坚实基础，群众纷纷点赞，进一步提升了政府形象和公信力。

第九节 福建省市长汀县归口管理、三权下放，激发乡镇卫生院活力

近年来，长汀县围绕"保基本、强基层，建机制"的基本要求，坚持政府主导，强化组织保障，进一步用足用活用好新医改政策，探索实践"一归口、三下放"的运行新机制，不断推进医改工作有序扎实开展[150]。

---

[150] 根据编写组成员对长汀县现场调研的结果编写.

（一）主要做法

1. **归口管理，明确决策层地位**。遵循"政事分开、管办分离"原则，将乡镇卫生院的人事、业务、经费以及干部任免等办医和管医职能，归由县卫计局代表县政府统一履行，县编办、人事、财政等部门对卫生院进行宏观指导。赋予乡镇卫生院相应权力，并对卫计局负责。初步建构起权力归口管理的卫生局（决策层）、自主经营的乡镇卫生院（执行层）和以第三方审计监管部门（监督层）为核心的基层医疗卫生机构法人治理基本框架。通过权力归口，理顺了管理体制。

2. **"三权"下放，落实执行层权力**。下放人事权。鼓励基层医疗卫生机构通过优化人员配置来增加服务供给，提高服务能力。**一是**增加人员编制。全县基层医疗卫生机构编制数由 2009 年增加至 2016 年的 652 个。共招聘大中专毕业生 361 人充实到基层。**二是**下放聘用权。各乡镇卫生院可根据业务发展需求，在编制外自主聘用符合任职资格条件的医务人员。三是同工同酬。无论在编或非编人员，均实行按岗定酬，按绩取酬。2015 年，职工平均月工资增长到 3688 元，最高 14322 元，与最低相差 6.5 倍。**四是**村医乡用。将边远山区的乡村医生集中在乡镇卫生院统一管理，与乡镇卫生院人员共同组建公共卫生服务团队，有效解决了村医待遇和乡村公共卫生服务人员不足的双重问题。**五是**干部任免不分编内编外。目前，中层干部以上的编外人员占 36%。

下放分配权。允许基层医疗卫生机构自主分配收支结余。下拨的财政补助资金以购买服务的方式拨给。打破"收支两条线+绩效比例限制"的工资模式，实行"财政补助、独立核算、自主分配"的新体制，院长有比较宽松的资金支配权。同时，在机构内部实行严格绩效考核，做到多劳多得，优绩优酬。每个基层医疗卫生机构均成立财务科或绩效管理科，配备财务人员，专门负责本单位的绩效和经济管理，为单位决策提供依据，防范规避"违纪违法"风险。

下放经营权。鼓励乡镇卫生院在"保基本"前提下，根据当地条件和群众需求，在满足居民健康需求的前提下，形成以"特色专科"为支点的发展模式，自主发展特色医疗专科，组建适宜专科，激发机构的发展活力与从业人员积极性、主动性，拓展医疗骨干人员业务发展空间，不断提升医疗服务水平。几年来，长汀县积极推行"一乡一品，特色医疗"项目建设，涌现出一批各具特色的医疗和服务项目，如：精神病专科、医养结合服务中心、慢病专科、中医康复专科、儿童脑瘫专科、妇产科、儿科、血透、消化内科等。

3. 创新绩效管理方式，调动医务人员积极性。 由发改、人社、财政、卫计局等部门联合印发《长汀县进一步完善基层医疗卫生机构收入分配机制的实施方案》，改变过去单纯的以医疗为主的分配方式，率先将"鼓励创新发展，提倡节约减支、促进药占比和耗材占比下降"纳入绩效考核，实行差异化和精细化管理。即：鼓励基层医疗卫生机构开展新技术、新项目，获得的纯收益提取一定比例作为绩效增量，三年不变。同时，规定药占比和卫生耗材占比与上年同比有下降，节约的资金提取比例纳入绩效增量，反之，从其他绩效扣回。

4. 加强约束，实现监督层制衡。 为防止卫生院借权逐利而出现过度医疗，开展以审计部门为主导的定期巡查和以其他部门为辅助的不定期抽查，县卫计局设立内审科和监察室，利用各种监管平台，履行严厉的奖惩措施，实现了权力的有效制衡。各乡镇卫生院都加强了内部管理，制定了与绩效奖励和评先评优相挂钩的约束考核细则，医疗费用得到有效控制，普通门诊、特殊门诊和住院次均费用等明显低于全市平均水平。

（二）改革成效

截至2015年底，长汀基本形成了"小病不出乡、大病不出县、疑难重症到大医院"的就医格局，建立了"维护公益性、调动积极性和保障可持续性"的具有长汀特色的基层医疗卫生运行新机制，走出了一条基层医改的"长汀路径"。

1. **县域内各级各类医疗卫生机构均衡发展。**开放床位县级医院 1078 张（其中：民营 450 张），占 51.3%，基层医疗卫生机构 1023 张，占 48.7%；职工数县级医院（含民营）占 53.9%，基层医疗卫生机构占 46.1%。

2. **县域内分级诊疗格局基本形成。**县域内住院就诊率 86.2%，在全省处于较高水平（如果将经县内医院转外就医 2822 人次计算在内，县域内住院就诊率达 89.96%）。从新农合数据看：住院患者流向分别为乡级 51.46%、县级 34.8%、县外 13.74%。

3. **城乡医务人员薪酬待遇差距在逐步缩小。**2015 年中级职称医师年收入（不含各种社保经费）：县级公立医院 8.56 万元，乡镇卫生院 8.77 万元。

4. **基层医改实现了"七增长，二提高，三满意"。**"七个增长"：一是全县基层医疗卫生机构，实际开放床位 1023 张，比医改前增长 63.9%；二是基层医疗卫生单位在岗职工 1091 人，比医改前增长 79.74%；三是业务用房面积达 10.9 万平方米，比医改前增长 169.1%；四是固定资产（含设备）1.62 亿元，比医改前增长 364.9%；五是全县乡镇卫生院（含社区）年门诊量由 2008 年，（医改前）28.37 万人次，到 2015 年 137.07 万人次，增长 383.2%；六是年住院量由 2008 年 1.22 万人次，到 2015 年 4.39 万人次，增长 259.8%；七是年业务收入由 2008 年 3308.6 万元，到 2014 年 1.39 亿元，增长 321.2%。"二个提高"：一是基层医疗卫生机构服务能力明显提高；二是医务人员积极性提高。"三满意"：一是广大人民群众感到满意；二是医务人员感到满意；三是政府感到满意。

第九章 全民医保制度建设典型经验

2016 年，基本医疗保险制度基本实现全民覆盖，城乡居民医保制度整合推进顺利，支付方式改革进一步强化。福建省整合医保管理体制，在省级层面成立独立运行的医疗保障委员会、陕西、甘肃等地坚持大健康理念，整合城乡居民基本医疗保险；北京市顺利推进按病种分组付费（DRGs）支付方式改革、河南宜阳县在农村地区推行按病种分组分类支付方式改革；四川省等地成功实现跨省就医即时结报；这些地区的改革经验为其他地区进一步强化全民医保制度建设提供了宝贵经验。

第一节 福建省整合医保管理体制，成立医疗保障委员会

福建省按照党中央、国务院关于深化医药卫生体制改革的决策部署和国务院《关于整合城乡居民基本医疗保险制度的意见》，近期启动了医疗保障管理体制改革[151]。

（一）基本情况

2015 年初福建省出台《深化医药卫生体制改革综合试点方案》（闽委

---

[151] 结合福建省医保委提供的材料及对福建省医保委相关领导访谈结果编写.

发〔2015〕3 号），明确了医保管理体制三步走的改革思路：即 2015 年实现第一步和第二步，完成城乡居民基本医保（城镇居民医保和新农合）政策一体化和基金设区市统筹；2016 年实现第三步，即实现城镇职工、城镇居民、新农合"三保合一"。至 2015 年底实现了城镇居民医保和新农合政策一体化。

2016 年 1 月，国务院印发《关于整合城乡居民基本医疗保险制度的意见》（国发〔2016〕3 号），要求各省在 2016 年年底之前，实现两个保险的"六统一"。在此之前已经完成了"五统一"，只有"统一基金管理"任务有待完成。"统一基金管理"涉及两项医保制度的合并和机构职能整合，是体制机制改革的硬任务。福建省分析了全省医保管理体制现状，认为应尽可能整合分散在各部门涉及医保的所有职能，才能充分发挥医保整体作用。此项改革三明市提供了可借鉴的经验。三明市 2012 年启动医改，首先选择进行医保改革，从整合医保整体职能入手，全面推进医保管理体制改革。

（二）改革思路

从福建省医保管理体制的现状看，存在的问题主要有四个方面：

1. **制度碎片化和管理分散化。**医保政出多门、职能分散、"九龙治水"的状况影响了医保整体职能的发挥。如，省人社厅管理城镇职工和城镇居民医保；省卫计委管理新农合、疾病应急救助，负责管理省直厅级以上干部的省保健办；省财政厅设"两费中心"（省离休干部离休费和医药费管理中心），负责管理离休干部、革命伤残军人等的医疗保障；省民政厅管理医疗救助。部门的多头管理导致了医保管理制度难以有效衔接，人员重复缴费，政府重复补助，患者重复报销，多头拖欠医疗机构费用，医疗机构疲于应对。各个涉医职能部门监管医疗机构力量分散，形不成合力。

2. **医保支付方式落后。**目前医保管理的定位主要还是基金运营的安全，医保大部分的作用还停留在为参保人员提供医药费用报销上，对医疗行为的激励约束机制尚未形成，合理配置医疗资源、监管医疗行为、引导患者就医的杠杆作用未得到充分发挥。

3.医保与药品采购分离。目前，药采职能大部分在卫计部门。但卫计部门只"点菜"而不"买单"，医保部门负责"买单"而又无法"点菜"，造成药品招标单位、医保部门在药采方面的职能不清，责任不明。此外，医院、药品供应商、医保部门之间"三角债"问题长期得不到解决，医疗机构与药品经销商直接购销往来，利益链条难以切断。

4.医保与医疗价格不能有效衔接。医保、医疗服务、医疗价格隶属于不同部门管理，关联不够密切，各自为政，致使医疗服务价格长期难以理顺。此外，医疗项目调价之后，医保政策不能及时跟进报销，增加了群众负担。

为了解决医保管理体制的弊端，福建省医保整合模式是成立省医疗保障管理委员会，办公室设在财政部门，实行相对独立运作，并将相关制度和机构职能进行整合。这主要有三方面的原因。**一是最大限度优化组合**。在实现"三保合一"的基础上，把卫计部门的药品招标、物价部门的医疗服务价格、民政部门的医疗救助、人社部门的生育保险、商务部门的药品配送等涉及医保的职能进行归拢，解决医保制度碎片化的问题，提高运行效率。**二是突出医保特殊职能**。医保不仅是对群众提供医药费用报销，更重要的是对医院医疗行为进行监管和引导群众合理就医。福建省医保管理目标定位为"两专一精"，即相对独立的专门机构和专业化的队伍，精细化管理医保，才能充分发挥医保的特殊性和整体作用，这也是借鉴先进国家和地区管理医保的经验做法。**三是增强医保基金抵御风险能力**。把分散在人社、卫计、民政、财政等部门的医保资金逐步整合，做大资金拼盘，提高筹资水平，增强抵御风险能力。

（三）主要做法

2016年7月，省委医改专题会议作出了改革省级医保管理体制的决策，主要采取三方面措施：

1. **整合机构**。由省政府办公厅发文成立省医疗保障管理委员会及其组成人员，明确了省医保委由省政府办公厅、省财政厅等 13 家单位组成，主任由省政府分管副省长担任。9 月 28 日，省医保办组建工作会议召开，标志省医保办正式成立。省医保办设有"三处三中心"，即医保基金管理处、医疗服务价格处、药械采购配送监管处等 3 个内设行政机构；下设省医疗保障基金管理中心、省药械联合采购中心、省医疗保障电子结算中心等 3 个事业单位。

2. **优化职能**。将省人社厅、卫计委、民政厅、物价局、商务厅等涉及医保的职能全面归拢。新组建的省医保办承担医疗保障相关政策制定、医保基金监督管理、医疗服务价格谈判调整、药品耗材联合采购配送与结算管理、定点医药机构管理、医疗服务行为监督管理、医疗保障信息系统建设等职责。

3. **理顺体系**。要求各设区市参照省级医保机构整合模式，成立市医疗保障管理局，挂靠在市财政局，形成全省统一的医保管理体系。**一是统一医保经办管理**。各设区市成立市医疗保障基金管理中心，并在各县（市）设立由该中心垂直管理的医疗保障基金管理机构。市辖区的医保经办机构同步整合。**二是推进城乡居民医保基金和城镇职工医保基金市级统筹**。在市级医保机构整合过程中，要求原为县级统筹的新农合基金，提升为市级统筹，实现"三保"的基金在同一个统筹层面上，充分发挥基金大数效应，实现"六统一"。

第二节　陕西省坚持三医联动，整合城乡居民医保制度

整合城乡居民基本医疗保险是深化医改、促进社会公平正义、增进人民福祉的重大举措，符合群众的切身利益。2016 年年初，国务院《关于整合城乡居民基本医疗保险制度的意见》（国发〔2016〕3 号）下发后，陕西

省坚持三医联动，将整合城乡居民医保制度工作作为综合医改试点的重点内容，认真研究、精心部署、积极探索、稳妥推进[152]。

（一）基本情况

按照"广覆盖、保基本、多层次、可持续"的原则，陕西省2003年建立新型农村合作医疗制度，2007年建立城镇居民基本医疗保险制度，管理体制也与国家部委一致，职工医保、城镇居民医保的管理由人社部门负责，新型农村合作医疗制度由卫计部门管理。截至2015年底，全省基本医保参保人数3828.5万人，其中职工参保人数580.2万人，城镇居民参保人数667万人，新农合参保人数2581.2万人，参保率达到98.5%以上，基本实现了应保尽保。到2015年，全省新农合参合2581.2万人，年人均筹资498.7元，基金使用率93.34%；城镇居民医保参保667万人，年人均筹资553元，基金使用率83.26%。

（二）具体做法

1. **总结调研，做好充分准备**。近年来，陕西省5个县市区对城乡居民医保制度进行了整合。榆林市神木县于2006年启动城镇居民医保时，与新农合一并由卫计部门管理。2012年底，杨凌示范区统一了城乡居民基本医疗保险的政策，同年，延安市整合了行政管理体制和经办机构。汉中市西乡县于2015年整合了城乡居民基本医疗保险制度，由卫计部门统一管理，实行"五统一"（统一管理、统一机构、统一政策、统一筹资、统一报销）。这些探索为城乡居民医保整合积累了经验。为了积极稳妥推进工作，在改革中涉及重大问题上不犯颠覆性错误，2016年4月，省政府安排省编办、

---

[152] 结合陕西省卫计委提供的材料和对陕西省医改办相关领导访谈的结果编写.

人社厅、卫生计生委、财政厅等部门专程赴福建三明市考察调研,借鉴医改经验,研究陕西省城乡居民医保整合工作。

2. 高层推动,确定工作思路。国务院《关于整合城乡居民基本医疗保险制度的意见》下发后,时任省长娄勤俭同志立即做出批示,要求省医改办商人社、发改、财政等抓紧办理,并先后主持召开省委常委会、省委"深改领"小组会专题研究这项工作。5月份召开政府专题会议,对城乡居民医保整合意见进行讨论研究,确定了整合的思路、办法和要求。5月30日,召开全省综合医改试点工作启动大会,对整合城乡居民医保制度工作和医改工作进行安排部署,正式启动全省城乡医保整合工作。

整合工作首先要坚持"三个有利于",即要有利于中央政策落地、有利于推进医改、有利于方便群众。其次,作为综合医改试点省,医改的责任主体是卫生计生委,整合工作要坚持"三医"联动,要促进医改,医保制度管理归属问题不言而喻。在分析陕西省"两保"具体运行情况的基础上,坚持"公平可及、系统持续、群众受益、基金安全"的原则,广泛借鉴福建三明和相关国家及地区的经验做法,确定整合的思路是:"三医"联动、两保合一、集中办公、方便群众,同时按照统一覆盖范围、筹资政策、保障待遇、医保目录、定点管理、基金管理、信息管理、管理体制的目标,先行政策整合,体制整合跟进,实现"政策统一、经办统一、管理统一",逐步建立高效统一的城乡居民医保制度。

3. 强化设计,构建政策框架。全省综合医改试点启动会后,陕西省下发了《陕西省深化医药卫生体制综合改革试点方案》的通知(陕政发〔2016〕26号),对城乡居民医保整合工作进行了安排部署,明确了整合的具体办法。**一是**在政策方面,将城镇居民医保和新农合制度整合,建立统一的城乡居民医保制度,实行市级统筹,由卫生计生行政部门统一管理。**二是**在经办机构方面,设立市、县医保中心,中心主任原则上由医改办主任兼任。**三是**在报销机制方面,城镇职工和城乡居民基本医保、大病商业保险、大病医疗救助均在市、县医保中心实现"一站式"服务。建立各类医疗保障制度的无缝衔接机制，最大程度方便群众。**四是强化各级医改办**综合协调、药品目录、医用耗材集中招标采购等职能，改革医保支付方式，严格控制医疗费用不合理增长。

4. **抓好落实，快速强力推进。** 9 月初，印发了《关于统一城乡居民基本医疗保险提升服务效能的实施意见》（陕政办发〔2016〕79 号），进一步部署全省城乡居民基本医保整合工作。9 月底，印发了《关于加快实施统一的城乡居民基本医疗保险政策的通知》（陕卫体改发〔2016〕135 号），强力推动整合工作。**一是**要求整合工作由各级医改办牵头推动。**二是**要求 11 月底前出台实施方案，2017 年，执行统一的城乡居民医保政策，实行市级统筹。**三是**统一覆盖范围。**四是**统一筹资政策。2017 年个人缴费按人均年不低于 150 元筹集。**五是**统一保障待遇。统一各统筹区域住院费用的起付标准、报销比例及封顶线，稳定住院保障水平。统一门诊统筹限额标准和报销比例，建立统筹区域内统一的门诊特殊病种保障机制。**六是**统一医保目录，基层医疗卫生机构按照《国家基本药物目录》《陕西省基本药物补充目录》作为城乡居民基本医疗保险报销目录，县级及以上医疗机构执行《陕西省基本医疗保险、工伤保险和生育保险药品目录》报销目录。**七是**统一定点管理。按照"先纳入，再规范"的原则，实现资格互认，统一协议管理。同时健全考核和监管机制。**八是**统一基金管理，城乡居民医保基金纳入财政专户，实行"收支两条线"管理，专款专用，不得挤占挪用。

7 月份和 9 月份，陕西省分别两次召开全省医改推进会，特别就整合工作要求市县提高认识，强化措施，加快推进。10 月初，省医改办专门安排省卫计委主任专项督导活动，要求每一名委主任带队分赴全省各市，约见市政府主要负责人，传达省委、省政府主要领导的工作指示，要求各市严格按照省政府文件精神抓好落实。

10 月下旬，省卫计委成立"陕西省城乡居民医保管理结算中心"，具体负责全省城乡居民医保政策设计、管理，负责异地就医结算具体业务。中心成立以后，迅速开展工作，全面开展城乡居民医保制度建设工作。主要抓了四方面：**一是**全面推开支付方式改革，在两个国家级试点单位的基础上，结合本省实际，增加了 6 个省级试点单位，要求各市也要确定试点单位，同步开展，同步实施，采用总额预付、病种付费、床日付费的混合支付方式，同时探索 GRDS 付费方式。**二是**强力推进医保信息化建设，计划年底实现全省医保管理平台和网络的互联互通和跨省异地就医结算试点。**三是**出台控费文件，严格控制医疗费用的不合理增长。**四是**开展全省医保综合督导检查。实行市间交叉检查，重点检查各项医保政策的落实情况和临床诊疗中的不合理现象。

第三节　甘肃省整合城乡居民医保制度

2016 年 11 月 3 日，甘肃省政府召开第 131 次常务会议，审议通过了《关于整合城乡居民基本医疗保险制度的实施意见》（以下简称《整合意见》）。甘肃省《整合意见》基本延续了《国务院关于整合城乡居民基本医疗保险制度的意见》（国发〔2016〕3 号，以下简称《国发 3 号文件》）基本框架与结构，分为"目标任务""理顺管理体制""整合基本医保政策"，"提高服务效能"和"精心组织实施、确保整合工作平稳推进"五个部分[153]。

（一）目标任务

提出在 2016 年底前整合城镇居民医保和新农合制度，建立城乡居民医保制度，实现《国发 3 号文件》要求的"统一覆盖范围，统一筹资政策，统一保障待遇，统一医保目录，统一定点管理，统一基金管理"六统

---

[153] 根据甘肃省医改办提供的材料改编.

一管理。

（二）理顺管理体制

一是全省城乡居民医保相关政策由省医改领导小组牵头，省医改办负责，会同人社、卫生计生、财政、发改等有关部门共同制定；基金管理和业务经办由省人社厅负责。**二是**按照"编随事走、人随编走"的原则，将各级人社和卫生计生部门现有城镇居民医保、新农合管理经办队伍中负责政策制定的编制、人员统一划转到同级医改办，将各级卫生计生部门现有新农合管理经办队伍中负责具体经办的编制、人员统一划转到人社部门。**三是**创新经办服务模式，在确保基金安全和有效监管的前提下，以政府购买服务的方式，委托具有资质的商业保险机构等社会力量，参与基本医保的经办服务试点，取得经验后全省推开。

（三）整合基本医保政策

一是提出统一保障待遇"就高不就低"和统一医保目录"就宽不就窄"，进一步提高城乡居民医保保障水平。**二是**明确城乡居民医保目录、定点机构管理办法均由省医改领导小组牵头，省医改办会同卫生计生、人社、财政、发改等有关部门共同制定。**三是**将城镇居民医保基金和新农合基金合并，统称为城乡居民医保基金，基金收入统一纳入社会保障基金财政专户管理，各级人社部门设立统一的"支出专户"，用于基金的支出核算，做好基金收支核算及管理工作。**四是**在制度整合前完成对城镇居民医保和新农合基金的全面审计，并对发现的问题进行全面整改，审计出现基金缺口由统筹地区政府负责解决。

（四）提升服务效能

一是提高统筹层次，实行市级统筹、分级管理。**二是**规范支付政策，强化城乡居民医保制度与分级诊疗、多点执业、支付方式改革、药品采购、医疗服务监管、医生签约服务等医改政策的衔接，利用医保基金的杠杆作用协同推动医疗、医药领域改革不断深入。**三是**完善信息系统，依托省卫生计生委现有的新农合省级平台开展城乡居民医保信息化管理工作，甘肃省城乡居民基本医疗保险信息系统建成之后，原新农合信息数据全部移交人社部门。**四是**成立由政府部门、人大代表、政协委员、医疗机构、参保居民、专家等参加的城乡居民医保基金监督委员会，加强基金监督。

（五）强化实施，确保整合工作平稳推进

一是明确了工作进度，要求各市州于 11 月 30 日前出台城乡居民医保整合工作实施方案，于 2017 年 1 月 1 日起全面实施。**二是**对整合过程中相关部门职责和监督考核等进行了明确划分。

第四节　北京市推进按病种分组付费（DRGs）支付方式改革

为保证医保基金合理使用，保障参保人员基本医疗需求，北京市按照"以收定支，收支平衡"的原则，深入开展医疗保险支付方式改革，从单一的按项目付费逐步形成了目前以总额控制为主，单病种付费、定额付费、按病种分组（DRGs）付费等多种付费方式并存的复合式付费制度。其中，在 DRGs 付费方面，北京市于 2006 年开始研究工作，2010 年底推出了基本覆盖全病种的 BJ-DRGs，之后在 6 家定点医疗机构试行了 108 组的 DRGs 付费[154]。

---

[154] 进一步推广深化医改经验培训班交流材料. 2016 年 11 月. 北京.

（一）DRGs 概念

DRGs（Diagnosis Related Groups）为"按疾病诊断分组"，即根据年龄、疾病诊断、合并症并发症、治疗方式、病症严重程度及转归等因素，将患者分入若干诊断组进行管理的体系。DRGs-PPS（Prospective Payment System）为"按疾病诊断分组预付费制"，即对各 DRGs 病组制定打包支付标准，预付医疗费用，是在上述基础上进一步衍生出的向医院方进行付费的管理机制，侧重用于医疗费用的合理支付。

DRGs 付费相对于其他付费方式而言，具有规范临床行为、优化资源利用、杜绝过度服务等优点，能够有效控制医药费用不合理的增长。与此同时，这一付费方式也存在一些不足之处，如医院可能会采取诱导患者住院、手术赚取不当盈利，为控制成本可能会减少部分服务项目，影响医疗质量，在一定程度上也可能会抑制医学新技术的发展。

（二）北京市 DRGs 运行情况

1. **试点范围。** 在试行医院方面，北京市 DRGs 付费试点医院按照"自愿参加、定点医院申请、医疗保险管理部门审核批准"的原则确定。第一批试点医院为北京大学人民医院、北京大学第三医院、首都医科大学附属北京友谊医院、首都医科大学附属北京朝阳医院、首都医科大学宣武医院、首都医科大学附属北京天坛医院 6 家医院。在试行病组及人员方面，按照病种分组的有关原则，以近年来北京市定点医疗机构实际发生医保费用数据为基础，选择组内差异较小、病例数量相对集中的 108 个病组作为试点范围。参加基本医疗保险、单次住院日在 60 天以内的病例纳入 DRGs 付费管理。

2. **支付标准。** 各病种分组的费用支付标准采用社会平均成本法确定。即按照北京市 2010 年三级定点医疗机构诊治同一病种分组医保患者、实际发生的符合基本医疗保险报销范围的次均费用进行测算，确定该病种分组的定额支付标准。

在基金支付和个人支付方面，病种分组的费用支付标准由参保人员支付和医疗保险基金支付两部分组成。参保人员支付部分包括住院起付线以下费用、封顶线以上费用、医保制度内规定个人按比例负担的费用；病种分组定额标准与参保人员所支付医保相关费用的差额部分由医疗保险基金予以支付。为减轻参保人员医药费负担，参保人员使用《北京市基本医疗保险工伤保险和生育保险药品目录》（2010 年版）内药品，按报销限制内容执行，但不再区分甲类药品和乙类药品，均按医保甲类药品纳入报销范围；使用医疗保险报销范围内的诊疗项目，不再区分甲、乙类，均按甲类项目纳入报销范围；使用医用耗材和人工器官，仍按基本医疗保险现行报销规定执行。

3. 费用发生情况。2011~2015 年，6 家试点医院共有约 18.1 万个病例按照 DRGs 结算，占同期全部病例的 28%；基金申报约 42 亿元，实现差额盈余共约 6.3 亿元，盈余率约为 18%。

此外，除 DRGs 付费试点外，北京市还将 DRGs 应用于总额预付指标的测算。由于病种不同，疾病复杂程度不同，治疗难易程度不同，住院天数和消耗不同，费用就会产生差异。如果只是单纯对定点医疗机构住院费用与同级同类定点医疗机构进行比较，难以考虑住院收治患者群体的差异，从而影响指标测算的科学性。DRGs 解决了不同医疗机构之间的可比性问题。从 2013 年起，北京市在住院指标测算中引进了 DRGs 技术，考虑疾病复杂程度对费用的影响，将评价指标与同级医院同疾病组指标值进行横向核定，提高了医保管理的科学化水平。

（三）取得的成效

近年来，北京市通过对支付方式改革的探索实践，取得了一定的成效。总体来说，基本医疗保险基金运行平稳，医疗费用过快增长的势头得到控制，保证了医保制度的可持续发展，也促使医疗机构从"扩张式"发展向合理诊疗、规范服务、降低医疗成本的"内涵式"发展转变。

北京市在保证服务量稳定增长的同时，基金的支出增速逐步放缓。2012

年至 2015 年北京市城镇职工医保普通门诊人次年均增长 12.7%，住院人次年均增长 9.9%。参保人员基本医疗需求得到有效保障，未出现因实施总额控制而导致医疗机构压缩费用支出、推诿患者的反映及负面报道。在就诊量上升的同时，城镇职工医保基金申报额增速逐年下降，从 2012 年医保基金申报增速 29.6% 逐年降至 2015 年的 9.5%，人均费用增速从 17.1% 下降至 2015 年的 4.1%（图 21）。

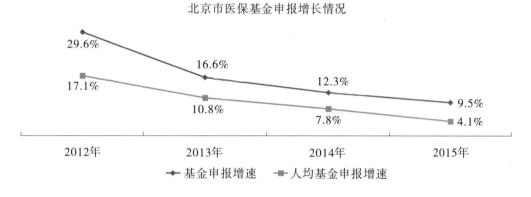

北京市医保基金申报增长情况

图 21　2012~2015 年北京市医保基金申报增长情况

DRGs 付费虽取得一定成效，但随着改革的深入推进，也暴露出一些问题。如病种分组技术、病组权重及费率需要适时核定来跟进临床的快速发展，相应的医疗保险支付政策和标准也应跟进调整；医疗机构存在个别不规范行为，如病案首页填写质量有待提高、选择收治患者、增加结算频次等，DRGs 付费管理缺乏强有力的配套监管机制。

第五节　河南省宜阳县推行按病种分组分类支付制度改革

宜阳县是国家第一批县级公立医院改革试点县，是河南省县域综合医改试点县之一。县委、县政府以世界银行贷款/英国政府赠款中国农村卫生发展项目（以下简称"卫十一项目"）实施为契机，自 2009 年新医改启动以来，不断探索创新，不断发展完善，完成了以按病种分组分类支付为核心的综合支付制度改革，取得良好效果，得到各级领导、专家的肯定，并纳入了河南省新农合政策中，在全省实施[155]。

（一）改革背景和思路

2009 年，宜阳县医保基金出现超支风险；同年，世界银行贷款项目—"中国农村卫生发展项目"在宜阳县实施，在各级领导和项目专家的大力支持下，宜阳县开展了单病种管理试点工作。试点一年后评估发现，改革没有取得预期效果。

宜阳县分析了试点改革的成效和问题，在学习国际国内支付制度改革理论和实践经验基础上，初步形成了宜阳县支付制度改革的新思路，即：提出"以质量管理为基础，以购买服务为手段，以绩效合约为核心，对提供基本医疗服务的质量、费用、绩效进行动态监管、多级审核和综合验证，形成保障质量改善和资金有效支付"的综合支付制度改革。

（二）主要做法

1. **抓好四个突破**。一是创新性地提出了 A/B/C 路径管理理念。根据每个病种的临床表现、有无并发症和合并症、病情严重程度等，制定 A、B、C 路径，使其涵盖该疾病临床实践中的各种状态。A 路径是针对疾病主要诊断，无合并症或有轻微的合并症，但不影响主要诊断治疗的状态，原则上控制在 70% 以上；B 路径是针对有较严重的合并症，治疗较为复杂，需对合并症进行对应治疗的状态，原则上控制在 20% 以内；C 路径是针对病情危

---

[155] 结合 2017 年基层卫生综合改革典型经验及对宜阳县卫生计生委分管领导的访谈结果编写.

重、复杂，无法按照 A、B 路径执行，诊疗方案需要做随机较大调整的状态，原则上控制在 10% 以内。在进行总体比例控制的同时，各医院可根据各科室实际情况确定不同的控制比例。为保障路径质量，使其既符合科学规律，又适合临床实际，县卫生局制定了相应的标准和优化程序。各单位临床路径优化专家组（业务骨干），以县级（乡级）版路径为基础，制定符合本单位实际、更细化的诊疗计划表单，既便于医生护士学习，又方便监督检查管理。**二是**创新性开展了临床路径谈判定价。在省发改委、卫计委的大力支持下，在宜阳县率先开展了县级临床路径谈判定价工作。医保部门和医疗机构通过谈判，确定各方基本满意的病种 A/B 组收费价格。A 组和 B 组实行定价收费，定额支付；C 组按实际费用结算，并按比例进行控制。为便于临床操作，对 A、B、C 组的纳入和跳转权限进行了规定：A 组纳入由当班执业医师自行决定；B 组纳入须经科内会诊后由科主任决定；C 组纳入须经院内或院外会诊后由业务院长决定，并报医保管理部门备案；急诊患者可由当班医生决定纳入 B、C 组，但科主任、业务院长必须予以审核确认，对不符合纳入标准的应予以纠正。**三是**创新综合监管与绩效考核机制。没有严格的监督检查，再好的制度也难以顺利实施。县医保部门成立县级绩效考核专家组，每半年独立开展一次集中考核。县卫计委强化绩效考核，并将考核结果与资金拨付挂钩，严格奖惩。考核不及格的，将对医疗机构负责人、医保部门主管领导给予行政处分；对拒不履行政策，违反文件规定的科室负责人和相关医生予以警告、免职、停止执业资格等处理。**四是**创新临床路径信息化管理机制。在省卫计委指导下，以电子病历系统为基础，开发出了综合支付制度改革计算机智能管理系统。在软件设计上，把病情诊断与纳入，医嘱执行与变更，路径跳转与审核，信息统计与公示等关键节点数据，按照需要分门别类显示在计算机的相应页面上。实现信息公开、自我管理、平等竞争的质量控制新局面，并根据使用情况，不断完善，不断提高，达到了实时监管、全程协助、方便快捷、灵活高效的目的。

　　2. 把握四个关键。一是完善组织建设。县委、县政府高度重视综合支付制度改革工作，成立以县领导为组长，政府办、卫生、财政、发改等各部门为成员单位的领导小组，明确各自职责和任务；成立以县人大副主任为组长的第三方监督组织。以县卫生部门为主成立了技术小组，下发相关文件，细化实施细则，强化日常监管，开展相关培训，统一思想认识。**二是**筛选病种，优化路径。随着改革的不断深入，为提高病种覆盖面，强化精细化管理，每年组织专家筛查适宜病种，开发新的病种和相应的 A/B/C 临床路径，并对原临床路径进行适当修订，从而更加符合临床实际，也使价格制定更加准确。**三是**完善质控体系，狠把医疗质量关。在省级专家指导下，县卫生局制定《宜阳县农村医疗卫生质量管理体系建设实施方案》和《宜阳县卫生系统质量控制体系指南》，通过制定标准，规范操作；明确目标，落实责任；明确流程，无缝衔接等措施，建立和完善农村医疗卫生服务质量管理体系，不断改善和提高农村医疗卫生服务提供能力、质量和效率。各单位设立"首席质控员"，由业务院长或资深业务骨干担任，在院长直接领导下，对全院质量控制工作总负责。**四是**合同预付，试点带动，全县推广。按照省卫计委开发的综合支付制度管理指南，县农合办与各定点医疗机构签订了基本医疗服务购买合同，明确了准入标准、服务内容、服务价格、支付办法、矛盾解决等条目，改变了行政管理的传统模式。

（三）初步成效

通过数年的努力，改革取得较好的效果，突出表现在"六提高三降低"。"六个提高"包括：**一是**临床路径管理的病种数量由 40 个提高到 234 个；**二是**临床路径管理病种患者占全院住院患者的比例由 10% 提高到县级 65%、乡级 85% 以上；**三是**符合诊断要求的患者临床路径纳入率由 50% 提高到 100%；A 路径占比以县为单位达 80% 以上，B 路径在 13% 以内，C 路径在 8% 以内，符合制度设计的要求；**四是**医疗质量稳步提高。各定点医疗机构的床位使用率、周转率、急危重症抢救成功率、临床治愈率、甲级病历率、处方合格率、基本药物使用率逐步提高。抗菌药物和激素使用率、平均住院天数、手术前等待天数、药占比下降，两周再住院率为 0；**五是**群众满意度提高；**六是**新农合等医保基金安全性提高。"三个降低"包括：**一是**纳入病种管理患者自付费比例降低 6~10 个百分点；**二是**次均住院费用年均增幅降低；**三是**医疗纠纷和医疗事故显著减少。

第六节　四川省推进异地就医即时结报，方便患者就医报销

截至 2015 年，四川省参合人口 6000 余万人，有 7 个市州通过省级新农合信息平台开展异地就医结报工作，82 家新农合省级定点医疗机构提供异地就医窗口报销服务。2016 年在省内异地就医的基础上，借助中国医学科学院医学信息研究所承建的国家新农合信息平台，实现了跨省就医结报[156]。

一、四川省异地就医结报的背景

2014 年，四川政府将"全面实现省内异地就医即时结算"纳入民生项目。按照省领导批示，人社、卫生计生部门异地就医即时结算的主要思路为建设"一个平台、两个中心"，卫生计生部门主要负责"新农合异地就医即时结算数据中心"建设，并作为整个项目的一个子项目立项，充实扩展新农合省级平台功能。

二、异地就医即时结报的做法

1. 省内政策。2014 年 8 月，下发了《关于做好新农合省内异地就医即时结算工作的通知》，全省统一"药品、诊疗项目和卫生耗材目录"管理，以市州为单位统一报销方案。2014 年 9 月，会同省财政厅出台了《关于新

---

[156] 结合四川省卫生计生委提供的材料及对四川省卫生计生委相关领导访谈的结果编写.

型农村合作医疗异地就医结算备用金管理使用有关问题的通知》，明确结算流程、备用金筹集、资金结算清算。

2. **机构设置。**2014 年 8 月，省卫生计生委决定成立临时的结算中心并授权省卫生计生信息中心代管，结算中心工作人员 17 人，其中从县级经办机构借用人员 2 人、分三次公开招聘工作人员 15 人。

3. **账户设置。**2015 年 5 月，省卫计委开设"四川省卫生和计划生育委员会新农合异地就医结算省级账户"，实现异地结算备用金专款专户管理。

4. **基金归集。**2015 年，各统筹地区按人均 5 元的标准上划备用金；2016 年，各统筹地区按上年实际支出的 1.5 倍划交备用金。

5. **基金支付。**由结算中心与医疗机构按月结算，与统筹地区按年清算。截至 2016 年底，累计结算异地患者 7.8 万余人次，结算支付 4.6 亿元。

6. **信息系统支持。**积极完善省级平台软硬件建设，通过招投标，2016 年 8 月，省级新农合平台系统实现软硬件全面更新，机房搬迁到电信公司进行托管，有力保障了全省新农合省异地结算的顺利开展。

7. **监督考核。**按照"前期过渡、逐渐规范"的原则，对定点医疗机构不积极、不配合、推诿患者，医疗行为不规范、重复计费等情况予以定期通报。重点整改重复计费、超量带药、不合理用药、患者自付费用占比较高等问题，给予定点医疗机构三个月整改期，此后按规定扣减不合理费用。针对医院存在的问题发出整改通知书，累计下发 77 份次。

8. **跨省就医结报。一是**完成新农合跨省结报接口开发调试并接入国家平台，省内 82 家定点医疗机构陆续接入跨省平台。**二是**核对跨省目录。药品目录 1830 项、耗材目录 515 项、诊疗目录 9702 项。**三是**印发《四川省新型农村合作医疗跨省即时结报工作实施方案》。目前，已实现与陕西、贵州等省份的跨省就医结报。

三、取得的成效

1. **服务的覆盖面**。全省 82 家新农合省级定点医院中，省级医疗机构 22 家，市州、县级和民营医疗机构 60 家，基本实现了地域全覆盖，服务参合群众达 4000 万人。

2. **有效控制不合理费用增长**。2016 年异地结算次均费用 18272.93 元，较 2015 年同期下降 3207.99 元，降低 14.93 个百分点；政策范围内补偿比 63.37%，较上年同期上升 3.69 个百分点。

3. **提升基金安全性**。开展异地结算，实现即时结报，有效遏制了利用虚假发票、住院资料套骗取新农合基金的违法行为。

4. **助力分级诊疗**。省内异地就医即时结算严格按照分级诊疗，在异地就医也要通过基层首诊，分级诊疗。同时为方便群众异地就医，65 岁以上、孕产妇、恶性肿瘤患者等特殊人群可自主选择首诊医院。

5. **增强了便民惠民体验感受**。参合患者减轻了垫付医疗费用的压力，降低了报销过程中的非医疗费用负担。防范了报销环节监管风险。通过结算系统统一设定报销方案，避免了参合地"人情"式报销。

第十章 药品供应保障制度建设典型经验

2016 年，药品供应保障制度建设取得积极成效，福建三明市探索的药品流通领域两票制改革、安徽省实施的联合带量采购、四川省创建的产品耗材和医疗器械供应保障机制、陕西省创新管理方式、加强药品监管等改革经验，为其他地区强化药品供应保障制度建设提供了重要借鉴。

第一节 福建省三明市药品流通"两票制"实践

"两票制"是指药品销售过程中，从药品生产企业（药厂）到药品流通企业（药品配送公司）开一次购销发票，药品流通企业到医疗机构（终端）再开一次购销发票。

福建省针对当时药品流通领域出现"挂靠走票"等问题，于 2008 年 8 月份出台了《关于加强药品流通渠道监管的通知》（闽食药监〔2008〕313 号），该文件明确提出实施"两票制"；2012 年福建省又出台《福建省药品集中采购招标配送三个管理办法的通知》，在福建持续推进。随着新医改的深入，三明市在坚持"三医联动"改革过程中，其在药品流通领域严格执行"两票制"等一系列做法大幅度挤出了药价虚高的空间，为后续对医保、医疗的改革奠定了一个很好的基础[157]。

---

[157] 结合三明市提供的材料及对三明市医改办分管领导访谈结果编写.

（一）主要做法

1. **联合限价采购**。以三明市所有公立医疗机构为整体，联合宁波、珠海、乌海、玉溪、太原、庆阳、鄂尔多斯、铜仁及河北 6 个市（唐山、邯郸、沧州、邢台、衡水、张家口）28 个县等省外城市，按照"为用而采、去除灰色、价格真实"的原则，在保证质量的前提下，实行最低价采购，严格执行"一品两规""两票制"和"药品采购院长负责制"，实行集中采购配送。2013 年 10 月，三明市首次开展药品限价采购，在省级招标采购目录的基础上进行。2015 年 9 月，开展新一轮药品联合限价采购工作，《2015 年三明市药品联合限价采购目录》中共有 1861 个品规，其中进口品规 264 个，共采购药品金额 5.5 亿元。2016 年 10 月，开展第三次联合限价采购联盟，截至 2016 年 9 月，三明联盟共有 13 个市 28 个县，于 10 月 8 日在网上公示限价采购目录约 1800 多个品规，正在谈判议价中。

2. **采购配送方式**。中标产品的配送总责任由生产该品种的企业负责。中标药品可以采取两种采购配送方式：**一是**由生产企业直接向医疗机构直接配送（一票制），直接配送的企业需向市医疗保障基金管理中心提出申请。**二是**由生产企业委托有资质的药品流通企业配送，不得再转配送（即两票制）。

3. **全区域统一配送**。①配送区域：将三明市 12 个县（市、区）作为统一的配送区域。②配送要求：每一中标药品品种，不论采取何种配送方式，都必须配送到该配送区域内的所有的医疗机构，保证配送到位。

4. **商业配送费用率**。为提高药品配送企业的积极性，三明市将药品配送费由 5%~8% 提高到 8%~10%，并从医保基金中预付一个月的药品货款给药品配送企业，作为周转金，减轻药品配送企业的财务负担。同时药品回款规定在一个月内结算。

5. **监督管理办法**。食品药品监督等部门按照"票货同行""三流合一"等规定检查辖区内商业企业中标药品的采购销售情况，对医疗机构所有中标药品的中间流通环节实施全面、有效的监督，如违反两票制相关规定，取消配送资质，并列入黑名单进行公告。

6. 票据管理。地方税务部门定期深入药品配送企业对税票进行核查，防止过票、偷税、洗钱。

（二）初步成效

1. 让药品价格"阳光化"。三明市从减少流通环节和商业"过票"到控制流通差价、鼓励经营低价品种，都不是对原有的采购流程进行彻底改造，而是对原有流程完全"阳光化"，构筑一个透明的框架。药品价格的"阳光化"，并非仅仅影响着公众是否能够享受高质低价的医疗服务和医药用品，更关键的是，这一价格制定过程的"阳光化"，把药品价格的组成、药商的利润空间乃至政府监管部门与商业利益联结的可能性都透明地暴露在公众视野之中，最大的受益者是患者。

2. 理顺了药品流通秩序。三明市实行"两票制"以后，招商代理模式产生了颠覆性的变化——企业对同一家医疗机构只能委托一个一级经销商，一级经销商从企业进货索取一道发票，供货至医院再开具一道发票。三明市食品药品监督管理部门可通过两道发票和企业挂网的出厂价监控药品流向、加价情况。这意味着，过去药品出厂后经过多个中间商层层加价的现象将被彻底改变。也就是说，"两票制"将药品流通的中间环节减少，药价大幅降低。可以说，"两票制"是对市场行为的规范，它的执行对企业是有利的。企业可以通过"两票制"实现整理市场的目的。药厂发货到药品配送企业，全部改成回款给企业；药品配送企业发货到医院后，再凭验收单到市医管中心结算，由市医管中心回款给商品配送企业；医院执行零差率销售，切断医院与药品流通的利益关系。中间开票两次，流程清晰而环节分明。

3. 规范了药品市场。有效防止了假冒伪劣流入医疗机构。两票制强调了药品生产企业在投标、配送过程中的首要责任；明确了每一中标药品的委托配送关系；规范了医疗机构中标药品的采购渠道，减少流通环节，确保药品质量。

第二节　四川省建立健全药品耗材和医疗器械供应保障机制

药品耗材和医疗器械供应保障机制建设有利于破除以药养医，加快公立医院尤其是县级公立医院改革；有利于降低药品虚高价格，减轻人民群众用药负担；有利于预防和遏制药品购销领域的腐败行为，抵制商业贿赂；有利于推动药品生产流通领域的企业公平竞争，促进医药产业健康发展[158]。

（一）主要做法

四川省于2004年在全国率先开展以省为单位的药品统一集中招标采购工作。此后，结合国家医改要求，四川省不断加强医疗器械供应保障体系建设，到2014年，已形成药品、高值医用耗材、医用设备"三位一体"集中采购工作格局，全面建立了招标、采购、使用"三合一"全程监管机制。2015年11月，四川省药械采购联席会议授权省卫生计生委公布了《2015年四川省公立医院药品集中采购实施方案》（以下简称《方案》），这是全国第一个严格按照国家要求出台实施药品集中采购方案的省份。目前，四川省已按照国家统一招标结果直接挂网采购，医院不再议价，包括麻醉药品和第一类精神药品等，实行网上公布国家最高零售价等参考价格，医院依据挂网价格直接与企业进行自主议价。

---

[158] 国务院医改领导小组. 深化医药卫生体制改革典型案例. 2016年12月.

（二）取得成效

在实施新一轮药品集中分类采购以后，四川省所有药品和医疗器械都是通过省级平台采购，削弱了大医院的价格谈判权，也提升了小医院的议价能力，保证了大小医院采购价格的一致，提升了基层医院的诊疗能力和水平。同时，四川省级医疗器械集中采购平台服务与监管功能不断完善，顺利完成与国家药品供应保障综合管理信息平台对接联通。实现了过程监管、数据监测、结果评价、信息查询等综合监督功能，为构建医疗、医保、医药"三医联动"的政府综合监管平台奠定了基础。

在新一轮医改中，四川省努力解决药品价格虚高及市场供应保障问题，通过实施"五位一体"集中采购，严抓政策落地，加大力度构建药品耗材和医疗器械供应保障机制[159]。

第三节　安徽省实施联合带量采购，大幅降低虚高价格

基本药物集中招标采购是深化医药体制改革中关键性、基础性工作，新一轮医改正式启动实施后，安徽省率先推行药品制度改革，坚持政府举办的基层医疗卫生机构全部配备和使用国家基本药物，由省统一网上集中招标采购、统一定价、统一配送到基层医疗卫生机构，取消药品加成，实行零差率销售。安徽省在建立基本药品采购新机制方面主要坚持"政府主导"和"市场调节"相结合、"质量优先"和"价格合理"相结合、"缩短

---

[159] 中国经济网. 四川在全国率先开展省级药品集中招标采购 [EB/OL]. http://district.ce.cn/zg/201609/14/t20160914_15906404.shtml.

流程"和"降低费用"相结合、"规范采购"和"优化配置"相结合的特点，并进行了一系列创新，取得了积极成效[160]。

（一）主要做法

1. **招生产商，招采合一**。药品集中采购是国际通行做法，是降低采购成本、保障药品持续稳定供应的有效制度安排。安徽由政府主导进行药品集中招标采购，设立省药品招标采购中心，代表全省基层医疗卫生机构及一体化管理的行政村卫生室集中采购配送基本药物。医疗卫生机构采购药品，必须通过省医药集中采购平台网上采购。同时规定只面向生产企业招标，由生产企业根据市场原则选择配送企业，这样可以最大限度减少流通环节，有效规避很多交易成本和经营风险，也有利于控制药品质量，防止假冒伪劣药品。这种模式改变了以往省级招标中心只招标、不采购，由医疗卫生机构再从招标结果中选择药品进行采购的做法。

2. **双信封制，保质控价**。"双信封"是国际上通行的几种评标方式之一。其核心原则是"质量优先、价低者得"。安徽采用"双信封"招标办法，设置了技术标、商务标双重门槛，综合考虑药品的价格和质量以及效用，在技术标合格的前提下，商务标价格低者中标。在招标之前，还参照周边地区和社会药店的有关药品价格，制定了投标的参考价格，避免了在实际操作过程中可能出现的"唯低价是取"或"唯质量是取"的片面行为，兼顾了价格低廉和质量保证的要求，体现了基本药物的"安全、必需、有效、价廉"等特征，改变了过去采购渠道复杂、关注药品价格、忽视药品质量的现象。

3. **量价挂钩，单一货源**。实行量价挂钩，原则上一种基本药物的品规只中标一家药品生产企业，且该企业获得全省所有基层医疗卫生机构的市

[160] 全国医改工作电视电话会议发言材料. 2017 年 3 月 28 日. 北京.

场份额。对采购需求量大的基本药物，按人口、交通以及采购数量，将全省划分二至三个区域（普通大输液分为三至六个区域）分别招标采购，确保中标企业获得采购区域内所有市场份额，确保每个基层医疗卫生机构使用的基本药物有且只有一家企业供应，保障基本药物供应，有利于供药企业降低成本、降低药价。以省为单位统一采购，单一货源、量价挂钩，能够将一个区域的基层基本药物需求集中起来，实行采购规模的最大化，使生产企业有足够的采购量，从而实现规模经济，最大限度降低生产成本和流通成本，从而改变了以往一种品规有多家厂商中标，每家厂商的供货规模都不大，难以发挥团购优势的弊端。

4．及时配送，统一付款。中标的生产企业是基本药品配送的第一责任人，自主选择直接配送或者委托符合法定资质条件的药品经营企业配送。生产企业与配送企业形成制约机制，确保配送企业忠实履约，保证药品及时配送到位。财政统一结算支付，对基层医疗卫生机构实行收支两条线，所有药品费用由国库统收统支，确保从交货验收到付款时间不超过30天，降低了药品生产企业、配送企业的经营风险。同时通过收支分离和第三方结算的手段，对药款由财政统一结算，切断了医疗机构和医务人员对患者、生产企业的寻租机会，基本解决了久治不愈的医疗机构药款拖欠问题。

5．网上交易，全程监控。基层医疗卫生机构基本药物全部实现网上采购。为确保中标结果有效执行，药监部门对药品交易的全过程实行网上动态监管，开展定期或不定期现场检查分析。建立不良记录管理制度、市场清退制度，健全信息安全保障措施、管理制度及突发事件应急预案，建立健全企业申诉机制和经办机构报告制度，确保采购过程规范，实现公开、公平、公正。

（二）取得成效

安徽招标中标价格与政府定价相比，平均降幅42.21%，其中国家基本药物降幅在50%以上。药品带量采购价在医保支付参考价基础上又下降了

15% 左右，带量采购一年节约药品费用 33 亿元。

第四节 陕西省创新管理方式，强化药品监管

近年来，随着公立医院改革的深入推进，陕西省药品采购方式也逐步完善和规范，药政管理工作思路也从重采购、降药价，向重保障、强监管转变，药政工作职能也从"采购服务"到"服务采购"转变。药品作为特殊商品，如何督查监管采购供应保障中的各个环节，是需要重点加强的工作。2014 年 6 月，陕西省政府副秘书长、省卫生计生委主任戴征社提出，药品采购要适应政府职能转变，尽快建立一支对药品（含医用耗材）采购全程监管的督查队伍。经陕西省政府 2014 年 75 次专题会议研究决定，在省卫生监督所成立药品"三统一"督查室，内设 4 人，正副主任各 1 人，从机制上保障了药品督查有人管事。两年来，陕西通过积极创新管理，强化监管，取得了较好成效，有力保障了药品采购、配备、使用、结算工作的开展[161]。

（一）督查机构主要职责

"三统一"督查室主要是对各级公立医疗卫生机构、药品生产企业、药品配送企业、县级药款结算中心在药品耗材采购、配送、结算、使用等各个环节的工作进行督查。督查采取综合和专项督查两种方式。综合督查主要对药品耗材网上采购、采购落实、配备使用、备案采购、药款结算、供应短缺等情况开展。专项督查主要对省委、省政府领导批示件，相关部门

---

[161] 结合陕西省卫计委提供的材料和对陕西省医改办相关领导访谈的结果编写.

督办件；省人大、政协关于药品集中采购的建议、提案等相关情况核查；省卫生计生委党组会议、专题会议议定的有关药品集中采购督查事项；中省有关部门及新闻单位转办函件；媒体报道和群众反映的"热点、难点"问题；违纪违规情况核查；投诉、信访案件督办；省药械集中采购平台通报有关问题的督办等为主要内容。

（二）主要做法

"三统一"督查室成立两年来，通过强化自身建设，开展多种形式的督查，促进了基层卫生计生工作人员对药品相关政策的了解，解决了基层网上采购不会采购、不愿采购的问题，较好地缓解了当前医疗卫生机构药品耗材集中采购过程中招采脱节、药品配送不及时的问题，减少了药品供应保障中违规违纪问题的发生，增强了廉洁防控风险意识，进一步规范了药品集中采购管理，保障了临床用药需求。

1. 立制度，确保督查机构能监管。陕西根据中央和省里的有关规定，及时制定了《陕西省医疗卫生机构药品集中采购督查工作暂行办法》，明确了督查工作的主要对象、内容和职责，规范了督查工作的方法与程序，规定了督查结果的奖罚，保障了监督管理工作有法可依。部分市、县结合省督查工作暂行办法，制定了具体实施细则，从制度上保障了督查工作的开展。

2. 抓培训，确保督查人员会监管。为提高督查队伍业务素质，促进督查工作规范化，陕西组织对督查室、各市（县、区）480名督查人员进行了业务培训。培训围绕国家基本药物制度、药品集中采购、《陕西省医疗机构药品集中采购督查暂行办法》等中省相关政策文件解读，进行了系统学习，既有相关政策理论知识，也有采购平台操作知识和督查方法和程序，同时也有廉洁自律的学习教育，全面提高督查队伍业务素质。

3. 建机制，确保督查机构长期稳定运行。为保障督查队伍工作顺利开展，陕西为督查室配备了摄像机、照相机、执法记录仪等督查工具，财政每年安排专项工作经费，有力保证了督查工作顺利开展。同时要求各市尽快成立相关机构，形成上下联动、联监联管的工作态势，全方位、不留死角，有效解决各地督查机制不畅通，督查不到位的问题。

4. **强监督，确保药品耗材管理政策落实。**"三统一"督查室成立后，先后组织综合督查8次，覆盖10个市27个县（区）115个基层医疗机构，现场解决问题432件，组织相关政策培训26次，召开以会代培座谈会121次，参与西安市药品督查5次（11个县区）。组织专项督查19次，处理药品集中采购中投诉案件12起，处理药品使用与配送案件2起，处理药品采购中申诉信函5起，完成省委、省政府领导和委领导转批的关于投诉药品配送工作遴选中不规范、多选配送企业、拖欠药款、药品同城不同价等8起信访件的督查办理工作。

第十一章　其他改革经验

2016 年，医改支撑体系建设方面，各地涌现出了一批成功的改革做法，为我国进一步深化医改积累了宝贵经验。福建省强化医改领导体制，由党委一把手亲自抓；上海市开发健康大数据、助推服务模式转变和循证卫生决策；贵州省强化卫生计生信息化建设；上海市建立教改医改互动机制，推进住院医师规范化培训；湖北省黄陂区加强健康促进、实施健康优先战略；江苏省开展特色科室建设、提升基层服务能力。这些改革为协同推进医改向纵深迈进积累了宝贵经验。

第一节　福建省强化医改领导体制

为实现深化医改工作高层决策、高位协调、高效推进，凝聚各方力量，形成改革合力，福建省强化医改领导体制和工作推进机制，取得了积极成效[162]。

（一）主要做法

1. 建立高规格、强有力的领导体制。一是由省深化医药卫生体制改革

---

[162] 结合福建省卫生计生委提供的材料及对福建省卫计委相关领导访谈结果编写.

领导小组负责医改政策决策。福建省委书记亲自担任省医改领导小组组长，直接领导推进医改工作。省长担任第一副组长，常务副省长、分管省长担任副组长。各级医改领导小组参照省里模式健全领导机构，各级政府"一把手"对医改工作推进总负责，实现省、市、县三级全覆盖。**二是**由以为省政府领导分管医疗、医保、医药，负责医改总策划。福建省将卫生计生、医疗保险、药品流通等工作由一位省领导统一分管，建立三医联动、统筹合一的领导主管体制机制。

2. 建立有效的医改推进机制。一是强化医改考核对各级政府的激励约束作用。福建省将医改指标纳入各级政府年度考核内容，并不断加大医改相关指标权重。**二是**建立省、市医改工作挂钩联系制度，定期开展督查和指导。福建省注重省级层面对医改的整体把控和协调力度，加大医改工作督查频次，加强对各级政府医改的针对性指导。支持、培育各地医改工作的特色亮点，完善、解决各地医改存在的薄弱环节和突出问题。**三是**省医改领导小组组织相关成员单位，根据试点方案和年度重点改革任务，研究制定具体政策措施，明确年度目标和时间进度。省级、各设区市医改办从医改工作的政策研究、综合推动、协同督导等主要职责入手、挑选、培养业务骨干，不断充实医改工作力量，打造工作高效、专业精通、推动有力的医改工作队伍。各地以设区市为整体，统一组织实施试点工作，制定具体分工方案，细化改革任务，落实进度安排。

（二）主要成效

深化医药卫生体制改革关系到广大人民群众的福祉，涉及医疗、医保和医药的众多环节和卫生计生、发展改革、财政、人力资源社会保障、编制、教育、食品药品监管等多个部门。福建省党委和政府"一把手"亲自指导医改工作，并将医疗、医保、医药相关工作集中到一位政府领导分管，使医改领导小组的统筹作用得以充分发挥，最大限度减少了部门间的推诿制衡，为各项医改政策的高效决策、协同联动和有力执行奠定了基础。强化医改考核、督查指导、细化分工等工作机制，为推动落实各项医改任务，打通政策落地"最后一公里"发挥了积极作用。

第二节　江苏句容市强化慢性病综合管理

为应对人口老龄化和慢性病患者持续增加的调整，句容市卫生计生委主动作为，在服务模式转变、机构协作、团队服务、患者动员和政策保障等方面进行了积极探索，取得了初步成效[163]。

（一）主要做法

1. 实施慢性病全-专联合门诊，提升基层服务能力。慢性病全-专科联合门诊是由二级医院慢性病专科医生与基层医疗卫生机构全科医生、护士或公卫人员在基层医疗卫生机构联合组建的慢性病门诊。对高血压和糖尿病患者实施归口诊治和健康管理，帮助基层医疗卫生机构解决因自身能力不足而无法解决的慢性病诊疗问题；让患者就近享受到上级医院的专科诊疗服务和基层医疗卫生机构的服务价格和医保政策，从而对慢性病患者实施全程健康管理。

句容市借助市级医院的专科和人才优势，选派 16 名临床科室负责人或者副高以上职称的业务骨干，到基层医疗卫生机构担任名誉院长（主任），重点培育和扶持基层提供以慢性病为主的适宜的特色专科服务，进一步完善服务功能，形成与上级医院功能互补、错位发展、特色鲜明的基层医疗服务格局。句容市选派二级医疗机构专科医生选聘高年资中级或副高以上职称的高血压和糖尿病专科医生，与基层医疗卫生机构选定的全科医生共

---

[163] 根据编写组成员对句容市现场调研的结果编写.

同坐诊，为基层患者提供诊疗服务，并对全科医生进行临床示范和现场带教，提高全科医生医疗服务能力。句容市通过审核认定基层医疗机构服务能力，采取"一对一""一对多"的形式，组织上级医院与基层医疗机构建立长期合作关系，努力实现"医生流动服务、患者就地就医"的目标。

对于慢性病患者治疗所需药物，市二级医院与基层医疗卫生机构要上下协同，原则上初诊患者必须使用基本药物。对二级医院使用较多，但不在镇级基本药物目录范围内的药物，可以纳入增补药品进行采购，以方便患者就诊。

2. 探索糖尿病三位一体的综合管理模式。 2015 年，句容市借助被确定为江苏省糖尿病区域性"疾控中心-医院-社区"一体化综合管理项目试点地区的机会，积极探索糖尿病"疾控中心-中心医院-社区"一体化综合管理模式，进一步完善慢性病"三位一体"模式。充分发挥全-专科门诊的作用，推广应用社区"5+1"糖尿病分阶段达标管理模式和评估体系（表 8），提高健康管理服务实施效果。

表 8　句容市糖尿病管理 5+1 内容

项 目	目 标
①控制血压	BP<140/80mmHg
②降低 LDL	LDL<2.6mmol/L
③维持血糖稳定	糖化血红蛋白（HbA_{1c}）<7%
④远离烟草	是
⑤服用阿司匹林（如果医生建议）	是
定期监测并发症	年度并发症筛查主要包括检查眼底、尿微量蛋白、足病筛查和心电图

疾控中心建立健全慢病管理考评机制，探索以管理效果和群众满意度作为考评主要依据的考核评价体系。市级医院加强对镇卫生院的指导，提高基层全科医生以及护士的服务质量和医疗水平，建立区域性医院-基层医

疗卫生机构转诊平台，形成综合医院专家与基层医疗机构协同服务模式，提高糖尿病患者规范治疗率和血糖控制率。充分调动市、镇、村三级的人力资源，施行团队化服务，在全市各基层医疗卫生机构设置慢性病全-专科门诊，推广社区"5+1"糖尿病分阶段达标管理模式和糖尿病患者自我管理小组活动。

3. **动员患者参与，组织患者开展自我管理活动。**句容市积极开展糖尿病高危人群筛查，提高社区居民和患者糖尿病防治知识知晓率，推广社区糖尿病患者自我管理小组活动，开发糖尿病患者自我管理实用课程，提高糖尿病患者自我健康管理水平。

4. **实施慢性病患者签约服务，促进防治结合。**句容市积极开展以慢性病患者和老年人为重点人群的家庭医生签约服务，促进慢性病患者的防治结合。家庭医生的主体包括社区卫生服务中心的全科医生、乡村医生以及具备签约服务能力的执业医师（执业助理医师）。

句容市在设计签约服务包时将基本医疗与基本公共卫生服务有机结合，并将基本公共卫生服务内容作为有偿签约的前置条件。签约服务内容包括基础服务内容和增值服务内容，基础服务内容包括基本公共卫生服务和基本医疗服务相关内容，基本公共卫生服务项目免费向签约居民提供，基本医疗服务按照规定价格向居民收费，大多可以通过新农合门诊统筹获得补偿。增值服务内容包括健康助手服务，签约对象可以享受预约转诊服务、健康咨询服务医技慢性病患者的健康管理服务；健康管理服务，在健康助手服务的基础上，高血压、糖尿病患者还可以享受降压药、降糖药（基本药物目录范围内）60%的报销，每季度一次的面对面随访、每年一次的健康体检；健康卫士服务，在健康助手服务的基础上，高血压、糖尿病患者还可以享受每年一次的健康体检，享受规定范围内的高血压和糖尿病治疗药物80%报销，家庭成员的健康管理服务。签约居民根据签约服务内容不同，支付不同的费用，既有免费的基础服务包，也有需要支付400元（每人每年）的健康卫士服务包。

5. **新农合政策门诊补偿政策向慢性病患者倾斜，减轻慢性病患者负担**。句容市卫生计生委主动调整新农合门诊补偿政策，鼓励慢性病患者尽可能利用门诊服务，减轻慢性病患者疾病负担。句容市设定参合农民门诊最高补偿限额。普通门诊年度补偿限额 1000 元，将高血压、糖尿病患者的门诊补偿限额提高至 3000 元。对普通门诊补偿比例分别为：镇村级 35%、市级 20%、市外 10%；但对高血压和 2 型糖尿病者句容市将镇级的门诊补偿比例提高至 50%，乡村医生及家庭医生签约服务对象根据签约服务形式分别补偿 60%、80%，鼓励慢性病患者尽可能利用门诊服务，减少住院服务的利用，减轻其疾病负担。

(二)初步成效

1. **慢性病综合防控工作得到持续加强**。高血压、糖尿病等慢性疾病管理率逐年提高，健康管理水平和实施效果明显增强。2015 年，基层医疗卫生机构管理高血压患者 62562 人，2 型糖尿病患者 15085 人，管理人数均较 2013 年有所增加；高血压患者和糖尿病患者健康管理率分别达 66.99% 和 43.50%，均高于 2013 年；规范管理率分别达 90.42% 和 88.79%（表 9）。

表 9　2013~2015 年句容市慢病患者管理情况

年份	建档数		健康管理率%		规范管理率%	
	高血压	糖尿病	高血压	糖尿病	高血压	糖尿病
2013	59528	12675	63.61	38.18	85.87	86.17
2014	61059	13757	65.10	40.55	87.18	88.78
2015	62562	15085	66.99	43.50	90.42	88.79

2. **基层医疗卫生机构服务能力得到提升**。随着三位一体的慢性病综合管理模式的实施，以及慢性病全科联合门诊的推进，基层医疗卫生机构与上级医疗机构之间的业务协作关系明显增强，基层医疗卫生机构的慢性病

服务提供能力逐渐增强，在吸引慢性病患者就医的同时，也增加了基层医疗卫生机构的活力，带动了基层医疗卫生机构的整体发展。

2013~2015 年句容市基层医疗卫生机构（仅包括乡镇卫生院和社区卫生服务中心）门诊人次从 1525790 人次增加至 1947129 人次，年均增速为 12.97%，高于江苏省和全国同期平均增速水平；基层医疗卫生机构住院人次从 9487 人次增加至 10738 人次，年均增速为 6.33%，与江苏省同期平均增速持平，高于全国同期平均增速（表 10）。

表 10 2013~2015 年句容市基层医疗卫生机构医疗服务人次变化及其增速比较

年　份	门诊人次	住院人次
2013	1525790	9497
2014	1720349	9813
2015	1947129	10738
句容年均增速（%）	12.97	6.33
江苏年均增速（%）	6.28	6.33
全国年均增速（%）	4.77	-2.48

数据来源：2013~2015 年句容市卫生计生财务年报及全国卫生计生财务年报。

3. **患者参与意识增强**。通过实施慢性病综合管理，特别是实施签约服务和组织患者自我管理小组，慢性病患者的参与意识和健康管理意识明显增强，慢性病患者的依从性明显提升，对基层医务人员的满意度也明显提升，基层医务人员与慢性病患者的关系更加融洽，基层医疗卫生机构慢性病管理的效率明显提升。

4. **患者负担有所减轻**。慢性病患者的疾病负担有所减轻，**一是**患者减少了住院服务利用，医疗费用支出降低；**二是**新农合对慢性病患者的门诊报销政策倾斜，减轻了患者的门诊负担。

第三节　重庆市荣昌区实施村医"工分制"，有效落实基本公共卫生服务

荣昌区自 2010 年起，积极探索政府购买服务的方式，对村医提供公共卫生服务进行量化考核，以乡村医生公共卫生服务补助资金为杠杆，坚持效率优先、兼顾公平、多劳多得的原则，通过"工作量化、质量修正、绩效考核"，"计工分"形式，探索村级公共卫生服务绩效考评方式，促进公共卫生服务的有效落实[164]。

（一）主要做法

通过几年的实践，荣昌区基本形成了"1+1+3"工作模式，建立起政府保障资金、卫生院组织实施、乡村医生提供服务、区卫生计生委和区财政局共同监管的村级卫生服务管理运行新机制。

1. **坚持"一个基本"：政府购买。**荣昌区通过政府购买服务的方式，把公共卫生服务以"计工分"的形式，由乡村医生协助卫生院或独立完成，并根据服务合同向其支付费用（补助）。2010~2015 年，全区共支付乡村医生公共卫生服务补助经费 2732 万元。

2. **健全"一套体系"：绩效考核。一是标准量化服务项目。**在探索初期，共梳理出 10 类 23 项具体服务，并以 35 岁以上居民首诊测血压的工作量和技术含量为标杆，设定分值为"1"。目前，服务项目已扩大到 18 类 54 项。**二是建立考核指标体系。**包括基本公共卫生服务、基本医疗服务和社会满意度三个方面，共计 42 项指标。其中，公共卫生 24 项，占 50 分；医疗服务 17 项，占 45 分；社会满意度 1 项，占 5 分。**三是兑现村医服务补

---

[164] 根据重庆市卫计委提供的材料及对基层处领导访谈结果编写.

助。以完成的各项工作数量乘以每项工作的标准分值计算工作总量，以考核分数与考核指标总分值的比例确定质量系数。工作总量乘以质量系数作为"工分"总数，"工分"越多、服务质量越高，补助越多。

3. 落实"三项保障"：协同推进。一是资金保障。将区财政乡村医生公共卫生服务专项补助经费、各级财政村级基本公共卫生服务经费，整合打捆、考核使用。二是准入保障。政府购买服务的提供对象经培训合格后准入。三是组织保障。由区卫生计生委制订实施方案并委托乡镇卫生院组织实施，区财政局负责筹集资金。年初由卫生院代表政府与乡村医生签订服务合同，实行"一月一统计，一季一督查，一年一考核，每季一预付，年终考核结算"。

（二）实施效果

1. 实现了"四个提高"。一是提高了村医工作积极性。通过"计工分"考核，村医由被动服务转变为主动服务。以昌州街道七宝岩村医曾中成为例，他在 2012 年下半年考核只领到 1943 元，比其他医生少很多。为此，街道卫生院多次专门找他进行诫勉谈话，曾中成逐渐开始转变观念，积极主动地做各项工作。通过自己的努力，在 2015 年乡村医生公共卫生考核中领到了 39533 元。二是提高了村医收入待遇。村医人均公共卫生服务收入从 2010 年的 1843 元提高到 2015 年的 15760 万元，2015 年个人补助额度最高达 4 万多元。三是提高了村医服务水平。服务工作量由 2010 年的 2017 分上升到 2015 年的 10017 分，服务质量综合考核平均系数由 2010 年的 0.64 提高到 0.84。四是提高农村居民的满意度。居民满意度由实施前 62% 上升到 81%。

2. 加快了"两个促进"。一是促进了公共卫生服务的落实。2 型糖尿病、高血压患者健康管理率、居民健康档案建档率等多项指标有较大幅度提高（2 型糖尿病患者健康管理率、高血压患者健康管理率、居民健康档案建档率分别由 2010 年的 6.26%、9.25%、32.90% 提高到 2015 年的

34.41%、39.27%、93.27%）。**二是促进了乡村医生队伍的稳定。** 通过公开政府补助总量，严格绩效考核，畅通乡村医生申诉渠道，拉开乡村医生收入差距，改变了以前"在岗村医被动干，离岗村医要补助，干多干少一个样"的局面，形成了"能者上、庸者下"的竞争格局。公开透明的分配机制促进了乡村医生队伍的稳定。

3. **夯实了"两个基础"。一是** 考评结果可作为村卫生室人员执业再注册依据，为建立乡村医生退出机制奠定基础。**二是** 村级公共卫生、一般诊疗、基本药物制度全部纳入政府购买服务体系，为农村基本医疗卫生制度奠定基础。荣昌区从 2014 年开始对村卫生室实施基本药物"零差率"补助、一般诊疗费补助纳入政府购买内容，按照"计工分"方法，实行公共卫生、一般诊疗、基本药物三项工作督查考核同时推进、质量考核结果对应使用、经费分配独立结算。

第四节　上海市开发健康大数据，助推健康服务模式转变和循证卫生决策

互联网技术已经渗透到经济社会和人们生活的方方面面。近年来，上海市加强区域卫生信息化建设，推进信息互联互通，打造健康大数据中心，积极推进健康与互联网深度融合，充分运用云计算、大数据、物联网、移动通讯等互联网新技术，探索"公共卫生+互联网""医疗+互联网""医改+互联网""管理+互联网"，支撑健康服务模式转型、助推循证科学决策、转变政府管理方式、建立现代医院管理制度，为打造一个科学架构、高效运转、精细管理、可持续发展的卫生与健康体系提供强有力的支撑[165]。

---

[165] 结合上海市卫计委提供的材料和对上海市卫计委相关领导访谈的结果编写.

（一）加强信息化顶层设计，推进互联互通，打造健康大数据中心

遵循国家健康信息化建设"352121"的总体框架，结合上海实际，以居民电子健康档案系统（EHR）、电子病历系统（EMR）、区域健康信息平台为建设重点，实施"上海健康信息网"工程，建立了涵盖医疗服务、社区卫生、公共卫生、药品耗材、基本医保等生产系统、管理系统和智能系统。

整合卫生信息网、人口计生网、医联网、医保网、医药网，构建了"1+18"的健康信息平台（1个市级平台、1个公卫平台、1个医联平台、16个区平台），完善了国家、市、区三级平台之间、平台与医疗卫生机构之间的信息共享措施，实现了全市500余家医疗卫生机构互联互通、信息共享。

通过五网融合、数据汇聚，建立了上海健康大数据中心，共建立和维护了3000多万份居民电子健康档案，汇总公共卫生信息1.5亿条、门急诊诊疗信息8亿多条、住院诊疗信息800万条、数据总量达到10T级（不含影像），为应用大数据方法决策、强化精细管理，持续深化医改奠定了坚实的基础。

（二）大力发展"健康服务+互联网"新模式，促进业务协同，改善就医体验

通过信息化驱动，不断提高数据共享与业务协同能力，优化服务流程，合理匹配资源，改变健康服务提供者、接受者和管理者三方之间的互动关系，构建新型健康服务模式。

在公共卫生领域，实现人人享有居民电子健康档案，做到记录一生、管理一生、服务一生。通过信息共享利用，促进医院、社区卫生机构、公共卫生机构之间业务协同，打造"三位一体"的健康管理模式，实现健康管理向全人群、全生命周期转型。建设"健康云"平台，实现对高血压、

糖尿病、脑卒中等重点疾病的自动识别、筛选推送、有序分诊，支撑居民健康自我管理。利用信息技术智能化的特点，建立肿瘤危险因素筛查和高危人群干预系统，提高社区肿瘤患者早发现率。应用物联网、可穿戴设备等新技术，培育"健康管理+互联网"的新服务业态。

在医疗服务领域，以改善就医体验为核心，整合线上线下资源，优化服务流程，实现信息惠民。 在上海健康网建立信息惠民服务门户，开发移动医疗应用，为居民提供网上预约挂号、智能分诊、线上支付、报告查询等便捷服务。各区县普遍建立基于信息技术的区域性影像、心电图、实验室诊断中心，方便居民就医，减少不必要的重复检查；同时有效提升基层医疗机构的诊断水平，提高医疗资源的整体效率。建立临床辅助决策、家庭医生转诊、合理用药等知识库，为临床诊疗提供技术支撑。

（三）运用"制度+科技"、"文件+软件"的方式，助推循证卫生决策，提高政府治理水平，支撑医改向纵深推进

运用"制度+科技"手段，通过大数据建立管理标准，形成数据驱动的绩效评价、资源配置、投入补偿、人事薪酬等管理机制。对社区卫生改革、公立医院改革等医改重点领域改革，在出台一系列改革文件的同时，开发和应用相应的管理系统，推进医改政策实施和落地。

社区卫生改革方面， 开发了市、区两级社区卫生综合改革云管理平台和APP，从四个维度推进改革，**一是**签约服务，主要反映"1+1+1"签约数量、签约率、签约机构分布、延伸处方业务等情况；**二是**业务活动，主要反映健康管理、就诊总量、就诊分布、就诊频次、转诊服务、人均累计费用等情况；**三是**运行机制，主要反映全面预算管理、标化工作量与对应的财政补偿、薪酬核定标准等情况；**四是**绩效评价，根据重点评价指标，平台自动生成各区、各社区的综合评分结果。平台数据实时更新，并可逐级下钻至各区、各社区、各家庭医生团队，直观显示改革总体进展情况，促进了社区卫生服务从粗放式管理向科学、实时、精细化管理转变。

公立医院改革方面，建立基于大数据的公立医院医疗服务评价体系，采集全市公立医院前三年 700 多万出院病例信息，建立病种指数标准，测算全市公立医院病种指数，将病种指数与费用指标挂钩，形成相应的评价体系，兼顾服务效率、技术内涵、费用控制，客观评价公立医院的医疗服务产出，确保评价结果可量化、可比较。下一步，将探索建立以评价结果为依据的资源配置、费用核定、薪酬核定、医保支付等办法，建立有效的激励约束机制，推动医院发展方式和运行机制转变，为政府履行领导责任、管理责任、监督责任、保障责任，实现政府治理能力现代化奠定良好基础。

（四）将信息化广泛应用于全行业管理和医疗机构内部管理，实现管理精细化，支撑现代医院管理制度的建立

政府相关行政部门和各级医疗卫生机构充分应用信息化手段，建立了多个行业内部、机构内部的管理系统，对各类资源要素实现全周期、全过程的精细化管理。

1. **全面预算管理系统**。将医疗机构的业务、财务、资产、薪酬总额全部纳入预算管理，支撑预算编制、执行、控制、协调、考核等全部环节，实现全流程管理。

2. **医院运行监测系统**。依托信息化平台，对市级医院开展运行绩效分析、财务经济分析、单病种绩效分析，将各医院置于同一平台进行比较，通过"晒指标"，促进医院改善服务绩效。

3. **药品耗材管理系统**。针对药品招采过程中药品质量控制的难题，利用物联网、大数据等信息化手段实现过程管理，对带量采购药品进行光谱留样，实现快速廉价的飞行检查；对所有一、二类疫苗运输管理链均实现全程温度监控。将公立医院耗材采购价格、使用情况、收费价格放在一个平台上"阳光化"，以透明倒逼规范。

4. **医务人员 CA 电子认证系统**。通过 CA 认证管理，形成唯一身份识

别和执业信息动态、客观、连续记录，实现对整个执业生涯（任何执业时间、任何执业地点）执业行为的全程管理，逐步应用于多点执业、专业技术能力评价、工作绩效评价等全行业人员管理。

第五节　贵州省以大健康为目标，推进人口健康信息化建设

2016年，贵州省人口健康信息化建设，坚持"数据规划与应用规划同步、平台建设与应用推广同步、业务应用与数据挖掘同步"的原则，按照"数据怎么来、数据放哪里、数据怎么用"的思路，开展人口健康信息化建设，各项工作取得长足的发展，医疗健康云建设取得初步成效，实现了县级以上公立医院远程医疗全覆盖，健康信息有力的支撑了区域医疗发展和惠民服务[166]。

（一）积极筹备建设健康医疗大数据中心

贵州省在"云上贵州"整体规划和现有成果基础上，确立以健康医疗大数据及其产业服务为突破点的大健康行动战略。2016年7月在全国卫生计生政策落实专题研讨班上，国家卫生计生委与贵州省省委省政府达成共识，将致力于发展健康医疗大数据应用示范工作，创建辐射西南地区的区域性健康医疗大数据中心。为落实国家相关要求，充分运用全国首个大数据综合试验区的各项政策，全力向国家争取在贵州省建设西南地区健康医疗大数据中心暨国家健康医疗科技文化产业园试点示范项目，完成制定筹

---

[166] 贵州卫生计生委. 贵州省2016年人口健康信息化工作情况［R］. 全国人口健康信息化工作会议交流材料，2016年10月. 辽宁沈阳.

建工作方案并做好筹备工作。

（二）科学规划医疗健康云，促进健康产业发展

贵州省以全省卫生信息专网和各类公共医疗健康服务网络为载体，结合已建设的人口健康信息平台，以服务人民群众为根本出发点，建设无缝互通、精准高效的医疗健康云和谐生态圈，促进"互联网+"医疗服务和传统实体服务共同发展，最终实现医疗、卫生、健康服务的科学化、便捷化、整体推进贵州省医疗健康云建设。目前已初步建设完成全省统一的卫生计生基础数据库和大健康平台，初步实现预约挂号、远程医疗、病历共享、健康咨询、疾病预测以及智能审核等功能。预计 2017 年，将在保护隐私和确保数据安全的基础上，实现健康领域数据开放，培育一批健康领域大数据专业应用机构，构建卫生健康、基本医疗和健康咨询服务等方面的产业生态圈，初步形成大健康产业生态。

（三）有效推进县级以上公立医院远程医疗全覆盖

按照"自建、自管、自用"的原则，各级卫生计生行政部门和县级以上公立医院累计筹集建设资金 7600 万元，初步完成省远程医疗服务体系建设，全省 199 家县级以上公立医院全部接入远程医疗网络系统，基本具备开展远程医疗服务的能力。**一是**制定并印发《贵州省医疗服务机构远程医疗服务实施管理办法（试行）》《贵州省医疗机构远程医疗服务试行方案》和《贵州省调整完善公立医疗机构远程医疗服务项目价格方案》等远程医疗政策文件，建立"全天候、全覆盖"运行保障制度。**二是**推进平台建设，实现网络覆盖，建成了"一张网、一平台、一枢纽"的全省远程医疗服务平台，并实现与国家级和省内外优质医疗资源的互联互通。2016 年 6 月 26 日试运行至 10 月 15 日，全省 199 家县级以上公立医院共提出远程医疗会诊申请 5800 余例。**三是**积极推进"县乡一体化"试点工作。省卫计委选定在松桃县、贞丰县、台江县、播州区等 4 个试点区县 69 个乡镇卫生院探索开展

"县乡一体化"远程医疗服务体系建设。

（四）强化全省心电云平台和医学影像平台建设

与第三方合作，以共享共建共用模式建设贵州省区域心电平台和区域医学影像大数据中心，整合全省的心电诊疗和医学影像资源，建立集中的数据中心，为各级医疗机构提供统一的心电、影像服务。依托心电云平台加强心电诊断质量控制，促进医疗卫生机构之间的业务联动，发挥优质医疗卫生资源的辐射作用，提升服务效率和服务质量。目前，已完成省级心电云平台搭建，并在部分公立医院和基层医疗机构开展试点工作。同时，在部分地区启动区域医学影像诊断平台建设，全省已有 20 余家县以上医疗机构接入影像云中心。

（五）深化智慧健康医疗便民惠民服务

一是基于"互联网+"和移动通讯、位置服务（LBS）等技术，面向公众提供预约就诊、线上支付、在线咨询、医疗服务、健康资讯等便民服务。目前，平台经认证的注册用户 16 万人，日活跃 5000 余人，日预约就诊量 200 余人。**二是**启动全省县级以上公立医疗机构网上预约挂号工作。完成全省统一预约挂号服务平台建设，实现与居民健康卡平台、短信平台、电信身份实名认证及其他第三方预约挂号系统平台对接，并开展各级医院 HIS 系统接口改造、调试，逐步实现县级以上公立医院门诊号源的归聚。目前，全省已有 80 余家县以上公立医院已接入全省统一预约挂号平台，并至少开发 30% 以上的号源。**三是**发挥互联网+医疗优势，利用信息化手段加大糖尿病患者的管理，探索糖尿病防控和新兴医疗服务模式。为确诊的糖尿病患者免费发放血糖仪和试纸，对血糖进行检测和监测。为血糖异常和控制不满意患者提供跟踪服务，同时通过医院和基层医疗卫生机构为糖尿病患者提供及时、到位的治疗服务和随访服务。目前，在贵阳市、遵义市、毕节市、安顺市、黔南州等六个个市州实施，发放血糖仪 3 万多台，管理近 3 万名糖尿病患者，糖尿病知晓率提升了 30%。

第六节　上海市教改医改互动、推进住院医师规范化培训

医学教育是教育事业的重要组成部分，也是卫生事业可持续发展的基础。医学教育既要符合教育的普遍规律，又要遵循医学人才成长的特有规律。国际经验表明，临床医师作为对理论知识和实践技能要求很高的专业人才，其养成必须经历院校教育、毕业后教育、继续教育三个阶段。其中，院校教育侧重于理论知识学习、辅以临床实践；毕业后教育侧重于实践技能培训、并通过住院医师规范化培训等制度加以落实[167]。

在国家教育、卫生部门领导的关心指导和大力支持下，上海将探索建立住院医师规范化培训制度作为实施教改和医改的一项打基础、管长远、谋全局的基础性工作予以重点推进。在借鉴国际经验和充分考虑上海实际情况的基础上，自 2010 年起，在全市公立医疗机构统一实施了住院医师（全科医师）规范化培训制度，并将住院医师（全科医师）规范化培训与临床医学硕士专业学位研究生培养紧密结合起来，出台了包括培训基地认定、培训标准、质量控制、培训考核、培训效用、培训对象招录、身份认定、收入待遇、社会保障、学位衔接、经费保障、组织管理等一系列政策措施，积累了一定的经验。

（一）上海市住院医师规范化培训的主要做法和成效

上海自 2010 年起，明确把住院医师规范化培训合格证书，作为全市各

---

[167] 结合上海市卫计委提供的材料和对上海市卫计委相关领导访谈的结果编写.

级医疗机构临床岗位聘任和晋升临床专业技术职称的必备条件之一。从制度实施当年起，全市各级医疗机构即不能再聘用未经住院医师规培的医学院校毕业生从事临床工作。这一以"行业内社会人"为特色的上海住院医师规范化培训制度是新一轮医改中打基础、管全局、可持续发展的重要基础性工作，已运行了6年，逐渐步入正轨，各项制度更趋完善，累计招录住院医师近17000名。经过培训，已有8974人取得住院医师规范化培训合格证书并顺利就业，在培养同质化、高水平医师队伍方面取得了初步成效，各级医疗机构已经分享了住院医师规范化培训制度的成果。上海住院医师规范化培训的主要做法如下：

一是完善住院医师培训模式。住院医师规范化培训对象为具有医学院校本科及以上学历、拟从事临床工作的医学毕业生，本科生、硕士生、博士生分别至少培训三年、二年、一年后，方可申请参加全市统一的住院医师培训结业考试。打造培训基地，开展培训医院资质认定，目前全市共设立54家培训医院、300余家培训基地，4家培训医院入选首批国家示范基地。为保证培训质量，制定了统一的培训大纲、考核标准，开展了带教师资培训，建立了培训质控体系。坚持定期督导，确保培训质量，各培训医院已建立较完善的临床教学和模拟实训体系，住院医师参加执业医师资格考试通过率逐年提高。

二是推动住院医师培训与临床硕士专业学位衔接。在教育部的大力支持下，上海于2010年启动住院医师规范化培训与临床医学硕士学位衔接改革试点，简称"5+3"项目。改革试点的核心是"三个结合"，即研究生入学招生和住院医师招录相结合、研究生培养和住院医师培训相结合、学位授予标准与临床医师准入标准相结合。接受培训的本科生，通过研究生入学考试后，具有双重身份，既是住院医师，又是硕士研究生；完成培训后获得"四证"，即研究生毕业证书、硕士学位证书、住院医师规范化培训合格证书、执业医师资格证书。"5+3"项目成果被评为2014年国家级教学成果特等奖。

三是全科医师培养与住院医师培训并轨。加强全科医生队伍建设，是实现人人享有基本医疗卫生服务的途径，是缓解群众"看病难、看病贵"的重大举措。上海全科医师培养，主要经历了岗位培训阶段、全科医师规范化培训阶段与住院医师培训并轨三个阶段，从 2010 年起，全科医学作为住院医师规范化培训的专业之一，未经培训人员不得从事全科岗位工作；参加培训的本科学历人员和临床医学硕士专业学位并轨。由于全科住院医师的身份和待遇更有保证，许多"985"、"211"高校毕业的医学生也优先选择全科作为自己的培训方向。全科医师招录的数量和质量逐年提高，累计招录培训对象超过 2000 人，已有 923 人完成规范化培训并全部下沉到社区。复旦大学上海医学院全科医学系被国家卫生计生委科教司认定为区域性全科医学师资培训示范基地，其开展的全科医师规范化培训项目于 2014 年获得国际上第一个世界家庭医生组织（WONCA）标准认证。

四是完善住院医师规范化培训的配套政策。人事政策方面，培训对象以"行业内社会人"身份接受培训，对培训基地有选择自由，培训后自主择业，培训期间享有与在职医师同等的工资、福利及社会保障，经费保障方面，明确政府、培训医院和用人单位共同分担的原则，政府承担培训设施购置、培训对象基本工资等费用；培训医院承担培训对象绩效工资；用人单位录用完成培训的住院医师后，按照培训成本出资补偿。培训合格率保持 90% 以上，就业率达到 99% 以上，经过培训的住院医师深受用人单位欢迎，用人单位认可程度高。

（二）开展住院医师培训的体会和思考

一是教改医改相互促进，相得益彰。专业学位教育需要更加紧密地和行业准入相结合、和职业资格相结合，培养更多行业亟须的高素质技能型人才。国家教育规划纲要中也有相应的要求。医学教育是卫生事业和教育事业的结合点，住院医师培训是医学教育体系的重要环节。住院医师规范化培训和临床医学专业硕士培养，无论在培训目标、培训标准还是培训手段等方面都高度契合。推进二者有机衔接，促进专业学位教育更加紧密地与行业准入、职业资格相结合，既是贯彻国家教育规划纲要的具体实践，又服务于医药卫生体制改革的需要；既有利于培养合格的临床医学人才，又有利于推动硕士生教育由以培养学术型人才为主向以培养学术型和应用型人才并重的战略转变，符合国家学位制度改革的方向。

二是理顺医学教育学制，探索应用型人才培养模式。住院医师规范化培训与临床医学硕士专业学位研究生教育衔接改革试点，有利于改变以往临床医学教育 5 年制、7 年制、8 年制等多种学制并存的不合理现状，为进一步理顺医学教育学制学位体系开拓有效途径。同时，上海已经推行临床医学教育"5+3+X"为主的模式，即经过 5 年的医学院校本科教育、3 年的住院医师规范化培训后，取得临床医学硕士学位；再加若干年的专科医师规范化培训后，即专科医师规范化培养模式，取得临床医学博士学位。逐步取消 7 年制，控制 8 年制的规模，使 5 年制成为医学教育的主体。

三是坚持质量为本，规范管理。质量是高等教育的生命线。研究生教育和住院医师规范化培训，都必须坚持质量为本的工作方针。在住院医师规范化培训与学位衔接工作中，上海始终坚持把培养质量作为衡量这项改革成败的唯一标准，狠抓质量提升。首先是严把培训基地的准入关，39 家获得资格认证的培训医院均为大学附属医院或教学医院。其次，严把出口关，本科生、硕士生、博士生分别培训三年、二年、一年后，方可申请参加结业考试，如不能通过考试则需继续培训，第二次考试仍不合格则由个人承担后续培训费用。再次，政府有关部门加强督导，确保各项教学制度得到落实；对培训医院的带教师资、管理干部和行政领导定期进行培训，提高各培训医院的管理和带教水平；培训过程中，定期组织专家对培训基地的建设情况、教学情况进行检查督导，保证培训质量。

四是坚持部门协作，形成合力。在住院医师规范化培训工作组织管理上，上海建立了由市政府分管领导牵头的联席会议制度，成员单位包括市卫生计生委、教委、人力资源社会保障局、发展改革委、财政局、编制办、法制办等相关部门。各方通力协作，加强顶层设计，前瞻性地做好政策配套，确保了制度的平稳推出和有效运行。积极发挥专家的作用，组建专家指导委员会和各学科专家组，对培训有关技术问题提供决策意见。针对住院医师培训与专业学位衔接工作，市教委、市卫生计生委联合有关高校、医院成立专门的工作机构，政府、行业、高校、医院四方形成合力，确保了试点工作的深入推进。

第七节　健康优先战略推动黄陂医改纵深发展

近几年来，武汉市黄陂区区委、区政府坚持把人民健康放在优先发展的战略地位，突出健康管理主线主轴，加强健康管理，为群众提供全程全生命周期健康服务，走出了一条符合新形势下卫生与健康工作方针的医改新路径[168]。

（一）打造以"健康管理"为核心的服务平台

针对人民群众反映强烈的"看病就医"问题和医保收不抵支的现状，黄陂区主动顺应"以疾病治疗为中心"向"以健康为中心"转变的新理念，着力推进健康管理，助力医改深化。

一是组建高水平的健康管理服务平台。以区人民医院、区中医医院为龙头，整合街、乡及社区卫生资源，联动疾控中心等公共卫生机构，组建两大健康联合体。联合体从功能、服务、定位全方位向健康管理转变，采取主动上门、定期巡查的方式，提供健康保健、高危干预、疾病治疗、康

---

[168] 实施健康优先战略推动医改纵深发展. 全国政协委员医改调研座谈会交流材料，2016 年 12 月 28 日，武汉.

复疗养等健康管理和基本医疗服务，将预防、治疗、康复等各环节紧密衔接。

二是集中配置资源，发挥龙头医院服务优势，在健联体内成立独立的健康体检中心、健康养老中心、康复保健中心、健康服务中心、质控中心、消毒供应中心、物流配送中心、影像诊断中心、检验中心、远程会诊中心等多个中心，满足健联体内各方需求。

三是提高基层服务能力。政府补贴卫生院引进副高以上人才；政府投入 1000 万实施乡村医生订单定向培养工程。先后开设氧气、儿科、急诊等基层专科能力提升班。将全区 1703 名乡村医生纳入财政养老统筹及定额补助，市区两级乡村医生养老保险专项经费共计 1437.36 万元。将国家和省基本药物目录扩充到 1600 种，并将基本药物制度向二级以上医院延伸，推广长处方和延伸处方，确保了下转患者药物治疗可接续。

（二）提供"全生命周期"的健康保障服务

落实"病前主动防、病后科学管、跟踪服务不间断"的理念，使预防为主的理念在健康全过程管理中得到体现，降低了大额医保费用的支出。

开展健康人群的保健服务。推进健康体检与健康评估为主要内容的保健服务，费用由医保报销或纳入基本公共卫生服务经费。

开展高危人群的干预服务。在全区相关医疗卫生机构统筹设置了 15 个针对高血压、高血糖、肥胖、吸烟等健康危险因素的干预门诊，促进高危人群由亚健康向健康状态转变。

开展重点疾病人群的管理服务。对艾滋病、结核病、重性精神疾病等患者，实行建档、随访、动态、规范管理；对住院患者落实一病两方（治疗处方、健教处方）、三师共管（全科医师、专科医师、健康管理师）、五师查房（医师、药师、护师、心理咨询师、营养师），促进医疗机构更加注重预防。

开展老年人、残疾人的康复疗养服务。推动医疗机构与养老机构合作，基本实现了全区老年人健康养老服务全覆盖。

开展个性化的健康需求服务。落实乡村医生签约服务和社区医师团队服务，赋予乡村医生和社区医师团队转诊优先等卫生资源，提供个性化的健康需求服务。

（三）创新医保的激励作用

在深化医改的实践中，注重发挥医保的基础保障、杠杆调节和引擎驱动作用，实行医保费用前置增动力，加强医保对医疗、预防服务的有效激励和外部制约。

一是实行医保基金总额预付。综合区人民医院、区中医院健联体内医疗机构的住院率、住院费用、实际报销比、住院人数、转诊率、辖区参合人数等指标，结合当年参合人数、筹资水平、可用住院基金总额等指标，综合测算两大健康管理联合体新农合住院费用总额预算额度，分解到月，预拨 80% 到两大健康管理联合体，年底结算；拟定结余留用政策，主要用于健联体发展和人员激励，提高医院、医务人员控费积极性。

二是引导医保重视疾病前期投入。区财政每年投入 1000 万元，对依从性较好的糖尿病、高血压等患者给予补助，并督促慢病群体强化自我管理，降低慢病患者大医院就诊率。在此基础上，新农合基金每年投入 1000 万元，支持高血压、糖尿病、重性精神病、结核病门诊治疗。对糖尿病、高血压患者，门诊费用补助 120 元/人/年；对精神病、结核病患者据实核报，报销封顶线分别为 3000 元/人/年、1800 元/人/年；对患恶性肿瘤、重症肝炎等 28 种重症慢性疾病，合理合规的门诊药费，按 60% 报销，年度封顶线 7000 元。通过医保费用前置，减少和防止严重、危重并发症的发生，缓解了基金压力。

（四）利用"互联网+"增强群众就医体验与健康服务效率

一是全面建成区级健康数据中心。投入 1000 万元，利用云技术、服务器虚拟化等先进技术完成区级数据中心建设；全面建成了全区 PACS、LIS 系统建设；实现了基本医疗与基本公卫生服务的无缝对接、全员人口信息与电子健康档案的互联互通。为全面评估群众健康改善提供了信息化支撑。

二是全面推行互联网十云健康管理。依托电子健康档案系统，建立了移动互联网+慢病管理平台，实现了全科一体机、携康自助体检机、移动云端血糖监测设备与电子健康档案的无缝衔接，相关检测数据实时推送到健康档案，作为健康体检的基础数据。

三是全面推开居民健康卡应用。推进市"健康一卡通"。以居民健康卡和社会保障卡为载体，实现健康与医疗服务信息共享交换和业务协同，在区级医院建立了网上及电话预约服务、公众微信服务平台等便民服务，为居民提供有针对性的健康管理服务和连续的医疗服务，初步实现"一人一卡，健康一生"的目标。

（五）加大健康投入，优化黄陂健康环境

区政府投入 20 多亿元，用于健康支持性环境建设，绿色宜居的健康环境有力减少了环境因素对群众健康的损害。

全区共建成健康广场 620 个，健康主题公园 18 个，健康步道 100 千米，配置健身器材 787 套，设置健康自测点（健康小屋）683 个。

改造完成三格式无害化卫生户厕近 2 万座，普及率达 50%。成立区农村饮水安全工程水质检测中心，自来水供应覆盖率达到 98%。开展城管革命进农村，实现了垃圾无害化处理。开展农村环境综合整治，新建村级污水处理设施，创建省、市、区级示范生态村近 300 个。

积极开展食品安全城市创建活动，对全区餐饮食品服务对象进行健康教育宣传，落实食品安全卫生制度。

（六）惠泽民生，改革成效显著

一是群众获得感显著增强。随着健康管理的全域覆盖，医保倾斜政策的落地生根，健康联合体功能的不断完善，全区人均住院费用为3846元，较2015年下降3.2%；健康素养和健康行为明显提升，全民健身参与率达95%，群众对改革满意度明显提高。

二是基层服务能力明显提升。通过组建健康联合体，加强基层服务能力建设，构建整合型医疗卫生服务体系，同时辅之以信息化手段，实现了优质资源有序下沉，既推动了预防关口前移，也迅速提升了基层卫生服务能力。

三是医疗资源得到合理利用。通过整合医疗卫生资源，推动"三医"联动改革，各级医疗卫生机构的作用得以充分发挥，群众看病就医更加便捷。2016年1~11月份，87%的住院患者和76%的住院基金留在区内，外转患者下降了10%。

第八节 江苏省开展特色科室建设，提升基层服务能力

针对基层卫生服务能力不强的现状，江苏省于2014年开始在基层医疗卫生机构开展特色科室建设，取得积极成效。江苏省以特色科室建设为突破口，积极培育和扶植一批适合基层机构开展的特色服务项目；适当拓展基层机构手术业务范围，努力提升住院服务能力；适应城乡居民医疗需求的快速增长，不断完善基层机构服务功能[169]。

（一）主要做法

1. 出台政策文件，设置特色科室评估认定基本标准。

一是建章立制，出台相关政策文件。江苏省卫生计生委联合发展改革、

---

[169] 根据编写组成员对江苏省现场调研的结果编写.

财政、人力资源和社会保障等部门建章立制，出台提升基层医疗卫生机构服务能力、开展基层医疗卫生机构特色科室建设相关文件，为基层医疗卫生机构创建特色科室创造良好的制度环境。

二是出台特色科室评估认定基本标准。明确特色科室设置与命名规范；要求基层医疗卫生机构改善特色科室人才结构；制订特色科室诊疗技术准入标准；提出特色科室服务量要求，年门急诊量（或住院服务人次）不低于本单位年门急诊总量（或住院总人次）的20%。

2. 出台主要保障措施、支持特色科室创建。针对基层医疗卫生机构特色科室建设单位，主要涉及七个方面。**一是**对特色科室人员到省级对口帮扶科室实行免费进修。计划每年每个单位安排1~2人，每人次务实进修3~6个月。**二是**对特色科室基础设施建设和设备更新配套进行重点投入扶持。省优先安排建设单位基础设施建设和设备装备。**三是**对特色科室技术准入和用药目录政策适当放宽。优先考虑涉及特色科室适宜技术的推广和项目审批，在手术项目准入审批时，长期对口帮扶团队和签约专家可视为特色科室人才队伍资质。鼓励特色科室在优先使用基本药物目录基础上，再适当放宽一定比例的目录外专科特色医疗相关药品并零差率销售。**四是**优先对特色科室的服务价格进行调整。积极协同相关部门，结合公立医院价格政策调整，合理确定特色科室具体服务收费项目及价格，做到服务项目、收费标准与公立医院相衔接。**五是**发挥医保支撑作用。优先将建成的特色科室纳入市级城乡居民基本医保定点医疗机构。居民医保政策向特色科室开展的诊疗项目倾斜，扩大报销范围，增加报销内容。**六是**改变特色科室收入分配方式。可以进行单独核算，收支结余部分可以用于科室骨干医师、对口支援医师和单位的津贴、福利和奖励。**七是**省设立特色科室建设专项扶持资金。对通过省验收建成开诊的特色科室每个以奖代补20万元左右。

针对上级对口支援单位或科室，主要涉及三个方面。**一是**强化公立医院卫生支农的责任。在考核支农人数和支农时间基础上，以院（科室）为单位将扶持建成 1 个以上乡镇卫生院特色科室作为医院整体和个人完成年度卫生支农任务的条件进行目标考核。优惠优先接收安排基层医疗卫生机构特色科室骨干医师进修。有条件的单位可扶持特色科室建设单位基础设施建设和设备更新配套。**二是**调整卫生支农时间认定方式。落实医务人员晋升职称前选择到专业对口基层特色科室服务和多点执业。省在高级职称评定条件认定时，对在基层医疗卫生机构完成特色科室帮扶目标任务的省市级医院对口帮扶科室，以科室为单位视同科室所有人员完成卫生支农下基层任务。**三是**保障合理收入待遇。通过双方协商，建设单位可给予帮扶专家合理的津贴补助。

（二）初步成效

截至 2016 年底，全省已有 353 个基层特色科室建设单位建成开诊，涵盖 30 多个服务领域，特色科室门急诊及住院人次占基层医疗卫生机构总服务人次比重达 27.5%，并呈持续增长势头。特色科室创建活动对提升基层卫生服务能力、强化基层卫生服务体系产生积极影响，主要表现在四个方面。

1. 地方对基层医疗卫生投入增加。省安排工 1500 万元资金，补助 80 个城乡基层医疗卫生机构建设特色科室；扬州市、淮阴区分别对建成的特色科室奖补 5 万元、10 万元；铜山区、贾汪区、丰县、盐都区规划建设高标准的特色科室病房；句容市出台政策补助在乡镇卫生院工作的毕业生每人每年 2 万元；大丰区万盈镇卫生院骨伤科投入 110 万元用于专科设备建设配套。

2. 推进纵向协作。省卫生计生委协调三级医院相关重点专科实施科室对科室对口帮扶。各地主动与二级以上医院对接，立足自身需求寻求合作。常州市发文确认准入 37 种三级手术，由城市大医院与区域内基层医疗卫生机构组成跨行政隶属关系的联合体。江阴市新桥卫生院特聘省级机关医院内分泌科主任为卫生院科研副院长。扬中市兴隆卫生院实行"名医工作室"

导师制，与 6 家上级医院建立了合作机制。

3. **特色品牌凸显**。溧水区柘塘中心卫生院、铜山区汉王中心卫生院的中医科、吴江区铜罗镇卫生院肛肠科、江都区邵伯中心卫生院眼科、靖江市生祠中心卫生院骨科、句容市边城卫生院中医妇科、武进区横林镇卫生院偏瘫科等已经在当地形成了特色品牌。

4. **社会认可度明显提升**。对首批建成的 33 个建设单位评估发现：年服务量和收入上升超过 5% 的卫生院有 26 家，占比达 78.7%；特色科室年服务量达到本单位年服务量 30% 以上的有 22 家，占 66.7%。基层医疗卫生机构建成的特色科室，赢得了社会广泛认可，部分机构得到县外、市外和省外医保经办机构的认可，成为区域外医保定点服务机构。

第四部分　挑战与展望

第十二章　主要问题与挑战

第一节　全面深化医改，对组织领导体制提出更高要求

深化医改是横跨政治经济社会领域的一项系统工程，涉及面广、联动性强、复杂程度高，改革已进入深水区，需要对固有的利益格局和体制机制进行调整；这迫切需要主要领导负总责、亲自抓、认真抓，需要加强组织领导，高位运行医改的组织领导体制。部分改革地区对医改的组织领导体制建设重视不够，医改管理组织低位运行；部分地区未能将涉及医改的核心部门交由一个主要领导分管，不利于整合资源、协同部门、推动三医联动，协调推进机制与医改要求不相适应。部分地区未能实行一把手负责制，未能及时将医药卫生体制改革纳入全面深化改革中，对医改的考核问责机制不健全，"同部署、同要求、同考核"的执行力度仍需持续加强。深化医改进展仍不平衡。区域之间、地方之间、领域之间和部门之间的进展仍不平衡，部分地区对医改的重视程度不够，部分地区对深化医改存在畏难情绪，实施选择性改革，改革的系统性、协同性不足，改革合力仍需进一步增强。

第二节　满足群众基本医疗服务需求，对供给侧改革提出新要求

　　"十三五"时期是我国全面建成小康社会的决胜阶段，也是建立健全基本医疗卫生制度、推进健康中国建设的关键时期。随着工业化、城镇化、人口老龄化进程加快，以及生态环境和生活方式变化，我国城乡居民疾病谱发生显著变化，慢性非传染性疾病在我国已进入高增长状态，肿瘤、心脑血管病患病率居高不下，糖尿病、严重精神障碍等疾病高危人群不断扩大；环境因素的影响、二孩政策的全面实施，增加了孕产妇和新生儿的死亡与患病风险；慢性非传染性疾病发病的低龄化趋势以及新生儿出生缺陷的风险，对我国人力资本数量和质量产生重要影响。人民群众健康需求快速增长和日益多元化，对供给侧改革提出新的要求。当前，我国卫生资源总量不足、结构不合理、分布不均衡、供给主体相对单一、基层服务能力薄弱等问题仍比较突出，供给侧改革需要持续加强。

　　健康服务供给总体不足与需求不断增长之间的矛盾依然突出；一边是医生过劳且收入不高，一边却是患者看病难、看病贵尚未全面缓解。家庭医生签约服务、分级诊疗制度建设与患者需求管理仍处于起步阶段，合理有序的就医新秩序尚在形成过程中，制度建设仍需进一步加强。药品价格虚高问题、质量问题和供应保障问题与居民期望仍有一定差距。人才队伍建设与卫生计生事业发展和人民群众健康需求仍存在较大差距。人事薪酬制度改革进展不均衡，医务人员积极性仍有待进一步提升。

　　转型时期，人们对公平正义的追求更加执着；如何进一步深化医疗卫生领域的供给侧改革，以更加公平的方式配置有限的医疗卫生资源，缩小城乡差距和地区差距，更好地满足人民群众的健康需求，仍需通过进一步深化医改来解决。

第三节 全面落实医改政策，对协同发力提出新要求

改革的整体性、系统性和协同性需要进一步加强。医改是个系统工程，"大医改""大健康"和"将健康融入所有政策"的理念仍需在实践中进一步强化；在新常态下，伴随着新问题和新矛盾，需要在部门协作、政策配套、组织实施等多方面联动推进，进一步加强改革的整体性和协同性。

"医疗、医保、医药"三医联动推进机制尚不够完善，各地推进进度不一，综合改革效果与预期仍有一定差距。公立医院综合改革尽管有所突破，但在医院管理体制、内部治理结构、人事薪酬制度、医保支付方式改革等方面进展缓慢。医保制度、医疗服务体系改革与药品流通领域改革协同性不佳，影响分级诊疗制度的建设进程。医保管理体制与大健康的理念不相适应，医保支付方式改革的系统性、协同性不足，不同部门对医保支付方式改革的诉求不一，不同保险制度采取的支付方式各异，门诊与住院支付方式改革进展失衡；医保的基础性作用未能充分发挥。城乡居民基本医保制度整合进程加快，但整合过程中筹资的公平性与待遇的一致性仍然悬而未决；不同基本医保制度之间的转移接续机制尚未破题；城乡居民基本医疗保险的筹资机制尚不健全，影响了基本医保制度的可持续发展。基本公共卫生项目的经费长效增长机制、考核激励机制和健康影响评估机制有待建立和完善。纵向整合的医疗服务体系内部各医疗机构利益分配机制仍需进一步探索。现代医院管理制度还需进一步健全。基层卫生服务模式和激励机制改革有待拓展深化。

第四节　强化监管，对卫生治理能力提出新的要求

医药卫生法律体系亟须健全，制定卫生领域的基本法迫在眉睫。加快转变政府职能，医药卫生领域行政审批制度亟须进一步改进；监管法制化和规范化亟须加强。监管理念亟须转变，监管机制和监管方式亟须创新，事中事后监管亟须强化。

信息系统孤岛化，医改数据碎片化，医疗卫生服务数据散落在不同部门和不同机构，医改数据共享不足，难以满足医改循证决策要求和现代卫生治理体系建设要求。基层卫生信息化建设水平仍然较弱，数据共享困难；信息安全与标准规范管理体系有待加强；信息化建设与业务衔接有待改进。

第五节　科技创新、医教协同助力医改，
发挥支撑作用面临新挑战

一是科技成果转化面临新挑战。科技创新成果对医改的支撑效果逐渐显现，但成果成功转化率仍有待提高。尽管国家高度重视医疗科技成果的转化促进，通过产业园区、孵化器等各种转化手段促进成果转化和产业化，但转化手段多样化发展仍需突破。

二是医教协同仍需持续加强。医学专业教育与实践技能培养仍有待进一步加强；医学专业设置与医学课程设置仍需进一步优化，老年医学、儿科医学、全科医学、康复医学、精神卫生和健康管理等紧缺专业人才培养亟须加强；医学生医学人文教育和伦理教育仍需持续强化。加强学校医学教育、毕业后医学教育和继续医学教育三阶段的衔接。

第十三章　政 策 建 议

"十三五"时期是我国全面建成小康社会的决胜阶段，也是建立健全基本医疗卫生制度、推进健康中国建设的关键时期。2016年各地区、各有关部门扎实推进医改工作，取得了明显成效，实现了"十三五"良好开局。面对新的形势和挑战，要坚持以人民健康为中心，把人民健康放在优先发展的战略地位，以新时期卫生与健康工作方针为指导，巩固前期改革成果、认真总结经验，进一步加强组织领导、制度创新和重点突破，加快推进医改进程，推动医改由打好基础转向提升质量、由形成框架转向制度建设、由单项突破转向系统集成和综合推进，寻求用中国式办法破解医改这个世界性难题，为深入实施健康中国建设基本方略、保障人民健康、促进经济社会发展增添新动力。

第一节　持续强化对医改的组织领导

加强党政主要领导对深化医改的组织领导工作，推广综合医改试点省经验，建立党委或政府一把手亲自抓医改的组织管理体制，为整合资源、协调部门、推动三医联动提供组织保障。建立强有力的协调推进机制，将医药卫生体制改革纳入全面深化改革中同部署、同要求、同考核，强化医改问责和追责机制，逐步形成上下畅通、运转高效的工作推进机制，增强改革合力，提升改革效能。

第二节　加快推进医疗卫生供给侧改革

建立科学合理的分级诊疗制度，打造质量更好、成本可控的医疗服务体系，逐步适应人民群众不断增长和日益多元化的医疗卫生服务需求。以优化医疗卫生服务体系为根本，明确医疗机构的功能定位和职责分工，建立机构间利益分配机制、分工协作机制，促进优质医疗资源下沉，持续强化基层卫生服务能力建设，构建以健康为中心的连续服务协同体。同时通过全科医生培养、医师多点执业等形式提高基层卫生人员技术水平，通过家庭医生签约服务、医保差异化支付和价格政策引导居民优先到基层就诊。以协同各项制度建设为重点，推进家庭医生签约服务、双向转诊、分工协作、医保支付、药品使用、医疗信息资源共享等组合配套措施的制定，调动三级医疗机构参与分级诊疗的积极性和主动性，通过创新诊疗—康复—长期护理连续服务模式，畅通"双向转诊"通道。

加快现代医院管理制度建设。进一步深化县级公立医院综合改革，加快推进城市公立医院综合改革，通过解决公立医院管理体制、运行机制、编制人事和薪酬制度、医院考评机制等方面存在的关键问题，逐步建立起具有中国特色的权责清晰、管理科学、治理完善、运行高效、监督有力的现代医院管理制度。完善公立医院管理体制。妥善处理医院和政府关系，推动医院管理模式和运行方式转变，合理界定政府作为出资人的举办监督职责和公立医院的自主运营管理权限。健全公立医院法人治理机制，落实内部人事管理、机构设置、收入分配、副职推荐、中层干部任免、年度预算执行等自主权。实行院长负责制。建立健全公立医院全面预算管理制度、成本核算制度、财务报告制度、总会计师制度、第三方审计制度和信息公开制度。建立规范高效的运行机制。取消药品加成（不含中药饮片），通过调整医疗服务价格、加大政府投入、改革支付方式、降低医院运行成本等，建立科学合理的补偿机制。加强分类指导，理顺不同级别医疗机构间和医疗服务项目的比价关系。放开特需医疗服务和其他市场竞争比较充分、个性化需求比较强的医疗服务价格，由医疗机构自主制定。建立符合医疗卫生行业特点的编制人事和薪酬制度。创新公立医院编制管理方式，在部分大中城市三级甲等公立医院开展编制管理改革、实行人员总量管理试点。落实公立医院用人自主权。结合实际合理确定公立医院薪酬水平，逐步提高人员经费支出占业务支出的比例。按照有关规定，公立医院可以探索实行目标年薪制和协议薪酬。建立以质量为核心、公益性为导向的医院考评机制。机构考核应涵盖社会效益、服务提供、质量安全、综合管理、可持续发展等内容，重视卫生应急、对口支援以及功能定位落实和分级诊疗实施情况等体现公益性的工作。医务人员考核突出岗位工作量、服务质量、行为规范、技术难度、风险程度和服务对象满意度等指标，负责人考核还应包括职工满意度等内容。控制公立医院医疗费用不合理增长。设定全国医疗费用增长控制目标。以设区的市为单位向社会公开辖区内各医院的价格、医疗服务效率、次均医疗费用等信息。

强化药品供应保障制度建设。实施药品生产、流通、使用全流程改革，破除以药补医，理顺药品价格，促进医药产业结构调整和转型升级，实施药品全流程改革，保障药品安全有效、价格合理、供应充分。深化药品供应领域改革。推动企业提高创新和研发能力，推动中药生产现代化和标准化。加快推进仿制药质量和疗效一致性评价，鼓励以临床价值为导向的药物创新。建立健全短缺药品监测预警和分级应对机制，继续开展用量小、临床必需、市场供应短缺药品的定点生产试点。深化药品流通体制改革。加快构建药品流通全国统一开放、竞争有序的市场格局，形成现代流通新体系。加快发展药品现代物流，鼓励区域药品配送城乡一体化。推动流通企业向智慧型医药服务商转型。推广应用现代物流管理与技术，规范医药电商发展，健全中药材现代流通网络与追溯体系。完善药品和高值医用耗材集中采购制度。落实公立医院药品分类采购，坚持集中带量采购原则，鼓励跨区域联合采购和专科医院联合采购。实施药品采购"两票制"改革。完善药品价格谈判机制，逐步增加国家谈判药品品种数量，并做好医保等政策衔接。开展高值医用耗材、检验检测试剂、大型医疗设备集中采购。完善国家药物政策体系。采取综合措施切断医院和医务人员与药品、耗材间的利益链。探索医院门诊患者多渠道购药模式，患者可凭处方到零售药店购药。进一步完善药品价格形成机制，逐步建立符合我国药品市场特点的药价管理体系。建立健全医保药品支付标准。完善医疗机构和零售药店药师管理制度，体现药事服务价值。

将卫生人才队伍建设放在卫生事业的优先发展位置，健全完善人才培养使用和激励评价机制，改善从业环境和薪酬待遇，调动广大医务人员积极性、主动性和创造性，发挥医务人员改革主力军作用。优化人力资源配置，促进卫生人力资源向中西部地区、向基层和农村流动。鼓励医师到基层、边远地区、医疗资源稀缺地区和其他有需求的医疗机构多点执业。

第三节　完善医疗、医保、医药联动机制

建立与大健康理念相适应的医保管理体制。统筹使用医保基金与医改资金，提升医保基金与医改资金的整体使用效果。推动基本医疗保险制度整合，加快整合基本医保管理机构。统一基本医保经办管理，加快推进医保管办分开。健全基本医保稳定可持续筹资和报销比例调整机制。逐步建立稳定可持续的多渠道筹资机制，健全与筹资水平相适应的基本医保待遇动态调整机制。推进基本医保全国联网和异地就医直接结算，探索基本医保制度的转移接续机制。建立健全异地转诊的政策措施，推动异地就医直接结算与促进医疗资源下沉、推动医疗联合体建设、建立分级诊疗制度衔接协调。

　　系统推进医保支付方式改革，加强对需方的科学引导，合理控制医药费用增长。深化医保支付方式改革。健全医保支付机制和利益调控机制，实行精细化管理，激发医疗机构规范行为、控制成本、合理收治和转诊患者的内生动力。全面推行按病种付费为主，按人头、按床日、总额预付等多种付费方式相结合的复合型付费方式，加快推进按疾病诊断相关分组付费（DRGs）方式。

　　协同医保制度建设与医疗服务供给侧改革，统筹推进医保制度、分级诊疗制度、现代医院管理制度和药品供应保障制度建设，进一步发挥医保在医改中的基础性作用。

　　健全重特大疾病保障机制，发挥医保制度在精准扶贫中的作用。在全面实施城乡居民大病保险基础上，采取降低起付线、提高报销比例、合理确定合规医疗费用范围等措施，提高大病保险对困难群众支付的精准性。全面开展重特大疾病医疗救助工作，将低收入救助对象以及因病致贫家庭重病患者纳入救助范围。发挥基本医疗保障制度在精准扶贫中的作用。

　　推动商业健康保险发展。积极发挥商业健康保险机构在精算技术、专业服务和风险管理等方面的优势，鼓励和支持其参与医保经办服务。加快发展医疗责任保险、医疗意外保险，探索发展多种形式的医疗执业保险。丰富健康保险产品，强化健康保险的保障属性。

第四节　健全医药卫生法律体系，提升卫生治理能力

　　进一步健全医药卫生法律体系，将医改纳入法制化改革进程，改进医药卫生领域行政审批制度，完善与医药卫生事业发展相适应的监管模式，提高综合监管效率和水平，推进监管法制化和规范化，建立健全职责明确、分工协作、运行规范、科学有效的综合监管长效机制。

　　深化医药卫生领域"放管服"改革。按照简政放权、放管结合、优化

服务的要求，推进医药卫生领域行政审批制度改革。转变监管理念，创新监管机制和监管方式，更加注重加强事中事后监管。构建多元化的监管体系。完善政府监管主导，第三方广泛参与，医疗卫生机构自我管理和社会监督为补充的多元化综合监管体系。利用信息化手段对所有医疗机构门诊、住院诊疗行为和费用开展全程监控和智能审核。建立健全社会共治机制，主动接受社会监督。强化全行业综合监管。实行属地化监督，建立健全综合监管保障机制。推行随机抽取检查对象、随机选派执法检查人员的"双随机抽查"，抽查情况及查处结果及时向社会公开。建立违法违纪"黑名单"制度，对进入"黑名单"的机构和人员依法依规严肃处理。引导规范第三方评价和行业自律。鼓励符合条件的第三方积极开展或参与评价标准的咨询、技术支持、考核评价等工作，推动医疗机构考核评价由政府主导逐步向独立第三方评价转变。强化行业自律，推动行业组织建立健全行业管理规范和准则。

推进基本公共卫生服务相关法规建设，逐步实现从制度完善走向立法保障。根据居民基本卫生服务需求，确定政府提供基本公共卫生服务的职责，建立基本公共卫生资金的长效增长机制，合理核算基本公共卫生服务项目成本，为卫生监管与治理提供信用基础与行动依据。推进健康促进职能，以慢性病患者健康管理为重点落实项目内容。规范服务提供，逐步健全公共卫生服务项目健康影响评估机制。

加强现代卫生治理体系建设，提升卫生治理能力。加快推进人口健康信息化建设，提升卫生计生服务能力和水平。全面开发利用健康医疗大数据。充分利用现有信息系统，消除数据壁垒，推动信息系统互联互通；建立各类医疗卫生机构数据采集、存储和共享机制，建立全国统一的健康医疗大数据中心。探索社会化健康医疗数据共享互通机制，推动健康医疗大数据资源开放共享。整合医改信息，加强医改智库建设，推动医改循证决策，提升卫生治理能力。

第五节　协同推进医学教育和科技创新，发挥对医改的支撑作用

加强卫生人才队伍建设，充分发挥人才在医药卫生体制改革和医疗卫生事业发展中的基础性作用；注重对人才建设的投入保障，注重各级各类人才协同发展，构建科学规范、开放包容、运行高效的卫生人才发展体系。发挥重点医学院校在医改中的人才培养和支撑作用，优化医学专业设置，加强全科医学、儿科医学、康复医学和精神卫生等专业人才培养，适应老龄化、疾病谱变化引发的卫生人力资源需求。

加快医学科技成果转化，使医学科技进步成果更好地惠及人民群众，助推医改向纵深迈进。加强医学科技成果转化的法律和制度建设；加强医学科技成果鉴定工作的管理；加大医学科技成果转化资金投入，扭转医学科技成果转化、推广投入过低的局面；建立健全激励机制，改革和完善医学科技奖励制度和分配制度；建立、健全成果转化中介机构，完善卫生技术转移服务网络，促进医学科技成果转化。